MENOPAUSA NATURAL

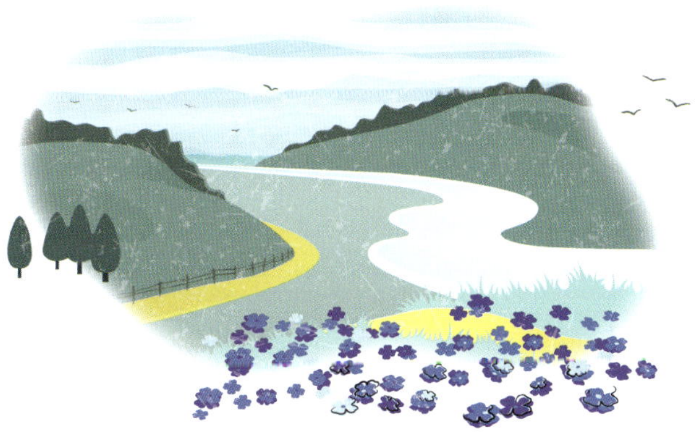

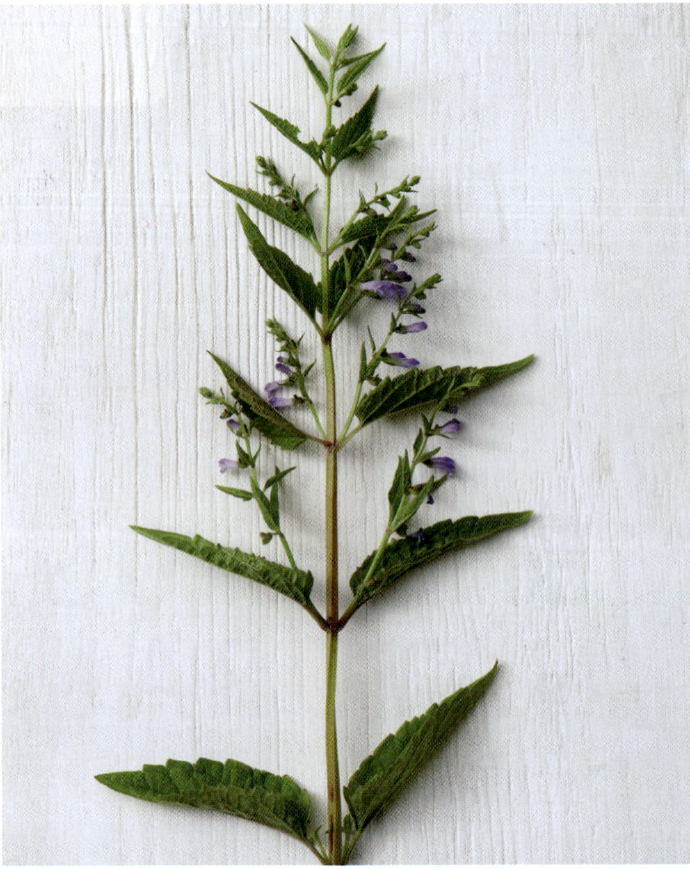

MENOPAUSA NATURAL

PASSO A PASSO

REMÉDIOS FITOTERÁPICOS • AROMATERAPIA • TCC • NUTRIÇÃO • EXERCÍCIOS • TRH

PERIMENOPAUSA, MENOPAUSA E PÓS-MENOPAUSA

ANNE HENDERSON
EDITORA

manole
editora

Título original em inglês: *Natural menopause – Herbal remedies, aromatherapy, CBT, nutrition, exercise, HRT*

Produção editorial: Retroflexo Serviços Editoriais
Tradução: Lúcia Helena de Seixas Brito
Revisão de tradução e revisão de prova: Depto. editorial da Editora Manole
Diagramação: Elisabete Miyuki Fucuda
Ilustrações: Keith Hagan e Nicola Powling
Fotografias: Ruth Jenkinson
Adaptação da capa para a edição brasileira: Depto. de arte da Editora Manole

CIP-BRASIL. CATALOGAÇÃO NA PUBLICAÇÃO
SINDICATO NACIONAL DOS EDITORES DE LIVROS, RJ

M517

Menopausa natural : remédios fitoterápicos, aromaterapia, terapia cognitivo-comportamental, nutrição, exercícios, terapia de reposição hormonal / edição Anne Henderson ; [tradução Lúcia Helena de Seixas Brito]. - 1. ed. - Santana de Parnaíba [SP] : Manole, 2024.

Tradução de: Natural menopause : herbal remedies, aromatherapy, cbt, nutrition, exercise, hrt
ISBN 9788520465400

1. Menopausa - Tratamento alternativo. 2. Autocuidado. I. Henderson, Anne. II. Brito, Lúcia Helena de Seixas.

23-86889 CDD: 612.665
CDU: 618.173

Gabriela Faray Ferreira Lopes - Bibliotecária - CRB-7/6643

1ª edição brasileira – 2024

Direitos em língua portuguesa adquiridos pela:
Editora Manole Ltda.
Alameda América, 876
Tamboré – Santana de Parnaíba – SP – Brasil
CEP: 06543-315
Fone: (11) 4196-6000
www.manole.com.br | https://atendimento.manole.com.br/

Impresso no Brasil
Printed in Brazil

SUMÁRIO

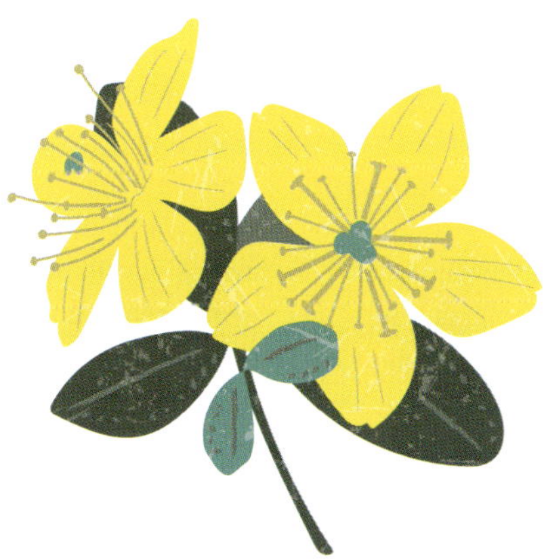

PREFÁCIO

A menopausa tem sido verdadeiramente o objeto do trabalho da minha vida como médica. No momento da publicação deste livro, já terei completado mais de 34 anos dedicados a atividades de pesquisa, ensino e prática de todos os aspectos relacionados ao tema da menopausa. Ele chega em uma ocasião oportuna, pois coincide, indubitavelmente, com uma nova forma de compreensão da perimenopausa e da menopausa – o que, em minha opinião, já deveria ter acontecido há muito tempo –, trazendo uma esperança renovada para todos os especialistas, como eu, que se esforçam para garantir que a terça parte final da vida de todas as mulheres seja a melhor!

Meu envolvimento com a menopausa tem parecido uma montanha-russa. Eu me mantive firme diante das incertezas das últimas três décadas: a cobertura muitas vezes desorientadora e imprecisa da imprensa a respeito dos diversos alertas médicos – entre os quais o perigo do câncer de mama – e da redução vertiginosa decorrente desses alertas observada no uso da terapia de reposição hormonal (TRH) e, mais recentemente, a crônica escassez de muitos tipos diferentes de TRH. Nas últimas décadas, a atuação de um especialista em menopausa não tem sido fácil, e as dificuldades encontradas por profissionais como eu indicam que nós forjamos alianças mais estreitas com nossas pacientes, que precisam lutar com demasiada frequência para obter informações honestas e objetivas e, acima de tudo, orientações atualizadas sobre o controle da menopausa.

Apesar desses desafios, a exemplo de muitas das mulheres extraordinárias que atendo todos os dias nas minhas atividades clínicas voltadas à menopausa, eu resisti obstinadamente, mantive a minha integridade e continuei, porque acredito com toda a determinação nessa fascinante área na qual me especializei. Tive o enorme privilégio de receber uma formação do mais alto nível durante minha pesquisa de pós-graduação sob a orientação do Professor John Studd, que é justificadamente reconhecido como aquele que, mais do que qualquer outra pessoa, trabalhou para consolidar o moderno tratamento da menopausa no Reino Unido.

Eu espero que os leitores deste livro, do qual tive o enorme privilégio de fazer parte na qualidade de editora e também como autora, não apenas reconheçam a minha satisfação por ter sido convidada a editar e contribuir para o seu conteúdo, mas também considerem educativos, inspiradores e transformadores seus abrangentes capítulos. Esse é o lema de todos os colaboradores quando concordam em dar sua contribuição; e acredito verdadeiramente que atingimos tal objetivo.

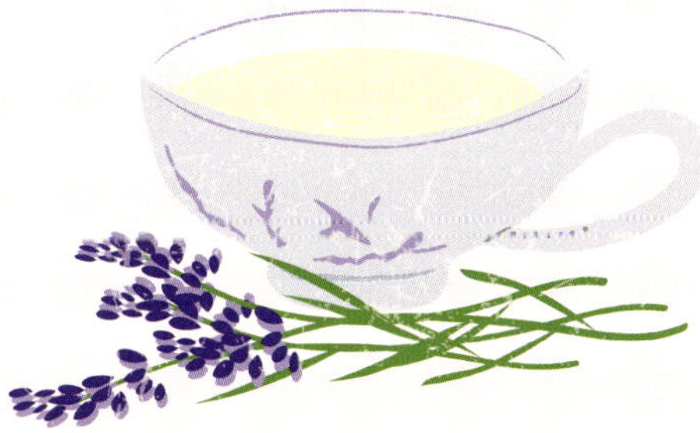

Devo também expressar gratidão e admiração aos meus extraordinários colegas – escolhidos a dedo, sem dúvida! – que redigiram os diversos capítulos sobre os interesses específicos de suas especialidades. Daí resultou um livro que, na minha opinião, oferece uma visão verdadeiramente abrangente de todos os aspectos terapêuticos que as mulheres podem querer explorar ao longo de sua jornada da perimenopausa, da menopausa e da pós-menopausa. É essa contribuição especializada que torna únicas as orientações fornecidas por este livro.

Qualquer leitora com alto nível de atenção (ou seja, sem a confusão mental causada pela menopausa) pode optar por devorar todo o texto de uma só vez; contudo, o *layout* foi projetado de modo a fazer com que o livro possa se tornar um verdadeiro manual de autoajuda, permitindo que a leitora o percorra da forma que desejar, e explore individualmente cada aspecto particular das orientações. Entretanto, o tema comum que consubstancia todas as seções é que todas as formas de tratamento discutidas no livro podem operar em sinergia.

Muitas mulheres serão beneficiadas por essa abordagem unificada e holística da menopausa, que é a perspectiva por mim defendida quando oriento as pacientes nas minhas atividades clínicas voltadas à menopausa.

Acima de tudo, espero que este livro ajude as mulheres a entender que não existe – e nunca deveria haver – uma abordagem única para a menopausa; e também desejo que todas aquelas que lerem este livro se sintam encorajadas a procurar a melhor orientação capaz de garantir fazer as melhores escolhas possíveis. A menopausa pode representar o fim dos ciclos menstruais, mas também pode ser um novo começo...

Anne Henderson

Mestre em Obstetrícia e Ginecologia pelo Royal College of Obstetricians & Gynaecologists (RCOG)

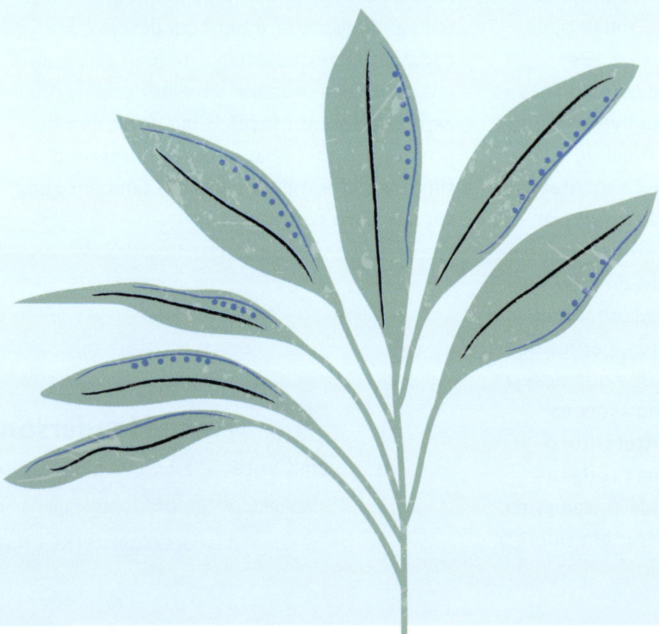

MENOPAUSA NATURAL

INTRODUÇÃO

A menopausa é um momento de mudanças, não apenas biológicas, mas também físicas e emocionais. A compreensão do que acontece com seu corpo – e do porquê – é fundamental para que você possa adotar modificações no seu estilo de vida e em sua saúde, de maneira a tornar a transição da menopausa para a próxima fase da vida a mais tranquila possível.

Em determinado momento, todas as mulheres passarão pela menopausa, que é definida como "o fim dos ciclos mensais", designação derivada das expressões gregas para "interrupção" e "ciclo". Na menopausa, a produção de estrogênio e progesterona pelos ovários diminui significativamente, assim como, em menor grau, a de testosterona. O indicativo normalmente aceito de que você está na menopausa é a ausência de menstruação durante um ano, embora esse não seja um diagnóstico definitivo. Na realidade, a fisiologia é dotada de extrema complexidade, pois o seu corpo experimenta uma vasta gama de mudanças ao longo de muitos anos – uma década ou mais – antes do início da pós-menopausa propriamente dita.

A idade média na qual uma mulher passa pela menopausa é 51,7 anos; porém, a perimenopausa pode começar mais de uma década antes disso. Dessa forma, muitas mulheres começam a sentir os sintomas da menopausa entre o princípio e o meio da década dos 40 anos, mas não conseguem perceber que essas transformações estão sinalizando o começo da menopausa, porque acreditam, erroneamente, que são muito jovens para isso ou que seus sintomas decorrem de outros problemas.

Também existem algumas mulheres que passam por uma menopausa prematura, antes dos 40 anos: tal evento pode ser uma consequência de fatores genéticos ou de uma cirurgia para remoção dos ovários, ou ainda de outros tratamentos que afetam a função ovariana. Consulte também a página 12.

QUAL É A CAUSA DA MENOPAUSA?

Toda mulher nasce com um número finito de folículos ovarianos, ou bolsas de óvulos, nas quais os óvulos maduros se desenvolvem. O número de folículos primordiais existentes por ocasião do nascimento é de cerca de 300.000, mas, com exceção daqueles responsáveis pela ovulação, o restante se atrofiará naturalmente ao longo da vida.

A partir da puberdade, os ovários liberam um óvulo a cada mês como parte do ciclo menstrual, além de produzir hormônios essenciais, como estrogênio, progesterona e testosterona. Como não há o desenvolvimento de novos folículos após o nascimento, aos 40 anos o número de óvulos já sofreu uma significativa diminuição. Nesse ponto, os ovários se tornam mais resistentes aos hormônios liberados pela glândula pituitária – especificamente o hormônio folículo-estimulante (FSH, na sigla em inglês) e o hormônio luteinizante (LH, na sigla em

> "A menopausa é o momento ideal para você se concentrar em si mesma e nos benefícios que os remédios naturais, os exercícios, as práticas de bem-estar mental, a alimentação ou as terapias de reposição hormonal podem proporcionar para o seu bem-estar físico, mental e espiritual."

inglês) – e o padrão mensal de ovulação sofre uma redução gradual junto com os níveis dos principais hormônios.

PERIMENOPAUSA

A perimenopausa é o período que antecede a menopausa, e é nele que o corpo, a função ovariana e os níveis hormonais sofrem mudanças causadoras de grandes perturbações. É possível que você observe modificações em sua menstruação, que pode se tornar mais frequente e abundante, ou mais irregular e escassa. Como as mulheres são diferentes entre si, a mudança no ciclo menstrual de cada uma é variável e imprevisível, muito embora a influência genética seja um fator preponderante.

Até começar a sentir os sintomas, que inicialmente costumam ser problemas vasomotores (fogachos e suores noturnos) e insônia, é possível que você não perceba que está na perimenopausa e que seus níveis hormonais estão diminuindo. Muitas mulheres também têm consciência do agravamento da TPM durante o período que antecede a menopausa, com distúrbios psicológicos, como aumento da ansiedade. Consulte também as páginas 14-15.

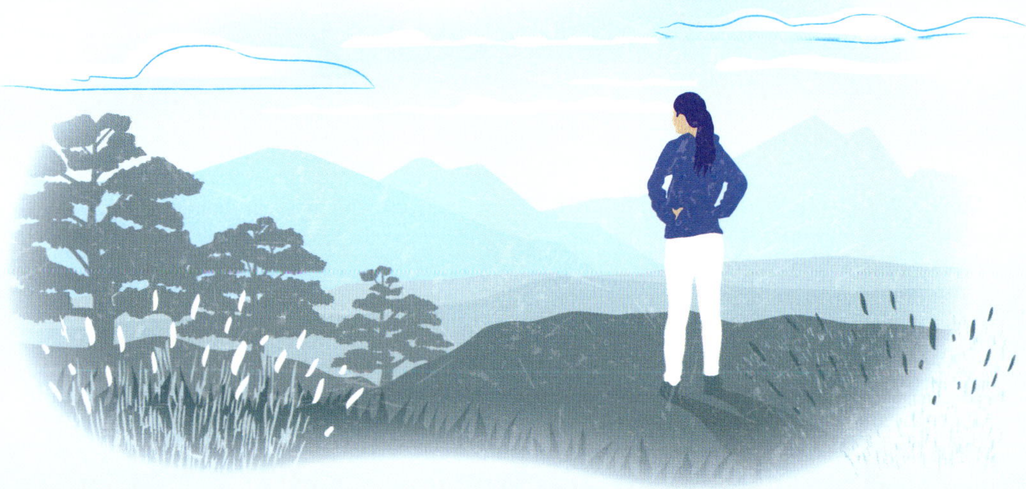

MENOPAUSA

As principais mudanças decorrentes da menopausa são a cessação da menstruação e a impossibilidade de concepção. Até esse ponto, o ciclo menstrual costuma se tornar mais aleatório ao longo de vários anos, antes de finalmente cessar.

PÓS-MENOPAUSA

Tecnicamente, você está na pós-menopausa quando deixou de menstruar há um ano, caso tenha 50 anos ou mais, ou há dois anos, se tiver menos de 50 anos, embora nem sempre seja assim.

Apesar de algumas mulheres sentirem alívio de seus sintomas após a cessação da menstruação, essa não é certamente a norma geral, e existem estudos mostrando que uma proporção significativa de mulheres continua a ter problemas consideráveis durante muitos anos (em média cinco a sete anos), e até 10 a 15% ainda sofrem com os sintomas mais de uma década depois.

É possível que o reconhecimento desses problemas ajude as mulheres a enfrentá-los à medida que o corpo se adapta ao "novo normal", bem como a busca de medidas de apoio que facilitem a passagem por esse período desafiador da existência. A próxima fase da vida pode ser libertadora se for administrada de forma eficaz!

MENOPAUSA PREMATURA E PRECOCE

A menopausa prematura ou insuficiência ovariana prematura é aquela que ocorre antes dos 40 anos, enquanto a menopausa precoce acontece antes dos 45 anos.

Cerca de 1% das mulheres pode vir a sofrer uma menopausa prematura, cuja causa decorre de diversos fatores. Ela pode ser hereditária; portanto, se a sua mãe ou sua avó teve uma menopausa precoce, é provável que você também terá.

A menopausa prematura ou precoce pode ser uma consequência da remoção cirúrgica dos ovários, mais comumente realizada em razão de condições benignas, como a endometriose, ou, mais raramente, em decorrência de câncer, situação na qual o tratamento também pode envolver radioterapia e quimioterapia.

Se você tiver uma menopausa prematura ou precoce, é altamente recomendável que faça uma TRH pelo menos até a idade normal da menopausa, por volta de 51,7 anos, a fim de minimizar os sintomas por ela causados, assim como o risco de problemas de saúde em longo prazo, entre eles a osteoporose e as doenças cardiovasculares. Consulte o Capítulo 6.

Entretanto, se a sua menopausa precoce for resultante do tratamento contra um câncer sensível a hormônios – um câncer de mama, de endométrio ou de ovário –, então pode haver contraindicação da TRH e, possivelmente, ela não será recomendada. Consulte o Capítulo 6.

POR QUE OS HORMÔNIOS SÃO TÃO IMPORTANTES?

A flutuação nos níveis hormonais, em particular o declínio do estrogênio, é responsável por muitos dos sintomas associados à menopausa, bem como por problemas de saúde de longo prazo que podem surgir em uma fase posterior da vida. Felizmente, existem diversos métodos capazes de combater os efeitos dessas alterações hormonais, incluindo exercícios direcionados, uma alimentação favorável, remédios fitoterápicos e controle do estresse, assim como um amplo espectro de terapias hormonais. Consulte também o "Verificador de sintomas" nas páginas 22-33.

O estrogênio tem relação direta com o funcionamento de praticamente todos os órgãos do corpo, incluindo o cérebro, o sistema musculoesquelético (ossos e articulações), o sistema cardiovascular (coração e pulmões), o sistema urogenital (bexiga, útero e vagina), e também a pele, as unhas e os cabelos. Esse hormônio desempenha um papel fundamental na manutenção de uma densidade óssea saudável, e o declínio dos níveis de estrogênio no período que precede a menopausa pode estar associado a uma redução da densidade óssea, fator responsável pela osteopenia e, em casos mais graves, a osteoporose.

O estrogênio produz um efeito cardioprotetor no coração e no sistema vascular, e é a principal razão pela qual as mulheres são menos propensas do que os homens a serem acometidas por doenças cardíacas. Por outro lado, quando os níveis de estrogênio diminuem após a menopausa, há um aumento relativamente rápido da incidência de doenças cardiovasculares, que é uma causa importante da morbidade e mortalidade feminina nos anos posteriores.

A consciência desses riscos permite que você esteja atenta a mudanças no estilo de vida e na saúde com o propósito de incrementar sua densidade óssea e proteger o seu coração, mudanças estas que incluem também exercícios (Capítulo 5) e boa alimentação (Capítulo 4).

O estrogênio também contribui para a regulação dos níveis de serotonina no cérebro e modifica a produção de endorfinas: tanto a primeira como as últimas são transmissores de "bem-estar" no cérebro. Esse elo fundamental explica a associação habitual entre humor deprimido e aumento da ansiedade, sintoma muitas vezes relacionado com a menopausa. A compreensão de que esses problemas psicológicos são, em grande medida, inevitáveis, e estão diretamente conectados à

PRINCIPAIS HORMÔNIOS

ESTROGÊNIO

O principal hormônio sexual feminino, o estrogênio, estimula o crescimento dos seios durante a puberdade e mantém o ciclo menstrual. Ele contribui para a regulação do humor e é importante para a saúde do coração e dos ossos.

PROGESTERONA

A progesterona é um hormônio importante na fase da gravidez e também desempenha uma função relevante no ciclo menstrual, estimulando a eliminação do revestimento do útero todos os meses.

TESTOSTERONA

Considerada tradicionalmente um hormônio "masculino", a testosterona regula o desejo sexual e pode atuar positivamente sobre o sono, o humor e os níveis de energia. Também ajuda a manter o tônus muscular.

flutuação dos níveis hormonais, permite que você introduza mudanças positivas a fim de melhorar seu bem-estar mental, incluindo exercícios direcionados – como yoga – e técnicas de respiração e relaxamento. Consulte também os Capítulos 3 e 5.

RECONHECIMENTO DOS SINAIS

Embora a maioria das mulheres tenha conhecimento dos sintomas mais comuns da menopausa, como as oscilações de humor e os fogachos, existem na verdade mais de 30 sintomas reconhecidos dessa fase da vida feminina, desde secura dos olhos e memória fraca até distensão abdominal, palpitações cardíacas e unhas quebradiças. A maioria das mulheres experimenta diversos desses sintomas, e muito raramente alguma delas passa pela menopausa sem ter sintoma algum.

Muitas manifestações iniciais podem ser bastante sutis, e com frequência as mulheres não se dão conta de que estão entrando na perimenopausa. Os sintomas iniciais podem incluir TPM, redução da densidade do cabelo ou lapsos temporários da memória de curto prazo; e, com o tempo, tendem a surgir outros sintomas clássicos. Em alguns casos, esses sinais diminuem gradualmente nos anos após a menopausa; porém, não é raro que as mulheres continuem enfrentando tais problemas depois de a menstruação ter cessado: para esse grupo, a TRH pode ser a única forma de tratamento dos sintomas prolongados. Consulte também o Capítulo 6.

O CONHECIMENTO É FUNDAMENTAL

Os sintomas da menopausa podem variar consideravelmente de uma mulher para outra, e também mudam à medida que a transição dessa fase avança. A consciência do amplo espectro de manifestações indicativas da menopausa é absolutamente fundamental. Pode ser bastante reconfortante o fato de você saber que é possível sentir um ou mais sintomas em diferentes estágios (consulte o diagrama à direita) e que existe uma explicação fisiológica para sua ansiedade e seu humor deprimido, bem como para as dores e a secura dos olhos. O conhecimento capacita, e, se você tiver consciência de que os sintomas são decorrentes da menopausa, ficará mais fácil buscar ajuda.

UMA ABORDAGEM NATURAL

Embora a fase da menopausa seja uma época de significativas mudanças, ela é também uma oportunidade perfeita para você fazer um balanço de sua vida e explorar novas maneiras de maximizar sua saúde mental e seu bem-estar, tanto durante como após a menopausa.

Seja modificando sua rotina de exercícios ou sua dieta, passando a tomar suplementos

“ ”

O fato de você compreender por que está passando por transformações durante a menopausa, assim como tentar identificar possíveis desencadeadores dos sintomas e introduzir mudanças positivas em seu estilo de vida, pode amenizar a sua travessia ao longo desse período.

SINAIS DE QUE VOCÊ PODE ESTAR NA MENOPAUSA

- Redução da densidade, queda e secura dos cabelos
- Zumbido nos ouvidos
- Olhos secos
- Olfato alterado
- Acne
- Pelos faciais
- Rugas e pele seca
- Boca seca ou ardente
- Problemas gengivais

- Seios doloridos
- Alteração do odor corporal/suor excessivo

- Problemas digestivos e distensão abdominal
- Constipação
- Ganho de peso

- Aumento de alergias
- Síndrome da perna inquieta
- Irritação da pele
- Sensação de prurido e formigamento na pele
- Unhas quebradiças

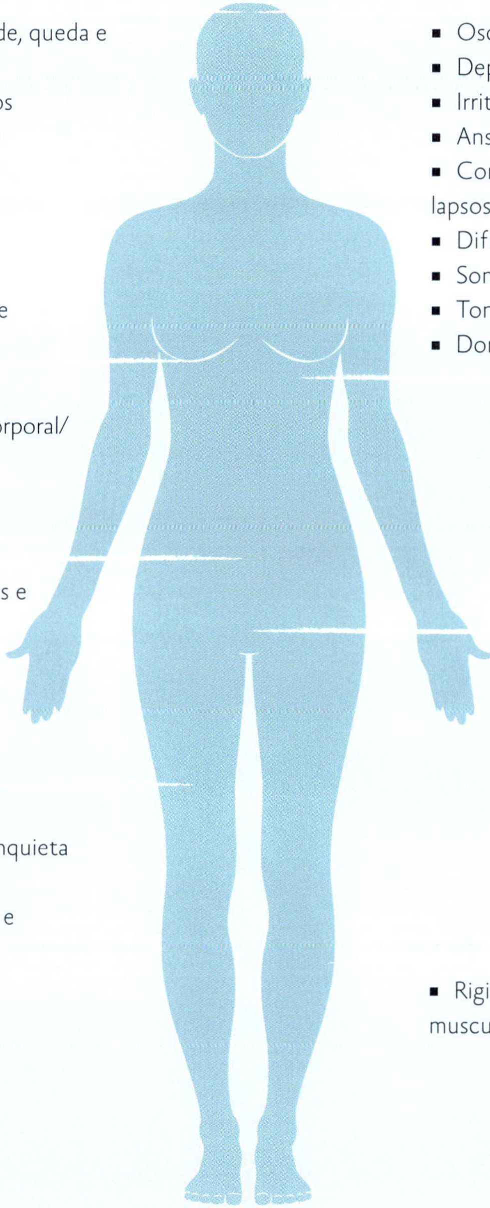

- Oscilações de humor
- Depressão
- Irritabilidade
- Ansiedade e crises de pânico
- Confusão (névoa) mental e lapsos de memória
- Dificuldade de concentração
- Sono agitado e fadiga
- Tonturas
- Dores de cabeça e enxaquecas

- Fogachos/intolerância ao calor
- Suores noturnos
- Batimentos cardíacos irregulares ou palpitações

- Menstruações irregulares e/ou intensas
- Incontinência causada pelo esforço
- Perda da libido
- Infecções recorrentes do trato urinário
- Secura e dor vaginal

- Rigidez e dores articulares e musculares

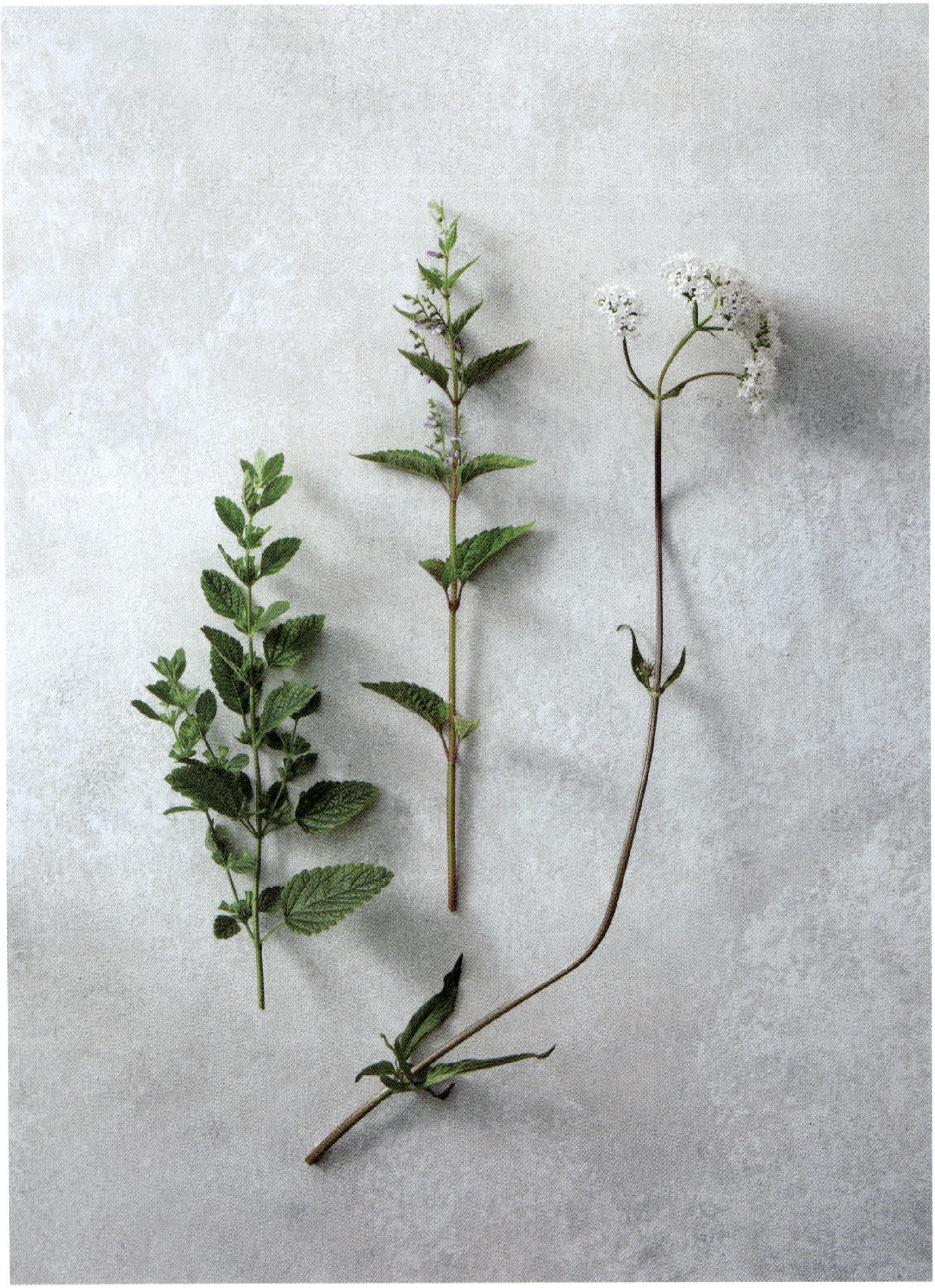

ou remédios fitoterápicos, ou ainda adotando práticas de bem-estar mental, são diversas as maneiras pelas quais você pode garantir que sua transição seja a mais tranquila possível e que você esteja física e mentalmente pronta para a próxima etapa da vida. Também é possível abraçar todas essas medidas e, ao mesmo tempo, seguir uma TRH.

FOCO NOS ASPECTOS POSITIVOS

Tenha como objetivo a eliminação de qualquer coisa capaz de prejudicar o seu bem-estar, sejam pensamentos infrutíferos ou agentes nocivos à sua dieta. Tente abolir os fatores que operam como gatilhos adversos – por exemplo, álcool, estresse ou cafeína –, os quais frequentemente agravam sintomas como fogachos e insônia. Em vez disso, opte pelos chás de ervas, que podem relaxar e ajudar no sono (Capítulo 2), ou adote uma terapia cognitivo-comportamental (TCC) (consulte as páginas 112-119) para acalmar o corpo e a mente e eliminar o estresse, promovendo o bem-estar mental.

Em vez de ficar estressada ou alimentar pensamentos negativos em relação ao seu corpo ou ao futuro, procure estratégias que promovam a calma e energizem ou concentrem sua mente, como uma massagem de aromaterapia (Capítulo 2), a yoga (páginas 186-197) ou exercícios voltados ao bem-estar mental (Capítulo 3).

Tente viver da forma mais consciente possível, concentre-se nos aspectos positivos de sua vida – sejam eles abundantes ou escassos – e reserve um tempo para si mesma. Isso ajudará a diminuir os níveis de estresse e a reduzir a ansiedade que você possa estar sentindo.

BENEFÍCIOS DE LONGO PRAZO PARA A SAÚDE

A adoção de mudanças no estilo de vida na época da menopausa pode não apenas ajudar a amenizar os sintomas desagradáveis, mas também proporcionar benefícios duradouros para a saúde na velhice. O fato de você ter conhecimento e consciência do impacto que o declínio dos níveis hormonais produz no seu corpo pode suscitar um comportamento proativo, com a busca de diferentes formas de otimização de sua saúde, por exemplo, aumentando a ingestão de alimentos benéficos para o cérebro, usando remédios fitoterápicos para melhorar o sono ou apenas desfrutando regularmente da yoga a fim de manter a flexibilidade e o tônus muscular.

A manutenção da densidade óssea é de extrema importância, tanto durante como após a menopausa. Embora a massa e a densidade óssea diminuam naturalmente, você pode se dedicar a exercícios de fortalecimento (Capítulo 5) e a uma boa alimentação (Capítulo 4), pois ambos ajudam a manter a saúde dos ossos.

As doenças cardiovasculares podem ser motivo de grande preocupação durante a menopausa, portanto a meta de reduzir os níveis de estresse (Capítulo 3), adotar uma dieta benéfica para o coração (Capítulo 4) e praticar realmente exercícios físicos (Capítulo 5) ajudará a manter seu coração em boa forma.

ADOÇÃO DE UMA ABORDAGEM HOLÍSTICA

Para muitas mulheres, a melhor alternativa para a manutenção de uma saúde perfeita durante a menopausa é a adoção de uma combinação de abordagens. Por exemplo, você pode descobrir que a redução de gatilhos como o álcool ou o estresse, acompanhada de uma TCC ou da opção por remédios fitoterápicos, reduz os fogachos; enquanto uma combinação de yoga e aromaterapia com o registro regular de seus pensamentos, sentimentos, suas experiências e reflexões pessoais diminui a ansiedade, ajudando a manter a calma e a concentração. Ao melhorar a qualidade de sua dieta e praticar mais exercícios, você acabará percebendo uma melhora na saúde geral e também no humor. Experimente diferentes abordagens para ver o que melhor se adéqua a você, e não se esqueça de que nenhuma das metodologias apresentadas neste livro é única, e que todas podem ser usadas junto com a TRH.

- **Os remédios fitoterápicos** têm condições de promover muitos benefícios durante a menopausa. Alguns deles contribuem para o equilíbrio hormonal, enquanto outros podem beneficiar a saúde digestiva e a função hepática, que são vitais para a produção e degradação dos hormônios. Determinadas substâncias fitoterápicas têm a capacidade de reduzir a inflamação, ao passo que outras contribuem para o bem-estar, melhorando a qualidade do sono e o humor ou amenizando a ansiedade. Os medicamentos fitoterápicos atuam em diversos sistemas do corpo, inclusive nos sistemas nervoso e hormonal. Desse modo, não apenas atenuam muitos dos sintomas da menopausa como também, ao agir sobre a causa fundamental desses sintomas, têm uma ação revigorante que melhora a saúde geral e o bem-estar. Consulte também o Capítulo 2.
- **Aromaterapia e massagens** são essenciais para o cuidado pessoal e a conexão com o corpo. Elas conseguem não apenas ajudar você a aceitar as mudanças pelas quais seu corpo está passando, mas também a valorizá-lo e a manter seu sentimento de autoestima. Essas duas opções de terapia também contribuem para o relaxamento e a reenergização, bem como melhoram o humor e amenizam diversos sintomas da menopausa, entre os quais a ansiedade, a coceira/secura na pele e a perda de libido. Consulte o Capítulo 2.
- **As práticas de bem-estar mental** podem ajudar você a entender o motivo de suas sensações e a descobrir qual é a melhor forma de enfrentar esse momento de transição física e mental e se preparar para ele. Para algumas mulheres, a atenção plena, a atividade de registrar regularmente pensamentos, sentimentos, experiências e reflexões pessoais, bem como a TCC e a ação de criar imagens mentais afirmativas (visualização), ajudam a manter uma perspectiva positiva e a aliviar a ansiedade. Para outras, a opção por buscar o apoio de amigos ou familiares ou a orientação de um profissional especializado em menopausa pode ser a abordagem mais benéfica.

A capacidade para fazer algo positivo pode ajudar você a se alicerçar, manter a calma, melhorar o humor e os padrões de sono e, de uma forma geral, ter uma visão mais positiva da vida.

Além disso, a prática de reservar um tempo para o descanso, de refletir e imaginar como você deseja que seja o seu futuro pode contribuir para a canalização de sua atenção às mudanças necessárias e à melhor forma de seguir em frente. Consulte também o Capítulo 3.

- **Uma boa alimentação e uma dieta equilibrada** são capazes de garantir que o seu corpo tenha tudo o que necessita para se

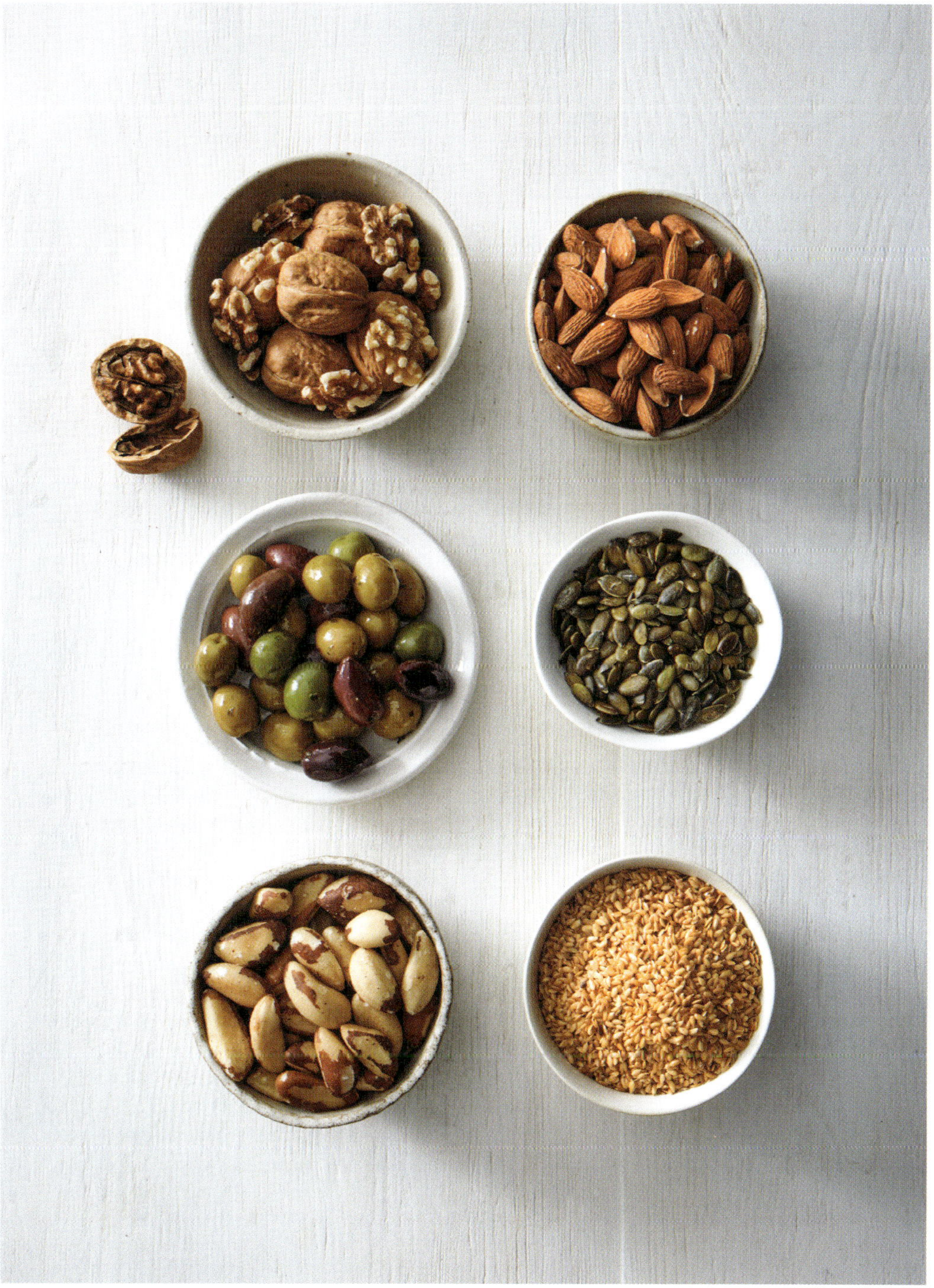

adaptar às alterações hormonais decorrentes da menopausa, manter uma boa saúde geral, além de ajudar a minimizar alguns sintomas da menopausa. Uma dieta bem balanceada pode contribuir para a preservação da densidade óssea e também da saúde do coração, do intestino, do fígado e do cérebro. Ademais, ela auxilia no controle do peso, o que é benéfico, pois o ganho de peso é um problema comum para muitas mulheres na menopausa.

Como muitas mulheres apresentam deficiência de nutrientes essenciais quando entram na perimenopausa ou na menopausa, esse é um momento importante para que você analise a qualidade de sua alimentação e procure entender como pode melhorar alguns aspectos de sua dieta, bem como o que deveria ser reduzido e se é aconselhável que você tome algum tipo de suplemento. Consulte o Capítulo 4.

- **A prática de exercícios é importante** durante toda a vida, mas é absolutamente vital durante a menopausa e a pós-menopausa. Exercícios regulares não só ajudam a manter a densidade óssea, a controlar o peso e reduzir o risco de doenças cardiovasculares como também, comprovadamente, promovem uma melhora significativa da saúde mental e do bem-estar geral.

  São tantos os tipos diferentes de exercícios disponíveis que, independentemente do seu nível de condicionamento físico ou de sua experiência, você poderá encontrar alguma modalidade de que goste, como uma caminhada com passos rápidos, a natação ou a yoga. Exercícios com levantamento de peso são particularmente benéficos na fase da menopausa, para manter a massa óssea e muscular. As páginas 162-185 mostram programas especialmente elaborados para ajudar você a começar um regime de exercícios ou alterar o que já pratica. Consulte o Capítulo 5.

- **A moderna TRH** é, indiscutivelmente, a forma mais eficaz para redução da intensidade de todos os sintomas físicos e psicológicos associados à menopausa, e pode ser um ponto de inflexão na vida de muitas mulheres. A TRH também é capaz de proporcionar benefícios importantes para a saúde em longo prazo – em particular para a estrutura óssea, o sistema cardiovascular e o cérebro –, tendo como reflexo não apenas o aumento de sua expectativa de vida, mas também condições para que você desfrute de uma qualidade de vida muito melhor. É importante enfatizar que a adoção da TRH em conjunto com todas as metodologias naturais descritas neste livro é segura. Consulte também o Capítulo 6.

COMO USAR ESTE LIVRO

Obtenha em cada capítulo a ajuda de que você precisa para enfrentar a transição da menopausa da maneira mais adequada às suas necessidades. Embarque em sua jornada pessoal levando na bagagem todas as informações necessárias para que você possa fazer escolhas fundamentadas a respeito de como preparar melhor o seu corpo nos aspectos físico, mental e espiritual para a fase da menopausa e toda a vida depois dela. Independentemente de estar ou não fazendo uma TRH, adapte as rotinas de bem-estar que você já tem ou adote novas, para que a próxima etapa da sua jornada de bem-estar seja saudável, alegre e positiva.

UMA ABORDAGEM HOLÍSTICA PARA UMA SAÚDE EXCELENTE

REMÉDIOS FITOTERÁPICOS

Consultar um fitoterapeuta credenciado pelo órgão responsável de seu país pode ajudar você a lidar com as inquietações e os sintomas da menopausa, além de melhorar seu nível de bem-estar (Capítulo 2).

AROMATERAPIA

Os óleos essenciais e a massagem podem ser muito benéficos para o bem-estar físico e emocional. Diferentes tipos de óleo podem trazer calma, melhorar o humor, auxiliar no sono ou revigorar (Capítulo 2).

BEM-ESTAR MENTAL

Técnicas como atenção plena, visualização e TCC podem ser ferramentas muito úteis se a transição da menopausa estiver sendo perturbadora ou difícil para você (Capítulo 3).

BOA ALIMENTAÇÃO

A dieta da menopausa pode ajudar a proteger o coração, os ossos e o cérebro. Ela também tem condições de contribuir para o controle do peso e o alívio dos sintomas da menopausa (Capítulo 4).

EXERCÍCIOS

A melhor maneira de manter a boa saúde e a boa forma, além de proteger os ossos e o coração, é a prática regular de exercícios com levantamento de peso. A yoga também é fundamental para manutenção da mobilidade e da calma (Capítulo 5).

TRH

A TRH pode reduzir ou evitar muitos dos sintomas da menopausa, além de ajudar na manutenção de uma boa saúde geral, em especial a densidade óssea e a saúde cardiovascular (Capítulo 6).

“ ”

O cuidado com o corpo durante toda a menopausa pode proporcionar benefícios duradouros para a saúde dos ossos, do coração, do intestino e do cérebro, além de melhorar o humor e o bem-estar mental como um todo.

VERIFICADOR DE SINTOMAS

Embora algumas mulheres apresentem sintomas pouco significativos durante a perimenopausa e a menopausa, para muitas as drásticas alterações hormonais que ocorrem nesse período estão associadas a um amplo espectro de sintomas indesejados e muitas vezes debilitantes, desde fogachos e dores nas articulações até ansiedade e perda de libido. Felizmente, existem formas de minimizar ou até mesmo evitar esses problemas.

A capacidade para reconhecer que os sintomas adversos que você está enfrentando são bastante normais e decorrem de alterações nos níveis hormonais associadas à perimenopausa e à menopausa poderá ajudar você a enfrentar de fato esses problemas, encontrando maneiras de fazer uma transição suave – e com positividade – para a próxima fase da sua vida.

O QUE ESPERAR

A experiência da menopausa vivida por cada mulher é única, e, ao longo do período da perimenopausa e da menopausa, é provável que você encontre diversos sintomas em diferentes estágios do caminho e, em alguns casos, até muito além da própria menopausa.

Embora algumas manifestações possam ser bastante óbvias, como fogachos ou acne, outras, entre as quais os problemas psicológicos, como humor deprimido e ansiedade, são menos evidentes.

COMO USAR O VERIFICADOR DE SINTOMAS

Nas páginas seguintes serão apresentados os sintomas mais comuns da menopausa, além de uma série de abordagens que você pode adotar para minimizar seu impacto. Quer você esteja sendo acometida por dores nas articulações, suores noturnos ou oscilações de humor, há sugestões capazes de ajudá-la a resolver os problemas. A modificação de sua dieta ou de seu regime de exercícios, o uso de óleos essenciais, a prática da atenção plena, bem como a TRH ou a adoção de remédios fitoterápicos, poderão minimizar ou até mesmo levar à cessação dos sintomas.

FOGACHOS E SUORES NOTURNOS

Fogachos e suores noturnos, chamados sintomas vasomotores, são as manifestações mais comuns da menopausa e afetam mais de 90% das mulheres. Eles são provocados por alterações do centro de controle termorregulador do corpo, que fica localizado no cérebro. As mulheres podem apresentar uma diversidade de sintomas, incluindo ondas de calor intenso, rubor facial, sudorese incontrolável e palpitações. Os suores noturnos podem causar distúrbios do sono e fadiga crônica.

O QUE VOCÊ PODE FAZER

Os sintomas vasomotores podem ser reduzidos de diversas maneiras, entre as quais evitar os gatilhos e tomar remédios fitoterápicos.

Remédios fitoterápicos

- O trevo-vermelho (página 64) e a cimicífuga (página 61) demonstraram eficácia na redução dos fogachos.

Aromaterapia

- Use óleos essenciais como erva-doce (página 72), cipreste (página 75) ou sálvia esclareia (página 69) em borrifadas, em um difusor ou um inalador.

Bem-estar mental

- Quando você sentir o rubor começando, não fique encabulada e concentre-se em um exercício respiratório para reduzir a intensidade (páginas 91-3).
- Use técnicas de TCC para minimizar os efeitos dos fogachos (página 116).

Alimentação

- Consuma boa quantidade de ácidos graxos ômega-3 encontrados em peixes oleosos e nas sementes de linhaça (página 132), ou tome um suplemento de ômega-3 (páginas 150-51).
- Consuma alimentos ricos em fitoestrogênios, como soja, tofu, grão-de-bico e lentilhas (página 149), que têm condições de equilibrar os hormônios.
- Reduza ou evite fatores desencadeantes como bebidas quentes, álcool e bebidas com cafeína.

Exercícios

- Muitas mulheres relatam uma redução na frequência e intensidade dos fogachos quando praticam exercício físico regularmente (Capítulo 5).

TRH

- A adoção da TRH reduz efetivamente a frequência e a intensidade dos fogachos e dos suores noturnos, muitas vezes apenas poucas semanas após o início do tratamento (Capítulo 6).

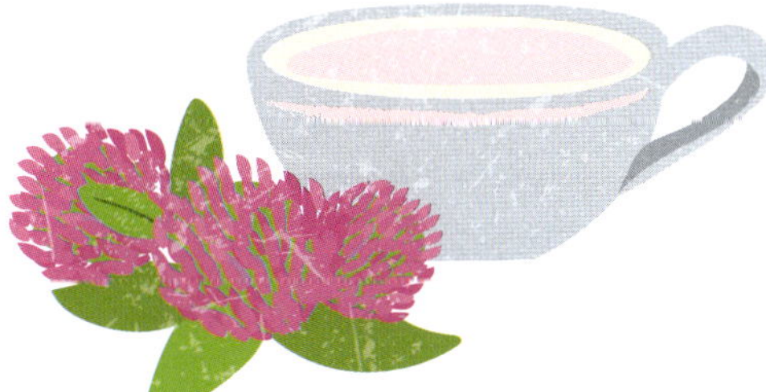

Chá de trevo-vermelho

OSCILAÇÕES DE HUMOR

As oscilações de humor são extremamente comuns durante a menopausa. Muitas mulheres percebem que as suas emoções se tornam erráticas e incontroláveis: elas podem se sentir deprimidas a maior parte do tempo, ou estar bem em um momento e, inesperadamente, ficar irritadas e chorosas. Esses sentimentos podem ser muito confusos e perturbadores, com reflexos negativos sobre a autoconfiança e os relacionamentos.

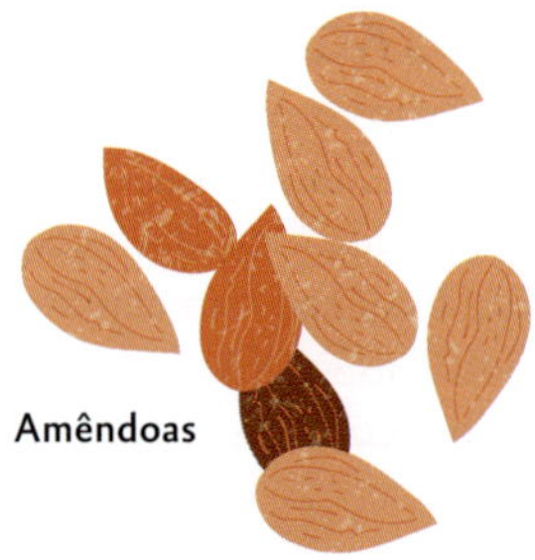
Amêndoas

O QUE VOCÊ PODE FAZER

Remédios fitoterápicos, alimentos que melhoram o humor e conversas com outras pessoas sobre suas preocupações são opções possíveis para lidar com as oscilações de humor.

Remédios fitoterápicos

- Beba diariamente chás relaxantes à base de ervas. Experimente escutelária (página 51), palha de aveia (página 54), erva-cidreira (página 45), valeriana (página 53) ou erva-de--são-joão (página 48).

Aromaterapia

- Escolha óleos essenciais que atuem como tônico para emoções conflitantes – experimente gerânio (página 71), olíbano ou bergamota (página 74).

Bem-estar mental

- Reserve um minuto para focar sua atenção em você e procurar se ajudar a aceitar as coisas como elas são (página 94).
- Concentre-se em um exercício respiratório que permita sua reconexão com a parte racional de seu cérebro (páginas 91-3).
- Não reprima seus sentimentos – converse sobre aquilo que está sentindo com amigos, familiares ou com um orientador (páginas 83-5).
- Incorpore à sua rotina técnicas de relaxamento capazes de ajudar você a combater o estresse (Capítulo 3).
- Adote técnicas de TCC para se acalmar e equilibrar suas emoções (página 114).

Alimentação

- Adote uma dieta rica em fitoestrogênios que equilibram os hormônios, como grão-de--bico, lentilhas e produtos derivados da soja (página 149).
- Consuma alimentos ricos em magnésio, como amêndoas ou castanhas-do-pará (página 144), ou tome um suplemento de magnésio (páginas 150-51).
- Consuma alimentos capazes de melhorar o humor e que sejam ricos em ácidos graxos ômega-3 (página 132), ou tome um suplemento de ômega-3 (páginas 150-51).
- Alimente-se regularmente a fim de manter constantes os níveis de açúcar no sangue (Capítulo 4).

Exercícios

- Os exercícios promovem a liberação de endorfinas no seu corpo, que melhoram o humor; e a prática regular de exercícios está correlacionada com a melhora do humor (Capítulo 5).

TRH

- A TRH é capaz de amenizar o humor deprimido e as oscilações de humor, pois atua nos principais receptores de estrogênio localizados no cérebro (Capítulo 6).

ANSIEDADE

Durante a menopausa, ocorre a liberação de adrenalina e cortisol à medida que o corpo tenta se reequilibrar, enquanto, por outro lado, os níveis de estrogênio e progesterona diminuem gradualmente. Tal condição provoca oscilações de humor (veja página ao lado), bem como o aumento da ansiedade, o que está frequentemente associado às palpitações cardíacas na perimenopausa. A ansiedade também pode ser exacerbada pela insônia (página 26), levando à formação de um ciclo vicioso que acaba conferindo uma dimensão exagerada às pequenas preocupações.

O QUE VOCÊ PODE FAZER

Não represe suas preocupações. Converse sobre elas com outras pessoas e experimente técnicas de relaxamento, como yoga e atenção plena.

Remédios fitoterápicos

- Experimente tomar chás de ervas, em particular lavanda (página 47), erva-cidreira (página 45) ou escutelária (página 51). Beba-os quentes ou gelados e acompanhados de suco de maçã e rodelas de frutas.

Aromaterapia

- Os óleos essenciais de gerânio (página 71), rosa (página 77), bergamota (página 74) e cipreste (página 75) podem ajudar a aliviar a ansiedade.

Bem-estar mental

- Registre suas preocupações todos os dias em seu diário, para aliviar a ansiedade (página 104).
- Desligue o telefone e desconecte-se das tecnologias negativas (página 98).

Alimentação

- Consuma alimentos ricos em magnésio e potássio, como bananas, quinoa, abacate, framboesas, nozes, sementes e leguminosas (página 144).
- Evite todas as formas de cafeína (página 130).
- Aumente a ingestão de vitamina D – passe bastante tempo ao sol e coma alimentos ricos em vitamina D (página 141), ou tome um suplemento de vitamina D (página 150).

Exercícios

- A prática de exercícios é capaz de melhorar o humor, a qualidade do sono, bem como elevar a autoestima, condições que, juntas, podem reduzir a ansiedade (Capítulo 5).
- A yoga ajuda a relaxar e acalmar a mente (páginas 186-197).

TRH

- A TRH ajuda a aliviar a ansiedade e promove uma atitude mental mais relaxada (Capítulo 6).

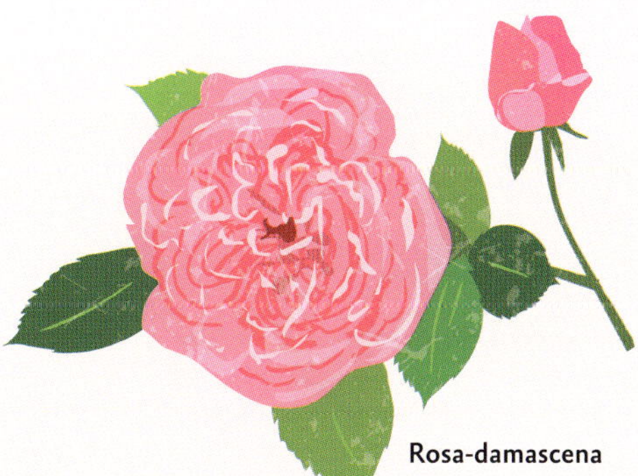

Rosa-damascena

FADIGA E INSÔNIA

A insônia é um problema comum durante a menopausa. Muitas mulheres têm dificuldade para dormir, ou acordam nas primeiras horas da manhã e não conseguem adormecer novamente. Além disso, muitas delas acordam no meio da noite em decorrência dos suores noturnos, o que prejudica ainda mais a qualidade do sono. Pode ser extremamente debilitante a persistência das noites sem dormir por meses, ou mesmo anos, com uma consequência que afeta negativamente os níveis de energia, a clareza de ideias e a capacidade de concentração, bem como a saúde mental.

O QUE VOCÊ PODE FAZER

Remédios fitoterápicos e óleos essenciais podem ser muito eficazes. Experimente também práticas de relaxamento e yoga, que ajudam a dormir melhor.

Remédios fitoterápicos

- Contribua para o seu bem-estar durante todo o dia tomando uma colher de chá revitalizante de maca peruana (página 65) no café da manhã; um chá de alcaçuz e menta (página 56) quando se sentir fatigada; e ervas calmantes, como a camomila-dos-alemães (página 49) ou a lavanda (página 47), à noite.

Aromaterapia

- Use óleos essenciais de bergamota (página 74) ou lavanda para acalmar o sistema nervoso.

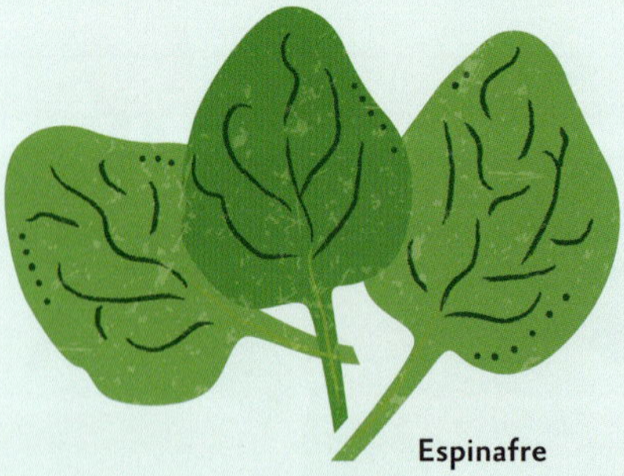

Espinafre

Bem-estar mental

- Pratique respiração colorida (página 92).
- Relaxe profundamente todas as partes do seu corpo por meio da técnica de relaxamento mental e físico conhecida como meditação de escaneamento corporal (página 102).
- Adote técnicas de TCC para ajudar você a dormir melhor (página 118).

Alimentação

- Consuma alimentos ricos em ferro, como espinafre e lentilhas, e também muita proteína de alta qualidade (página 135), para reforçar seus níveis de energia e minimizar a sensação de fadiga.
- Evite cafeína, principalmente no final da tarde, a fim de não prejudicar o sono.

Exercícios

- As pesquisas sugerem que a prática de exercícios pode reduzir a insônia, diminuindo a ansiedade e ajudando a regular seu relógio biológico (Capítulo 5).
- Pratique yoga para relaxar e preparar o corpo e a mente para dormir (páginas 186-197).

TRH

- O reequilíbrio hormonal por meio da TRH pode melhorar a qualidade do sono e, desse modo, aumentar os níveis de energia e reduzir a sensação de fadiga (Capítulo 6).

CONFUSÃO MENTAL

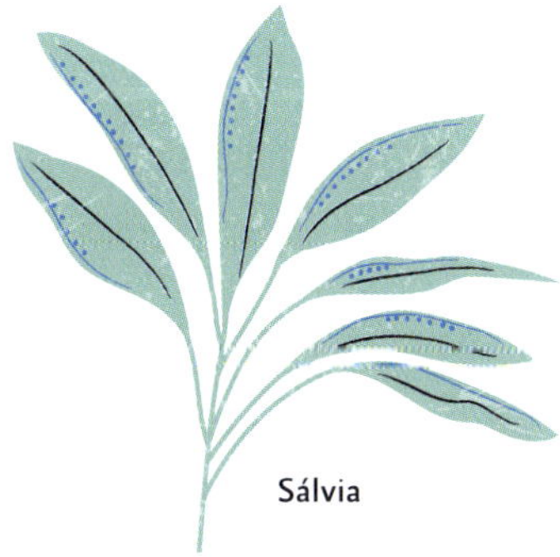
Sálvia

As mulheres na menopausa podem ter dificuldade para se lembrar de tarefas simples e se concentrar plenamente. Esse estado pode ser frustrante e angustiante, além de ter um significativo impacto negativo em muitos aspectos da vida. Tais sintomas são uma resposta fisiológica ao esgotamento dos níveis de estrogênio e testosterona, hormônios que acionam no cérebro os receptores hormonais responsáveis pela clareza de ideias.

O QUE VOCÊ PODE FAZER

Reconheça que é normal que sua memória seja temporariamente afetada, e não entre em pânico. Aumente a ingestão de alimentos que estimulam o cérebro.

Remédios fitoterápicos

- Tome pela manhã uma xícara de chá fitoterápico de alecrim (página 55), alcaçuz (página 56) e sálvia (página 62) para ajudar a dissipar a confusão mental.

Aromaterapia

- Use óleo essencial de bergamota (página 74) em um inalador ou difusor para melhorar o nível de clareza mental.

Bem-estar mental

- Faça pausas regulares durante a atividade que estiver realizando, para ter condições de pensar de forma clara e objetiva.
- Faça uma caminhada consciente (página 96) quando sentir que seu cérebro precisa de uma pausa.
- Mantenha uma lista de tarefas contendo no máximo três coisas, a fim de que não pareça opressiva.

Alimentação

- Aumente a ingestão de vitamina B12 por meio de alimentos como ovos, fígado, salmão e sardinha (página 140) ou tome um suplemento de vitamina B (página 150), para ajudar a melhorar a clareza mental e a memória.
- Consuma alimentos ricos em ácidos graxos ômega-3, como o salmão e a sardinha (página 132) ou tome um suplemento de ômega-3 (páginas 150-51).
- Aumente a ingestão de alimentos ricos em antioxidantes, como frutas cítricas, vegetais de folhas verdes, abacate e cúrcuma, para ajudar a proteger o cérebro.

Exercícios

- A prática de exercícios libera no seu corpo substâncias químicas capazes de melhorar a atenção e ajudar você a se concentrar. As pesquisas também sugerem que a prática de exercícios pode melhorar a memória e amenizar o declínio cognitivo decorrente do envelhecimento (Capítulo 5).

TRH

- A TRH tem condições de promover melhorias substanciais na clareza mental, na memória e na concentração, reforçando os níveis hormonais que estão em declínio (Capítulo 6).

DOR NAS ARTICULAÇÕES E RIGIDEZ MUSCULAR

Muitas mulheres sentem que suas articulações começam a doer e ficam rígidas durante a menopausa, especialmente logo pela manhã. Esse sintoma é decorrente do declínio gradual dos níveis de estrogênio, pois esse hormônio é fundamental para a boa saúde dos ossos e das articulações em todo o corpo.

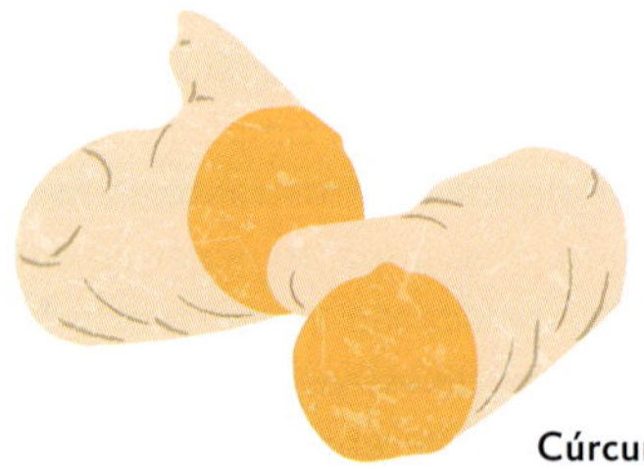

Cúrcuma

O QUE VOCÊ PODE FAZER

Exercícios, uma boa alimentação e hidratação são fundamentais para a manutenção da força óssea e muscular, o que contribui para a mobilidade e a flexibilidade.

Remédios fitoterápicos

- Dependendo dos problemas subjacentes, as seguintes ervas podem ajudar: alcaçuz (página 56), cimicífuga (página 61), camomila-dos--alemães (página 49), trevo-vermelho (página 64) ou raiz de dente-de-leão (página 67).

Aromaterapia

- Use uma compressa ou um óleo de massagem contendo em sua composição um ou uma mistura dos seguintes óleos essenciais: cipreste (página 75), sálvia esclareia (página 69), alecrim, lavanda ou capim-limão.

Bem-estar mental

- Pratique uma meditação de escaneamento corporal (página 102) para relaxar as articulações e os músculos.

Alimentação

- Consuma regularmente alimentos com o anti-inflamatório ômega-3, como peixes oleosos (página 132), ou tome um suplemento de ômega-3 (páginas 150-51).
- Adicione cúrcuma, gengibre, canela e alho aos alimentos quando estiver cozinhando, pois essas especiarias ajudam a reduzir naturalmente a inflamação.
- Opte por uma dieta rica em alimentos integrais e não processados, bem como frutas e vegetais frescos (Capítulo 4).
- Beba muita água para manter a hidratação e a flexibilidade dos tecidos (página 137) e limite o consumo de álcool.
- Consuma alimentos ricos em magnésio, como amêndoas e espinafre (página 144), ou tome um suplemento de magnésio (páginas 150-51).

Exercícios

- A yoga e os alongamentos podem melhorar a mobilidade e a flexibilidade, o que ajuda a reduzir a dor nas articulações (páginas 186-197).
- O treino de força fortalece os músculos, os ligamentos e os tendões que circundam as articulações, ajudando a aliviar a dor nas articulações e a manter a flexibilidade geral do seu corpo (Capítulo 5).

TRH

- Muitas mulheres sentem que a TRH ajuda a aliviar os sintomas articulares, reduzindo o desconforto e melhorando a mobilidade (Capítulo 6).

PROBLEMAS UROGENITAIS

A diminuição dos níveis de estrogênio é responsável por muitos problemas urogenitais que costumam surgir durante a menopausa. A carência de estrogênio afeta o revestimento da vagina e da bexiga, fazendo com que esses tecidos se tornem mais finos e sensíveis. Essa condição tem como consequência uma maior suscetibilidade a problemas como desconforto vaginal e infecções do trato urinário. Conjuntamente, essas alterações são conhecidas como síndrome urogenital.

O QUE VOCÊ PODE FAZER

Uma boa hidratação é essencial, mas os remédios fitoterápicos também podem trazer alívio. A TRH localizada também é muito eficaz.

Remédios fitoterápicos

- Beba diariamente uma ou duas xícaras de chás fitoterápicos de camomila-dos-alemães (página 49), calêndula (página 59) ou trevo--vermelho (página 64).

Bem-estar mental

- Converse com outras pessoas – não deixe que o constrangimento impeça você de obter a ajuda e o apoio de que necessita (Capítulo 3).

Alimentação

- Beba suco de *cranberry* sem açúcar, porque, como essa fruta impede que as bactérias se fixem nas paredes do sistema urinário, seu suco pode ser benéfico no caso de infecções do trato urinário (ITU).
- Beba muita água (página 137), pois a insuficiência de água fará com que a sua urina fique mais concentrada, o que pode irritar a bexiga e causar ITU.
- Reduza o consumo de cafeína, porque ela pode aumentar ainda mais a irritação da bexiga.

Exercícios

- Yoga (páginas 186-197), natação, treino de força e Pilates podem ajudar a fortalecer os músculos pélvicos e do *core*, o que acaba aliviando a dor pélvica (Capítulo 5).

TRH

- Como a TRH aumenta os níveis de estrogênio, ela é benéfica para problemas urinários, vaginais e pélvicos.
- A TRH baseada em pessários ou cremes locais também pode tratar eficazmente problemas urogenitais específicos (Capítulo 6).

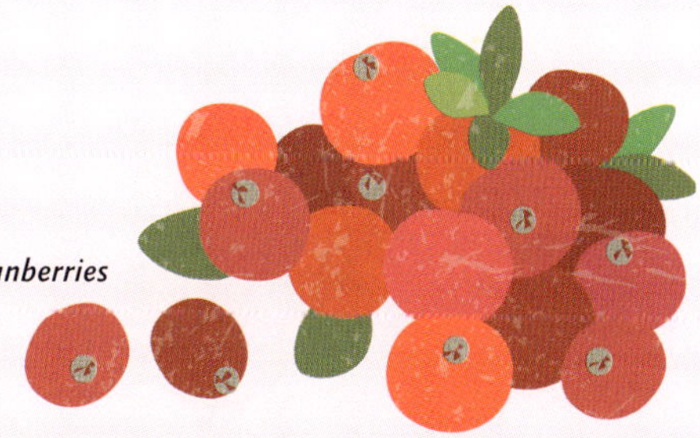

Cranberries

GANHO DE PESO

Durante a menopausa, as mulheres costumam ter problemas com o peso e a forma do corpo. A gordura tende a se acumular ao redor do abdome, resultando na clássica "barriga da menopausa". Em parte, essas alterações são consequência da perda da massa muscular (sarcopenia), que diminui gradualmente com a idade, bem como da redução da taxa metabólica. Como o ganho de peso pode ter um efeito adverso sobre a saúde, o humor, a autoestima e a libido, é fundamental que seja enfrentado de forma eficaz.

O QUE VOCÊ PODE FAZER

Uma combinação de boa alimentação e exercícios regulares é a melhor maneira para você manter um déficit calórico e não engordar.

Remédios fitoterápicos

- Experimente tomar todas as manhãs chá de sálvia (página 62) ou alecrim (página 55).

Aromaterapia

- Use óleos essenciais, como o de cipreste (página 75), que são capazes de ajudar a diminuir a distensão abdominal.

Bem-estar mental

- Se você se sente incomodada com o ganho de peso, procure conversar com um profissional habilitado que possa ajudar (Capítulo 3).

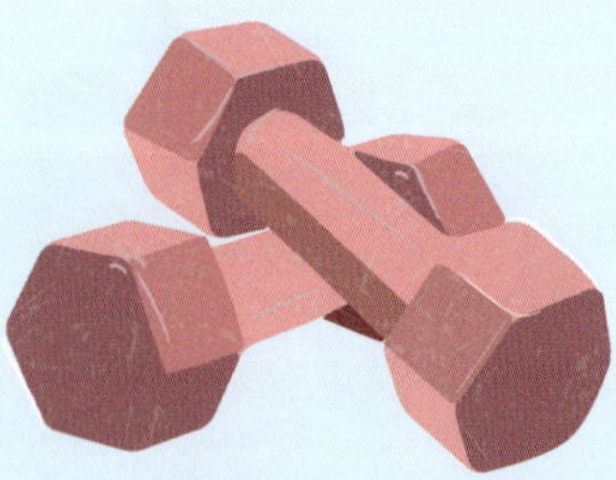

Pesos para treino de força

Alimentação

- Consuma alimentos integrais e não processados, ricos em fibras (página 138).
- Reduza as porções, mantenha um diário alimentar e cozinhe tudo em casa. Limite a ingestão calórica, elimine comidas não saudáveis e evite alimentos com elevado teor de gordura (Capítulo 4).
- Melhore o seu microbioma intestinal tomando prebióticos e probióticos (página 146).

Exercícios

- A prática de exercícios aumenta o gasto energético e pode ajudar você a manter um déficit calórico, se quiser perder peso.
- Durante a dieta, o treino de força pode contribuir para a perda de gordura e, ao mesmo tempo, para a preservação da massa muscular (Capítulo 5).

TRH

- A TRH tem um impacto direto sobre o peso corporal, pois ajuda a manter a massa muscular e a taxa metabólica, além de também aumentar os níveis de energia e melhorar a motivação, o que contribui para que você se concentre com sucesso em uma alimentação saudável, nos exercícios e em outras medidas para perda de peso (Capítulo 6).

PROBLEMAS DIGESTIVOS

A flutuação dos níveis hormonais afeta todas as partes do corpo, incluindo o trato digestivo. Em geral, as mulheres na menopausa sentem que sua saúde intestinal fica prejudicada, o que tem reflexos como distensão abdominal, retenção de líquidos e constipação. Doenças como a síndrome do intestino irritável (SII) também podem piorar, exacerbando sintomas como dor abdominal e problemas intestinais.

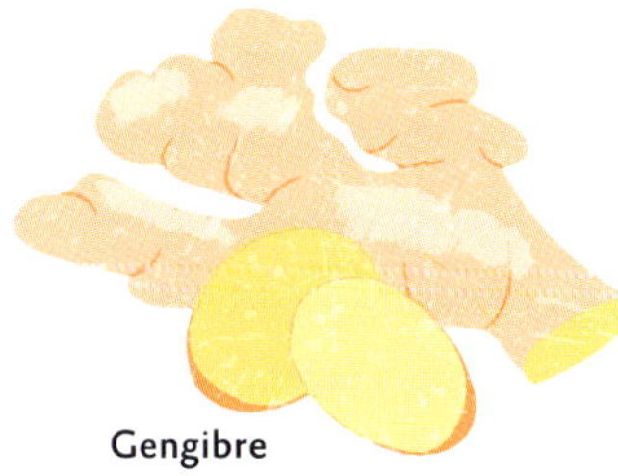

Gengibre

O QUE VOCÊ PODE FAZER

A manutenção de uma boa saúde intestinal por meio de uma dieta saudável é um fator fundamental, enquanto os remédios naturais costumam ser eficazes no alívio dos sintomas.

Remédios fitoterápicos

- Facilite sua digestão, incorporando em sua ingestão diária de líquidos os chás de ervas como camomila-dos-alemães (página 49), erva-cidreira (página 45), lavanda (página 47), valeriana (página 53) e raiz de dente-de-leão (página 67).

Aromaterapia

- Faça massagens em seu abdome usando um óleo de massagem composto por um ou mais dos seguintes óleos essenciais: erva-doce (página 72), sálvia esclareia (página 69) ou laranja doce.

Bem-estar mental

- O estresse e a ansiedade podem prejudicar a digestão, portanto pratique exercícios respiratórios calmantes (páginas 91-3).

Alimentação

- Use gengibre na culinária, pois ele ajuda a reduzir a distensão abdominal e outros problemas digestivos.
- Aumente a ingestão de fibras (página 138), incluindo, por exemplo, sementes de chia em sua dieta.
- Consuma muitos cereais integrais, para proporcionar uma digestão saudável por meio da redução da constipação e da multiplicação de bactérias intestinais benéficas.
- Consuma alimentos fermentados, como iogurte, kefir e chucrute, para alimentar as bactérias benéficas. Esses alimentos contêm probióticos (página 146), que podem contribuir para uma boa digestão.
- A gelatina encontrada no caldo de osso pode ajudar a melhorar a digestão e proteger a parede intestinal. Ela também é útil na melhora dos distúrbios inflamatórios do intestino.

Exercícios

- A prática de exercícios moderados ajuda a diminuir a distensão abdominal, as cólicas estomacais e a constipação.
- O exercício moderado aumenta o fluxo sanguíneo para o trato digestivo, o que pode contribuir para uma digestão mais eficiente (Capítulo 5).

TRH

- Os hormônios supridos pela TRH têm impacto direto sobre a função intestinal, particularmente a motilidade, e podem ajudar a aliviar muitos dos problemas digestivos comuns (Capítulo 6).

PERDA DA LIBIDO

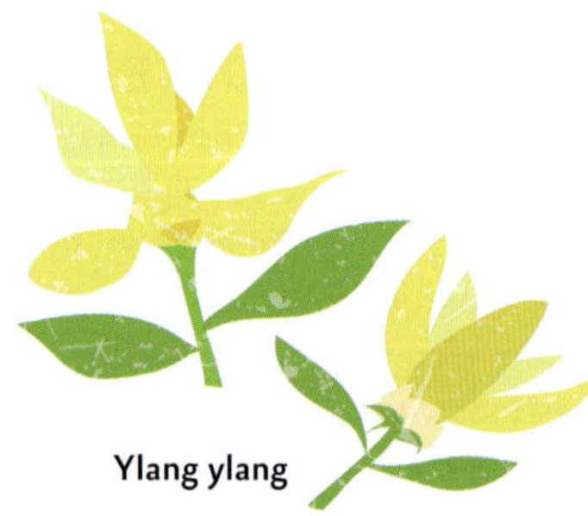

A perda da libido (desejo sexual) durante e após a menopausa é um problema muito comum. A libido das mulheres é muito complexa e pode ser afetada por diversos fatores, entre os quais a redução dos níveis de energia, a escassez de sono, o humor deprimido, a ansiedade e a baixa autoestima. Além disso, algumas mulheres enfrentam problemas localizados, como a secura vaginal.

O QUE VOCÊ PODE FAZER

Muitas vezes, a perda da libido pode ser combatida com remédios naturais ou TRH, mas a melhora do humor por meio da alimentação e de exercícios também é fundamental.

Remédios fitoterápicos

- A árvore-da-castidade ou agnocasto (página 60) pode ajudar a revitalizar sua libido, mas precisa ser tomada por vários meses para ser eficaz.
- Cuide dos níveis de energia, adicionando maca peruana (página 65) ao seu café da manhã.

Aromaterapia

- Use óleos essenciais de rosa (página 77), sálvia esclareia (página 69) ou ylang ylang.

Bem-estar mental

- Se a perda da libido estiver afetando você negativamente, converse com seu parceiro ou com um médico ou terapeuta. Não sofra em silêncio (Capítulo 3).

Alimentação

- Procure manter uma dieta baseada em alimentos ricos em antioxidantes, como nozes, carne magra, peixe, chá verde e chocolate amargo, pois eles ajudam a aumentar a circulação.
- Faça uma dieta rica em fitoestrogênios que equilibram os hormônios, como sementes de linhaça, grão-de-bico e tofu (página 149).
- Consuma alimentos com elevado teor de zinco, como ostras, caranguejo e pinhões.
- Aumente a ingestão de alimentos que contenham bastante vitamina C, como brócolis e laranja, pois eles auxiliam a circulação. Ou tome um suplemento (página 150).

Exercícios

- Os exercícios cardiovasculares e o treino de força conseguem melhorar o humor e a autoestima, além de ajudar a manter o tônus corporal, o que pode ter um efeito positivo na libido (Capítulo 5).
- A yoga pode ajudar você a relaxar e recarregar as energias (páginas 186-197).

TRH

- A TRH pode ser extremamente eficaz na melhora da libido e no tratamento de problemas vaginais localizados, como secura e desconforto. Tanto o estrogênio como a testosterona desempenham um papel importante nesse aspecto, e a TRH local tem condições de produzir uma ação benéfica (Capítulo 6).

MUDANÇAS NA PELE E NO CABELO

As mulheres costumam observar mudanças na pele na época da menopausa, entre as quais a perda de firmeza e tônus, o desenvolvimento de linhas finas e rugas, o ressecamento geral e o aumento de pruridos. Em razão do delicado equilíbrio entre estrogênio e testosterona, algumas mulheres podem ser acometidas por acne e aumento dos pelos faciais. Também não é incomum que os cabelos comecem a ficar ralos e a crescer mais lentamente, com perda de volume e brilho.

O QUE VOCÊ PODE FAZER

A manutenção regular da hidratação e o consumo de alimentos que aumentam a produção de colágeno podem melhorar o problema de pele seca e rugas.

Remédios fitoterápicos

- Tome todas as manhãs, durante vários meses, árvore-da-castidade ou agnocasto (página 60), para manter a saúde da pele.
- Beba chás fitoterápicos de calêndula (página 59), trevo-vermelho (página 64), sálvia (página 62) ou alecrim (página 55), para melhorar a pele.

Aromaterapia

- Faça um óleo facial composto por óleos essenciais de gerânio (página 71) e rosa (página 77).
- Use óleo essencial de alecrim como tônico para o couro cabeludo.

Bem-estar mental

- Converse sobre as mudanças que você está enfrentando e procure respostas, pois isso pode lhe garantir condições para recobrar o controle (Capítulo 3).

Alimentação

- Consuma peixes oleosos algumas vezes por semana, pois eles são ricos em ácidos graxos ômega-3 (página 132), que ajudam a manter a maciez da pele.
- Beba bastante água todos os dias para manter a pele hidratada (página 137).
- Consuma alimentos ricos em vitamina E, que ajudam a proteger as células; e vitamina C, que é benéfica para a manutenção do tecido da pele.

Exercícios

- Muitos dermatologistas acreditam que, como o exercício melhora a circulação sanguínea, ele pode ajudar a fornecer oxigênio e nutrientes para a pele e os folículos capilares, promovendo o crescimento das células da pele e evitando a queda de cabelo (Capítulo 5).

TRH

- A TRH pode melhorar a textura e o tônus da pele, além de reduzir rugas e eliminar a acne decorrente da menopausa. Ela consegue também melhorar a resiliência do cabelo e evitar o enfraquecimento das unhas (Capítulo 6).

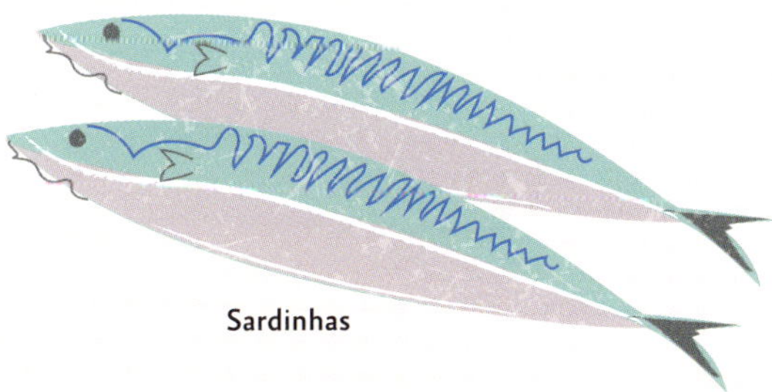

Sardinhas

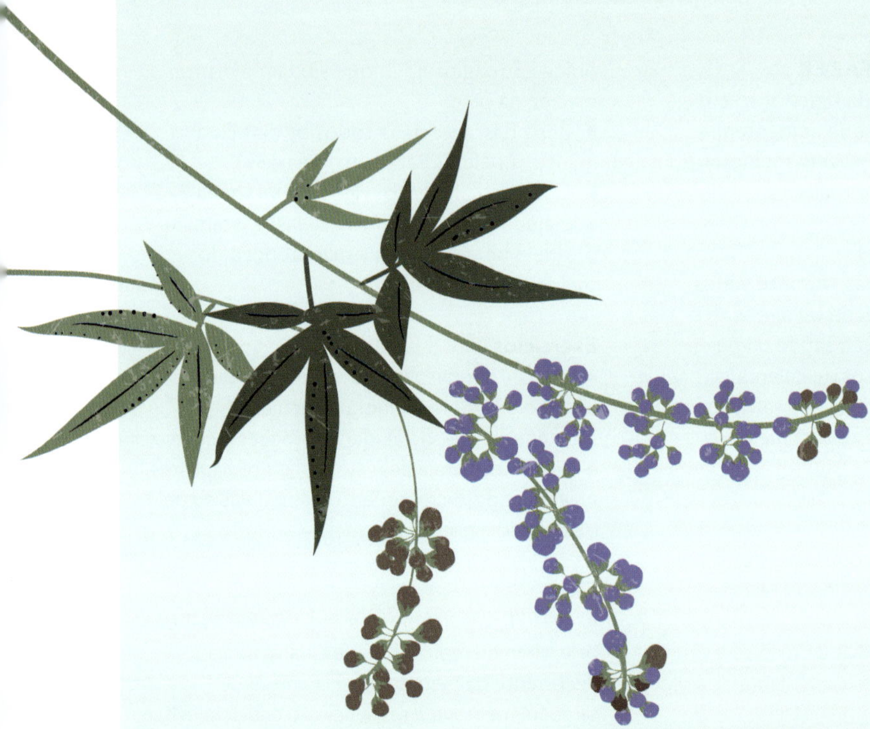

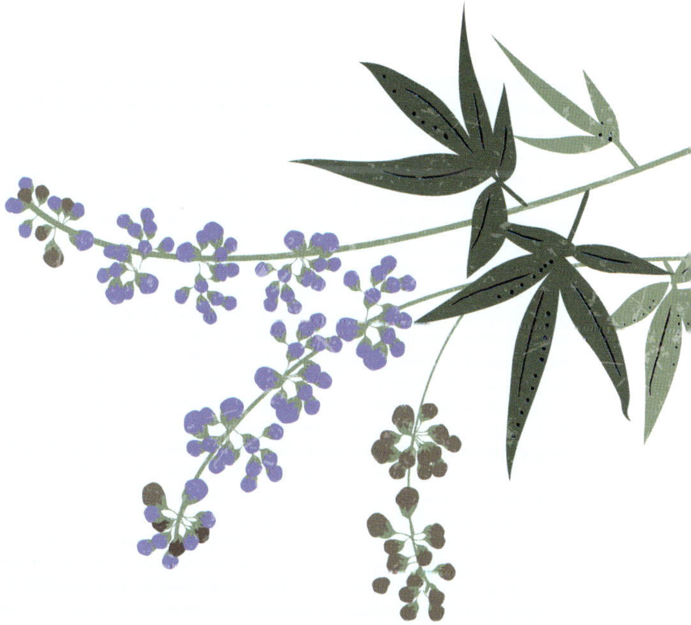

REMÉDIOS FITOTERÁPICOS

INTRODUÇÃO

Por meio de uma gama extraordinariamente diversificada de compostos curativos, rejuvenescedores e nutritivos, os remédios naturais proporcionam enormes benefícios para a saúde das mulheres. Remédios fitoterápicos e aromaterapia podem ajudar a aliviar muitos dos sintomas comuns da menopausa, entre os quais os fogachos, a insônia e a ansiedade.

A fitoterapia tem uma história bastante antiga, e pode ser encontrada em todas as civilizações existentes no mundo. As formas mais conhecidas são a Ayurveda, a medicina tradicional chinesa (MTC) e a fitoterapia ocidental. A Organização Mundial da Saúde estima que 70% da população mundial faz uso da fitoterapia como principal sistema médico.

BENEFÍCIOS DOS REMÉDIOS FITOTERÁPICOS

Os remédios fitoterápicos são um grupo especializado de plantas que contêm muitos compostos, entre os quais os óleos aromáticos benéficos, que atuam juntos e podem nutrir e contribuir para que seu corpo funcione melhor. Seu corpo, muitas vezes, assimila as ervas como se fossem alimentos e não drogas, não obstante as plantas conterem compostos benéficos do ponto de vista medicinal. Esses compostos podem ajudar a melhorar sua saúde geral e, consequentemente, proporcionar a você melhores condições de se adaptar às mudanças provocadas pela menopausa.

Remédios fitoterápicos, como o trevo-vermelho (página 64), podem contribuir para o equilíbrio hormonal na menopausa, pois estimulam a produção de compostos benéficos semelhantes ao estrogênio, encontrados naturalmente em seu corpo após a menopausa. Outros medicamentos fitoterápicos, como a erva-de-são-joão (página 48), equilibram os hormônios da menopausa, melhorando a função hepática e a saúde digestiva, as quais desempenham um papel importante na produção e degradação dos hormônios.

Muitos desses remédios não agem diretamente sobre o estrogênio, mas são excelentes para redução da inflamação, enquanto outros, como a sálvia (página 62), ajudam a evitar infecções recorrentes, amenizando os problemas de saúde que causam os sintomas da menopausa.

Os remédios fitoterápicos também podem contribuir de inúmeras maneiras para a saúde mental e o bem-estar, sejam eles ingeridos como chás, tinturas e cápsulas ou usados externamente na forma de ervas integrais ou óleos aromatizantes, que podem trazer bem-estar, acalmar e relaxar. Os hormônios do seu corpo têm ligação com o sistema nervoso, portanto ervas e óleos essenciais conseguem proporcionar uma revitalização mental na menopausa.

AMENIZANDO OS SINTOMAS DA MENOPAUSA

São muitos os remédios fitoterápicos capazes de ajudar a aliviar os fogachos e os

“ ”

As mudanças ocorridas durante a menopausa podem representar uma oportunidade para a mulher se redescobrir. A fitoterapia ocidental enfatiza uma abordagem empática que contribua para que as mulheres voltem a atenção para o próprio bem-estar e a necessidade de se restabelecer.

suores noturnos, por exemplo, a cimicífuga (página 61). Outros, como a valeriana (página 53), podem melhorar a qualidade do sono, enquanto a palha de aveia (página 54) e a erva-cidreira (página 45) têm uma conhecida ação de redução da ansiedade e proteção da saúde emocional.

Ervas como alcaçuz (página 56) e calêndula (página 59) podem ser usadas sozinhas ou em conjunto, para alívio da dor, do ressecamento da pele ou de infecções ou inflamações recorrentes, que podem fazer parte do contexto da menopausa. Quando os remédios fitoterápicos são usados para tratar as causas dos sintomas, os benefícios podem se estender até muito além do final do tratamento.

UMA ABORDAGEM FITOTERÁPICA

Antes de recomendar ervas específicas, os fitoterapeutas costumam fazer uma avaliação de sua constituição, vitalidade e da fase da menopausa em que você se encontra. Eles atribuem uma significativa relevância à medicina funcional – uma tentativa de restaurar a saúde, a vitalidade e a resiliência por meio da otimização das funções do corpo. Em raras circunstâncias, as ervas são prescritas isoladamente. Assim sendo, muito embora a lavanda possa contribuir para o alívio da dor de cabeça, a erva-cidreira ou a passiflora também têm condições de produzir o mesmo efeito, e é possível que uma mistura de todas elas seja ainda mais eficaz para algumas mulheres. Da mesma forma, outra mulher pode responder melhor a uma mistura de flores de aveia, erva-de-são-joão e erva--cidreira.

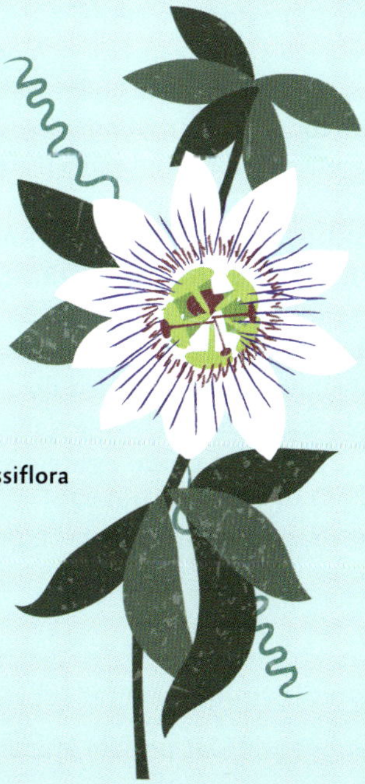

Passiflora

REMÉDIOS FITOTERÁPICOS *VERSUS* MEDICAMENTOS

As ervas medicinais podem não ser tão potentes quanto os monoquímicos – substâncias químicas compostas por um único elemento químico, que são amplamente utilizadas nos produtos farmacêuticos –, mas contêm muitos compostos benéficos e, em virtude da complexidade destes, apresentam uma gama de aplicações terapêuticas mais ampla, além de um número consideravelmente menor de efeitos colaterais.

Embora exista uma tendência de pensar nas ervas a partir do ponto de vista da medicina moderna, que busca produtos químicos únicos para tratar sintomas específicos – por exemplo, um analgésico para a dor de cabeça –, a fitoterapia tem muito mais sucesso sempre que é usada para favorecer o indivíduo, otimizando os mecanismos anti-inflamatórios inatos. A fitoterapia é verdadeiramente uma medicina voltada para a pessoa, e, a despeito de as ervas produzirem benefícios específicos (consulte o quadro), a ação favorável também pode ser atribuída a todos os outros compostos benéficos encontrados na mesma planta.

CONTRIBUIÇÃO DAS ERVAS PARA ALÍVIO DAS ALTERAÇÕES HORMONAIS

Após a menopausa, seu corpo deverá produzir uma série de compostos que possuem muitos dos benefícios do estrogênio; contudo, isso exige que diferentes partes do corpo operem em conjunto. O fígado, as glândulas suprarrenais, o intestino, o microbioma e a gordura subcutânea estão todos envolvidos na produção, modificação e eliminação hormonal como um ciclo. Portanto, a produção hormonal pós-menopausa requer o funcionamento saudável de todas essas partes do corpo, bem como a adequada comunicação entre elas.

Ervas calmantes e relaxantes, como a erva-cidreira (página 45), a valeriana (página 53) e a escutelária (página 51), podem ajudar a aliviar o estresse, que afeta negativamente o equilíbrio hormonal. O hábito de tomar chás de ervas também é um recurso capaz de manter sua hidratação, reduzindo a possibilidade de você recorrer ao álcool para atenuar o estresse. A redução dos efeitos do estresse também atenua a pressão sobre o sistema imunológico, proporcionando a você melhores condições de enfrentar os desafios da adaptação à menopausa e ajudando a criar um ciclo positivo de autocuidado.

DO QUE SÃO COMPOSTOS MUITOS REMÉDIOS FITOTERÁPICOS

- Nutrientes, entre os quais, vitaminas, minerais e tônicos específicos para os tecidos
- Antioxidantes
- Anti-inflamatórios
- Compostos antibacterianos e antivirais
- Compostos que auxiliam na absorção de elementos benéficos e restringem a absorção de elementos prejudiciais.

“ ”

As ervas contêm muitas substâncias de que seu corpo necessita no período da menopausa. Elas podem ajudar você a revigorar seu bem-estar e se desenvolver.

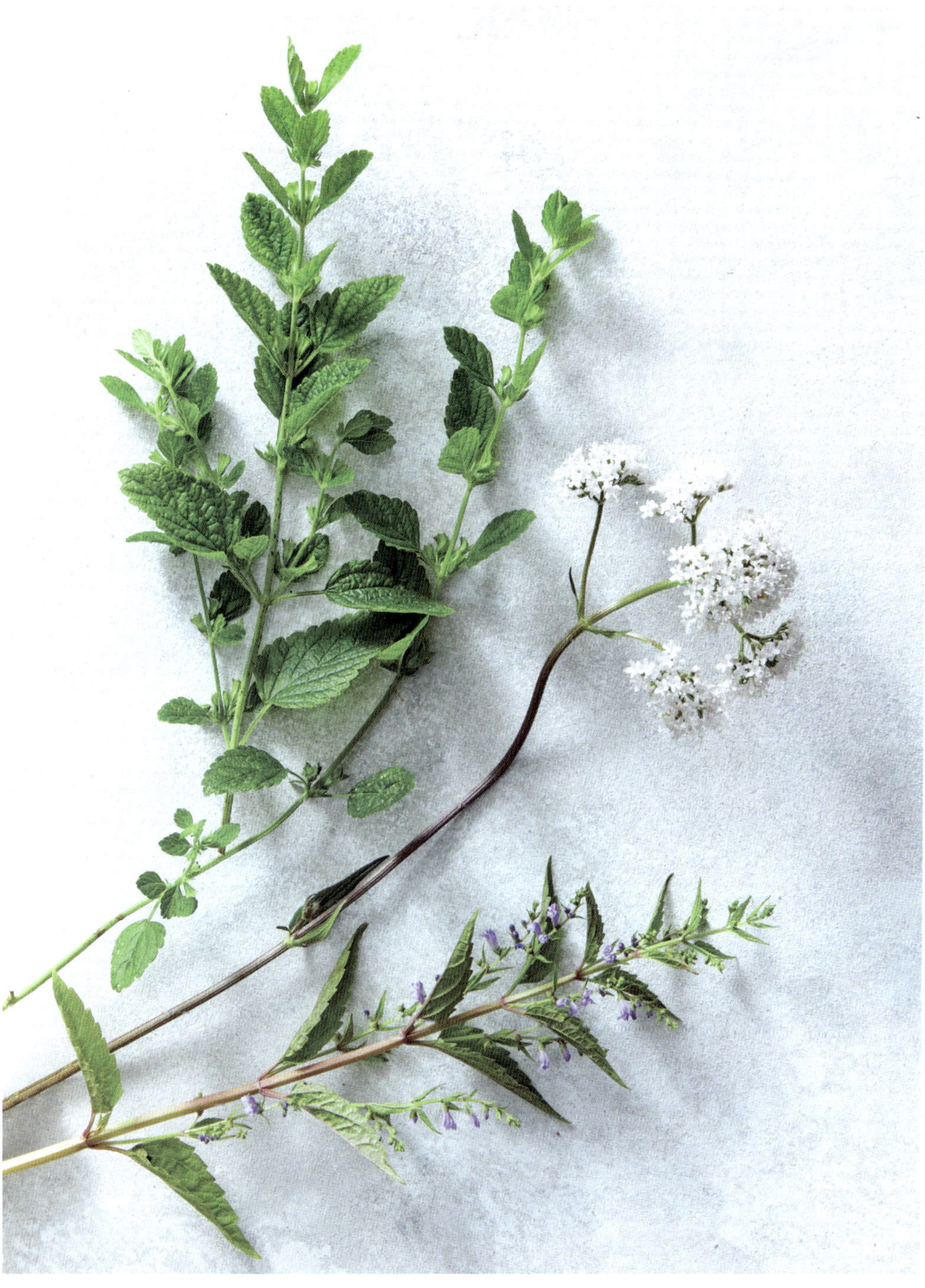

REMÉDIOS FITOTERÁPICOS *VERSUS* TRH

O estudo das plantas medicinais ampliou muito a nossa compreensão a respeito do hormônio estrogênio e de seu papel antes e depois da menopausa. Sabe-se hoje que existem diferentes tipos de estrogênio. Na menopausa, o organismo das mulheres deixa de produzir apenas um deles, o tipo que gera a proliferação de células no ovário, no útero e nas mamas para permitir a concepção. As ervas não contêm o mesmo tipo de estrogênio suprido pela TRH e, portanto, via de regra, não são proliferativas.

A pesquisa sobre fitoestrogênios (estrogênios vegetais) também mostrou que eles não se limitam a aumentar a quantidade de estrogênio no corpo, e não provocam, necessariamente, um aumento desse hormônio, mas, em vez disso, ligam-se a receptores na superfície das células e, em alguns cenários, conseguem agir como proteção contra o excesso de estrogênio. Em outras palavras, têm um efeito modulador.

O estrogênio suprido pela TRH e pela pílula anticoncepcional tem a mesma afinidade receptora que o nosso estrogênio ovariano; isso significa que os fitoestrogênios não são semelhantes à TRH (ou à pílula anticoncepcional). Os fitoestrogênios têm afinidade por um receptor diferente daquele a que o estrogênio dos nossos ovários se liga, o que os torna potencialmente mais seguros e, geralmente, não proliferativos.

Os remédios fitoterápicos não são uma versão natural da TRH, mas podem complementá-la, além de ajudar no tratamento dos sintomas que não respondem à TRH. Consulte também o Capítulo 6.

CONSULTANDO UM FITOTERAPEUTA

A CONSULTA

O fitoterapeuta faz uma anamnese completa e detalhada e analisa a dieta, o estilo de vida e os problemas de saúde que podem estar afetando negativamente as alterações decorrentes da menopausa. A menopausa deve se traduzir em uma adaptação bem-sucedida aos níveis declinantes de estrogênio, à medida que os ovários deixam de desempenhar um papel importante na regulação hormonal. Os problemas podem ocorrer por inúmeras razões, principalmente no que diz respeito à saúde digestiva e às alterações no sistema nervoso.

UMA VISÃO GERAL

O fitoterapeuta cria um espaço em que as mulheres possam dedicar tempo para pensar em sua saúde geral. É uma oportunidade para a descoberta de como todas as partes do corpo estão interligadas e para compreensão das razões pelas quais os sintomas aparecem. Com ajuda e orientação, existe a possibilidade de você se concentrar na mudança, para melhor, da dieta e do estilo de vida, fazendo, simultaneamente, uso de ervas medicinais para beneficiar as áreas do corpo que estão exauridas e sobrecarregadas.

> Estudos que analisaram a experiência de mulheres acompanhadas por um fitoterapeuta durante um ano revelam que elas relatam uma melhora estatisticamente significativa nos sintomas da menopausa e circunstancial na sua saúde de forma mais ampla.

USO HOLÍSTICO DE REMÉDIOS FITOTERÁPICOS

Os remédios fitoterápicos podem ser aplicados às áreas do corpo que contribuem para o equilíbrio hormonal, sem que precisem fornecer estrogênio diretamente. Desse modo, você pode induzir os benefícios atuando sobre os níveis hormonais ou sobre a saúde do sistema nervoso, ou ainda em ambos. Ervas como a palha de aveia (página 54) e a maca peruana (página 65) podem agir ao longo do tempo como tônicos para os dois sistemas. Um remédio fitoterápico como a erva-cidreira (página 45) consegue reduzir os níveis de estresse durante o dia e, se combinado com uma erva relaxante como a valeriana (página 53) à noite, pode reduzir o suor noturno sem agir diretamente sobre o estrogênio. Um sono de melhor qualidade pode então induzir a elevação dos níveis de energia e amenizar a confusão mental.

Ervas que ajudam a dormir melhor, como a lavanda (página 47) ou a camomila-dos--alemães (página 49), também geram benefícios positivos para o sistema digestivo, que, por sua vez, desempenha um papel fundamental na produção de hormônios da menopausa. O hábito de beber um chá de ervas nutritivo e anti-inflamatório, composto por de dente-de-leão, erva-de-são-joão e alcaçuz, pode produzir uma melhora tão grande para sua saúde digestiva que você absorverá de forma mais eficaz os minerais do intestino. Além disso, se combinado com uma dieta mais balanceada, consegue contribuir positivamente para a densidade óssea e a saúde cardiovascular. Você pode também reduzir a confusão mental e aumentar a energia por meio da ingestão de chás de ervas, em vez de cafeína, pois esta intensifica as ondas de calor.

A menopausa é o momento perfeito para você observar a maneira como se alimenta, bebe, vive, trabalha, descansa e relaxa. A orientação de um fitoterapeuta pode ser reveladora, pois ele tem uma visão funcional única do corpo humano e de suas interconexões. Essa é uma oportunidade para você retomar o controle sobre sua própria saúde e introduzir mudanças capazes de enfrentar as causas fundamentais dos sintomas da menopausa.

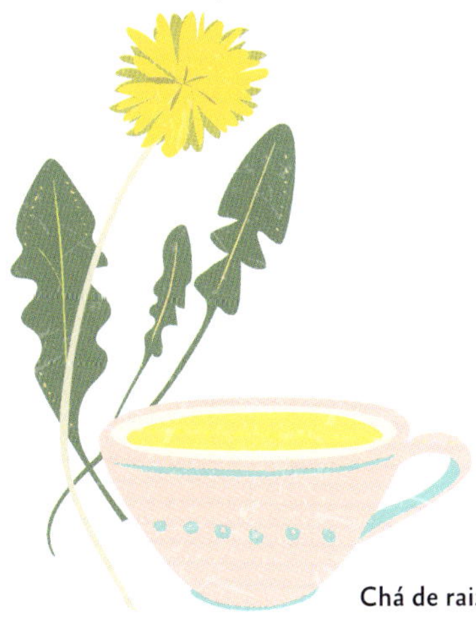

Chá de raiz de dente-de-leão

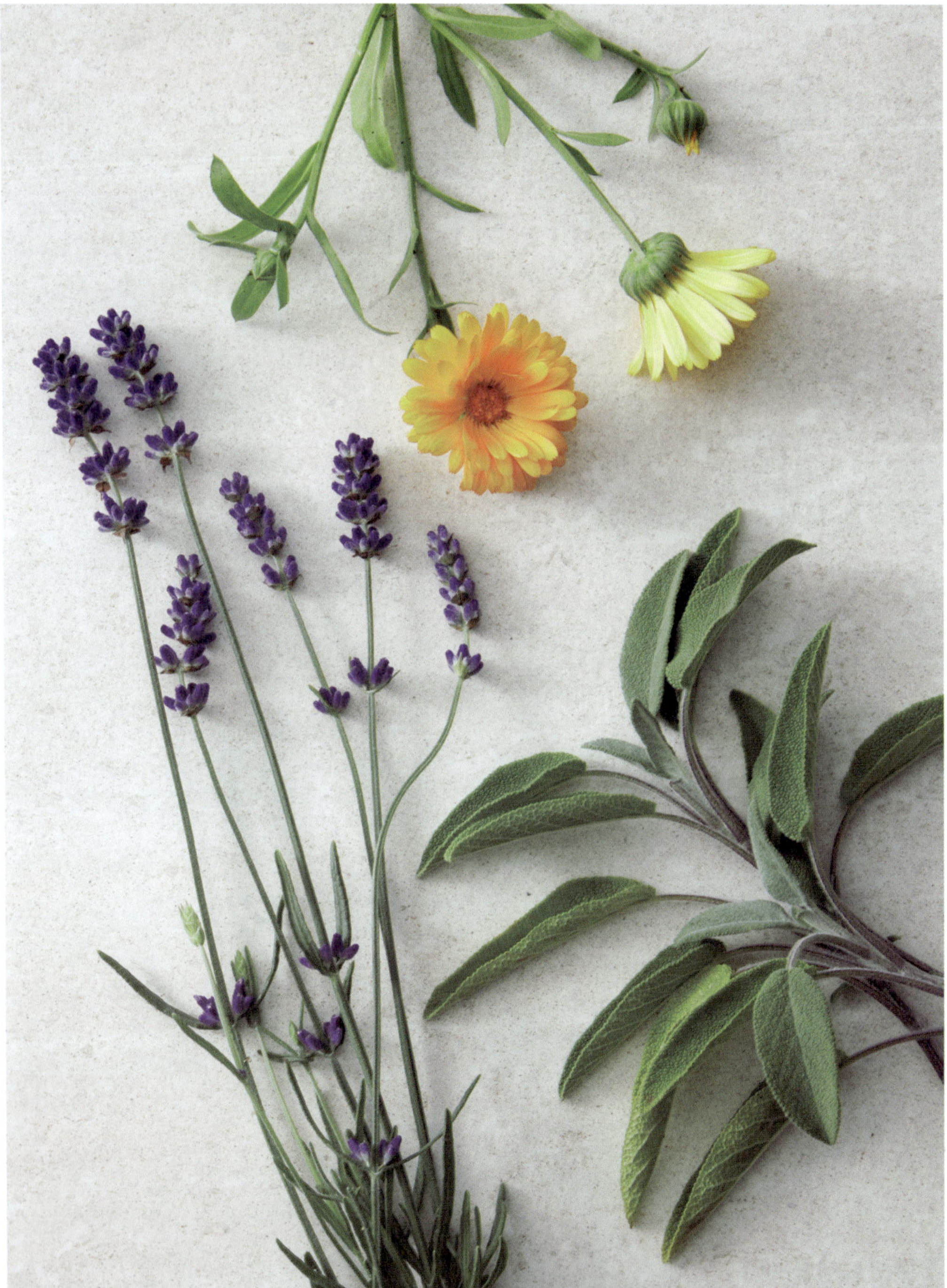

AROMATERAPIA

Na aromaterapia há mais de 150 óleos essenciais diferentes. Cada um deles pode ter até 100 diferentes componentes químicos, o que confere a cada óleo uma característica química singular, uma fragrância distinta e propriedades terapêuticas, tanto do ponto de vista fisiológico quanto psicológico. Os efeitos holísticos dos óleos essenciais podem combater muitos dos sintomas da menopausa, entre os quais ansiedade, depressão, oscilações de humor, distúrbios do sono, dores de cabeça, fogachos e perda de libido.

O seu sentido do olfato, muitas vezes subutilizado, é bastante poderoso. Quando você cheira alguma coisa, a resposta do seu corpo é processada na porção límbica do cérebro, onde também são formadas as emoções e as memórias. É por essa razão que determinados cheiros podem evocar respostas emocionais e/ou físicas. Além disso, as flutuações nos níveis de estrogênio experimentadas por uma mulher afetam o cérebro límbico, motivo pelo qual muitas delas apresentam sintomas psicológicos durante a menopausa.

O banho é um excelente momento para despertar a criatividade por meio dos óleos essenciais. Transforme seu banho matinal em um estímulo da vitalidade, ou converta seu banho de imersão em uma experiência de spa, adicionando óleo essencial calmante de gerânio (página 71).

MASSAGEM

A massagem terapêutica, principalmente a que utiliza óleos essenciais, proporciona muitos benefícios durante a menopausa. Ela estimula a circulação sanguínea e, portanto, ajuda a reduzir a pressão arterial, ativar o sistema linfático do corpo, diminuir a retenção de líquidos e o inchaço e pode contribuir para o alívio da dor. Estudos demonstram que a massagem aumenta a liberação de oxitocina – o hormônio do amor – e, desse modo, pode colaborar para a melhora da libido e das emoções.

A massagem também tem uma ação calmante sobre o sistema nervoso e pode auxiliar na redução do estresse e contribuir para um sono melhor, além de aliviar diversos sintomas da menopausa. Uma massagem no rosto e na cabeça opera maravilhas no combate à insônia e às dores de cabeça, enquanto uma massagem no abdome com óleo de erva-doce pode ajudar a diminuir a distensão abdominal (página 72).

COMO USAR ESTE CAPÍTULO

Este capítulo apresenta informações úteis sobre os benefícios que os principais remédios fitoterápicos e a aromaterapia proporcionam no alívio dos sintomas da menopausa, de modo que você possa se informar antes de consultar um fitoterapeuta ou de preparar suas próprias misturas de óleos essenciais.

“ ”

Procure orientação profissional para escolher as ervas ou os óleos que melhor atendam às suas necessidades na menopausa. Cada erva proporciona benefícios específicos – por exemplo, a sálvia é conhecida por aumentar a clareza mental, a lavanda pode melhorar o sono e a calêndula acalma a pele.

REMÉDIOS FITOTERÁPICOS

Os seres humanos utilizam ervas na forma de remédio há centenas de milhares de anos. A maioria das mulheres obtém benefícios físicos e emocionais por meio de uma mistura de ervas, que ajudam na produção e no equilíbrio hormonal, bem como auxiliam os sistemas digestivo e nervoso e tratam desequilíbrios como os do sistema imunológico durante a menopausa e muito depois dela.

BENEFÍCIOS DOS REMÉDIOS FITOTERÁPICOS

Este capítulo descreve as principais ervas que se mostram eficazes no combate aos sintomas da menopausa. Ele analisa os benefícios de cada erva, assim como quais delas funcionam bem juntas e qual a maneira de usá-las. Alguns remédios fitoterápicos muito úteis na fase da menopausa podem ser consumidos na forma de chás ou tisana, e também tomados como tinturas ou cápsulas, ou, ainda, aplicados como creme.

CONSULTA A UM FITOTERAPEUTA

Considerando que cada mulher é única, o tipo de erva a ser tomado e por quanto tempo são condições que variam de pessoa para pessoa, e, assim sendo, você deve sempre procurar a orientação de um fitoterapeuta qualificado, que lhe ajudará a descobrir a causa fundamental de seus sintomas e indicará um tratamento individualizado.

É provável que o enfrentamento precoce dos desequilíbrios hormonais facilite a passagem da menopausa, portanto um bom momento para recorrer aos remédios fitoterápicos é na perimenopausa – ou antes –, para cuidado dos problemas menstruais.

Procure um profissional qualificado em fitoterapia que pertença a uma associação profissional.

PRECAUÇÕES

A maioria dos remédios fitoterápicos é bastante segura e pode ser tomada durante meses. No entanto, você deve se certificar de que o produto seja autêntico e de proveniência confiável. Se você estiver tomando algum outro medicamento ou passando por algum problema de saúde, consulte um fitoterapeuta antes de recorrer aos remédios fitoterápicos.

ERVA-CIDREIRA

MELHORA O HUMOR E O SONO | ACALMA | CONTRIBUI PARA A BOA DIGESTÃO

A erva-cidreira (*Melissa officinalis*) tem uma ação relaxante, anti-inflamatória e antiviral que a converteu em um remédio bastante popular. Membro da família das mentas, ela tem um aroma revigorante e é ideal para os sistemas digestivo e nervoso, que podem ser afetados negativamente pelas alterações hormonais da menopausa.

Foi demonstrado que a erva-cidreira tem uma ação positiva como agente de alívio da ansiedade e melhora do humor, o que a torna ideal no combate aos altos e baixos da perimenopausa, e depois dela.

Ela também é suavizante para o sistema digestivo e tem efeitos antiespasmódicos, razão pela qual pode ser útil quando ocorre distensão abdominal ou problemas digestivos, que são queixas comuns durante a menopausa.

Além de segura para uso regular, a erva-cidreira é refrescante e calmante e, portanto, para algumas mulheres, pode aliviar os fogachos e suores noturnos. É suavemente sedativa, sendo ideal para atenuação da ansiedade e do calor durante o dia, ou como auxiliar no sono e na minimização do suor noturno.

COMO ELA AGE

Essa erva intensa, porém calmante, restaura o funcionamento do sistema nervoso e alivia os efeitos do estresse sobre o sistema digestivo.

COMO USAR

- As folhas da erva-cidreira (frescas ou secas) proporcionam um chá agradável, que pode ser tomado durante o dia para acalmar, relaxar e melhorar o humor, e à noite para ajudar no sono.
- Se preferir, pode tomar a erva-cidreira em cápsulas.

COM O QUE A ERVA-CIDREIRA COMBINA

A ação da erva-cidreira para redução dos sintomas da menopausa se dá por meio do eixo intestino-cérebro, por isso o ideal é que seja tomada junto com ervas que equilibram os hormônios, como a árvore-da-castidade (página 60) ou a sálvia (página 62), e ervas digestivas, como a camomila-dos-alemães (página 49) ou a lavanda (página 47).

PRECAUÇÕES

Se você sofre de hipotireoidismo, não utilize a erva-cidreira, a menos que já tenha consultado um fitoterapeuta.

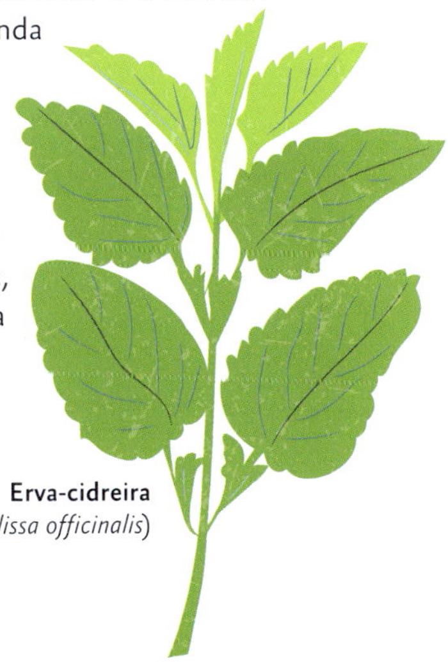

Erva-cidreira
(*Melissa officinalis*)

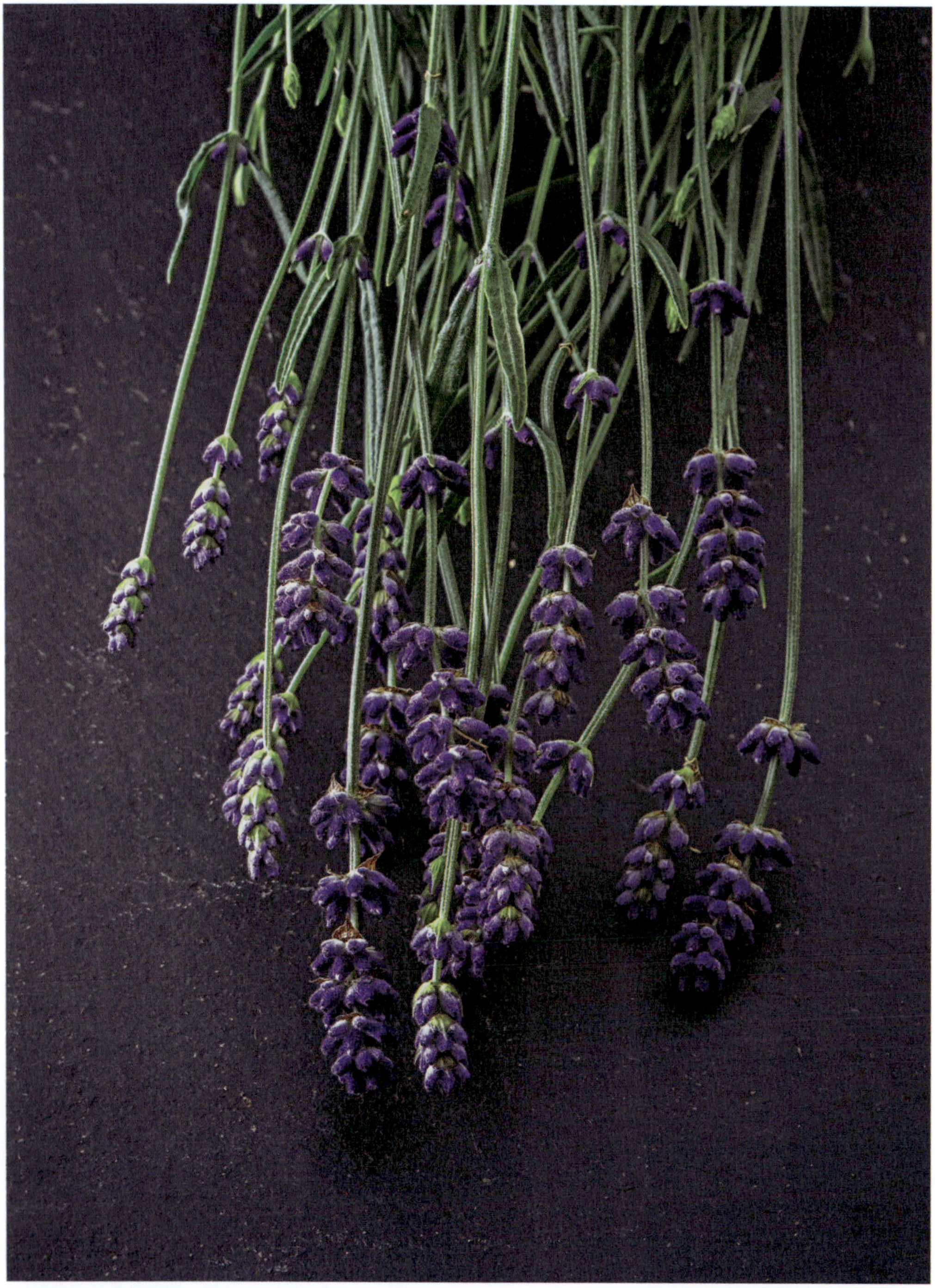

LAVANDA

AUXILIA NA DIGESTÃO | ALIVIA A DOR DE CABEÇA | MELHORA O HUMOR | ACALMA A PELE

A lavanda (*Lavandula officinalis*) é conhecida por seu óleo essencial aromático. A erva inteira, por sua vez, é usada como tônico aromático para o sistema digestivo, contribuindo para o alívio dos problemas digestivos que costumam se manifestar durante a menopausa. A lavanda também ajuda a melhorar o humor e amenizar a ansiedade, além de auxiliar no tratamento de dores nas mamas.

A lavanda, na forma de chá ou tintura, alivia o desconforto no sistema digestivo e na cabeça e é relaxante e revigorante, por isso é ideal para as oscilações de humor da menopausa. Ela pode proporcionar estabilidade quando há flutuações nos sintomas da menopausa, ajudando a amenizar a confusão mental e as dores de cabeça leves, e melhorando a clareza mental. A lavanda também tem efeitos digestivos positivos quando usada como remédio fitoterápico, mitigando a distensão abdominal, a sensação de saciedade, a indigestão e os sintomas da síndrome do intestino irritável (SII), manifestações que podem piorar ou ter início durante a menopausa.

COMO ELA AGE

Além dos óleos essenciais, a lavanda contém compostos ácidos suaves, antioxidantes e anti-inflamatórios.

COMO USAR

- Tome em pequenas quantidades ao longo do dia uma infusão perfumada feita com folhas ou flores (quadro à direita).
- Na forma de compressa, as folhas e flores também produzem uma ação benéfica para a pele inflamada ou a sensibilidade nas mamas. Aplique externamente sobre erupções cutâneas vermelhas ou inflamadas, em especial ao redor da área do queixo, onde podem surgir pontos do tipo acne durante a menopausa.
- A lavanda também pode ser usada como tintura.

COM O QUE A LAVANDA COMBINA

A lavanda pode intensificar a ação de ervas que equilibram os hormônios, como a árvore-da-castidade (página 60) e a cimicífuga (página 61).

PRECAUÇÕES

Não se tem conhecimento da necessidade de precauções.

INFUSÃO DE LAVANDA

- Uma infusão de lavanda pode aliviar a sensação de saciedade e também uma dor de cabeça leve.
- Coloque 2-4 g de flores ou folhas de lavanda em 300 mL de água, para conseguir uma infusão de sabor agradável.
- Beba duas vezes ao dia, de preferência após as refeições, para aliviar a distensão abdominal; ou nas primeiras manifestações de uma dor de cabeça.

ERVA-DE-SÃO-JOÃO

MELHORA E EQUILIBRA O HUMOR | REDUZ OS FOGACHOS | ACALMA

A erva-de-são-joão (*Hypericum perforatum*) costuma ser considerada um tônico valioso para o sistema nervoso, e combina bem com muitos outros fitoterápicos relaxantes e plantas medicinais revigorantes. Ela contribui para redução da intensidade e da frequência dos fogachos e suores noturnos, além de aliviar a irritabilidade e as oscilações de humor.

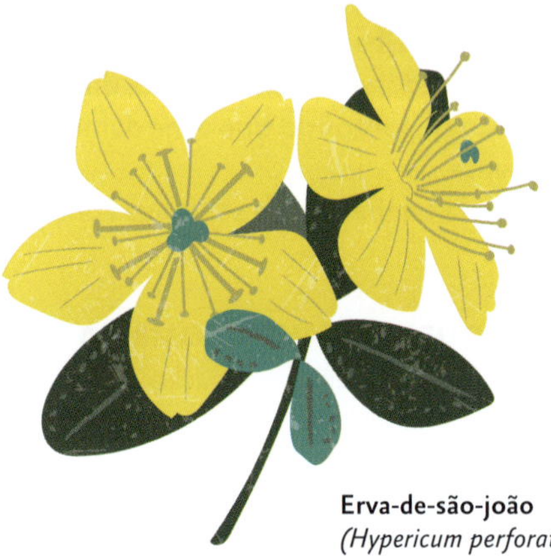

Erva-de-são-joão
(Hypericum perforatum)

A erva-de-são-joão é valorizada por sua ação benéfica sobre o sistema imunológico e sua capacidade de aumentar a resistência a infecções virais recorrentes. Ela também é amplamente utilizada no combate aos distúrbios emocionais e pode auxiliar no alívio das oscilações de humor, da tensão e da ansiedade, que se manifestam durante a menopausa, além de reduzir a intensidade das ondas de calor. Um estudo demonstrou melhora dos sintomas da TPM em mulheres que tomaram uma combinação de erva-de-são-joão com árvore-da-castidade (página 60).

COMO ELA AGE

A ação antidepressiva da erva-de-são-joão foi objeto de diversos estudos. A pesquisa mostra que ela também pode auxiliar na reparação das células do sistema nervoso.

COMO USAR

- Use a planta fresca ou seca.
- Faça um chá com as folhas e flores.
- Tome cápsulas e comprimidos feitos a partir do pó obtido da planta toda, e não extratos isolados.

COM O QUE A ERVA-DE-SÃO-JOÃO COMBINA

A erva-de-são-joão produz um bom resultado quando tomada junto com ervas que reduzem a ansiedade, como a lavanda (página 47), a camomila-dos-alemães (página 49) e a erva-cidreira (página 45).

PRECAUÇÕES

Consulte um fitoterapeuta antes de consumir erva-de-são-joão junto com outros medicamentos convencionais, e evite exposição prolongada à luz solar se tomar doses altas. Ela não é adequada para tratamento de depressão grave.

CAMOMILA-DOS-ALEMÃES

MELHORA O SONO E O HUMOR | FAVORECE A DIGESTÃO | ACALMA A PELE

O uso mais conhecido da camomila-dos-alemães (*Matricaria recutita*) é na forma de chá, porque ele contribui para um sono reparador. Ela também tem ação anti-inflamatória para a pele e o sistema digestivo, e costuma ser prescrita por fitoterapeutas para tratamento de problemas digestivos que aparecem ou pioram durante a menopausa, pois ela atenua feridas e inflamação das membranas do intestino.

Em virtude do papel fundamental do intestino e do sistema nervoso para o equilíbrio hormonal, especialmente na menopausa, a camomila-dos-alemães é uma erva indispensável. Seu uso em longo prazo pode contribuir para a restauração do sistema nervoso do intestino quando o estresse prolongado produz um impacto prejudicial.

Os fitoterapeutas costumam combinar camomila-dos-alemães com ervas aromáticas para alívio dos sintomas de distensão abdominal ou náusea durante a menopausa. A camomila-dos-alemães pode ser usada por longos períodos de tempo para ajudar a amenizar a ansiedade, a inquietação e a irritabilidade, bem como os distúrbios do sono e o humor deprimido. Também foi demonstrada sua eficácia no tratamento de erupções cutâneas e secura vaginal.

COMO ELA AGE

Além dos flavonoides, dotados de propriedades cicatrizantes, a camomila-dos-alemães contém óleos essenciais aromáticos que produzem efeitos anti-inflamatórios e antiespasmódicos. Ela também é rica em mucilagens especiais, que acalmam as membranas digestivas e mantêm saudável a flora intestinal (microbioma).

COMO USAR

- A camomila-dos-alemães pode ser tomada sozinha ou combinada com outras ervas, na forma de um chá calmante. Ela produz melhores resultados quando tomada antes de dormir, e é mais eficaz se usada regularmente.
- Use-a como erva de banho para aliviar a pele ferida.

COM O QUE A CAMOMILA-DOS-ALEMÃES COMBINA

A camomila-dos-alemães é particularmente eficaz se tomada com outras ervas relaxantes, como a lavanda (página 47) e a erva-cidreira (página 45).

PRECAUÇÕES

Procure a orientação de um fitoterapeuta se você for sensível a plantas da família das margaridas (*Asteraceae*).

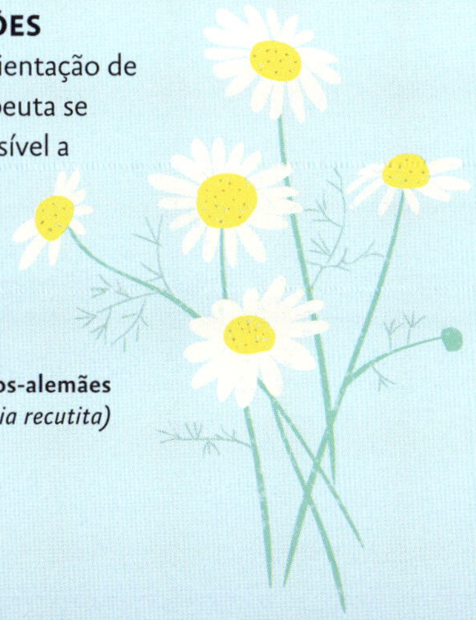

Camomila-dos-alemães
(Matricaria recutita)

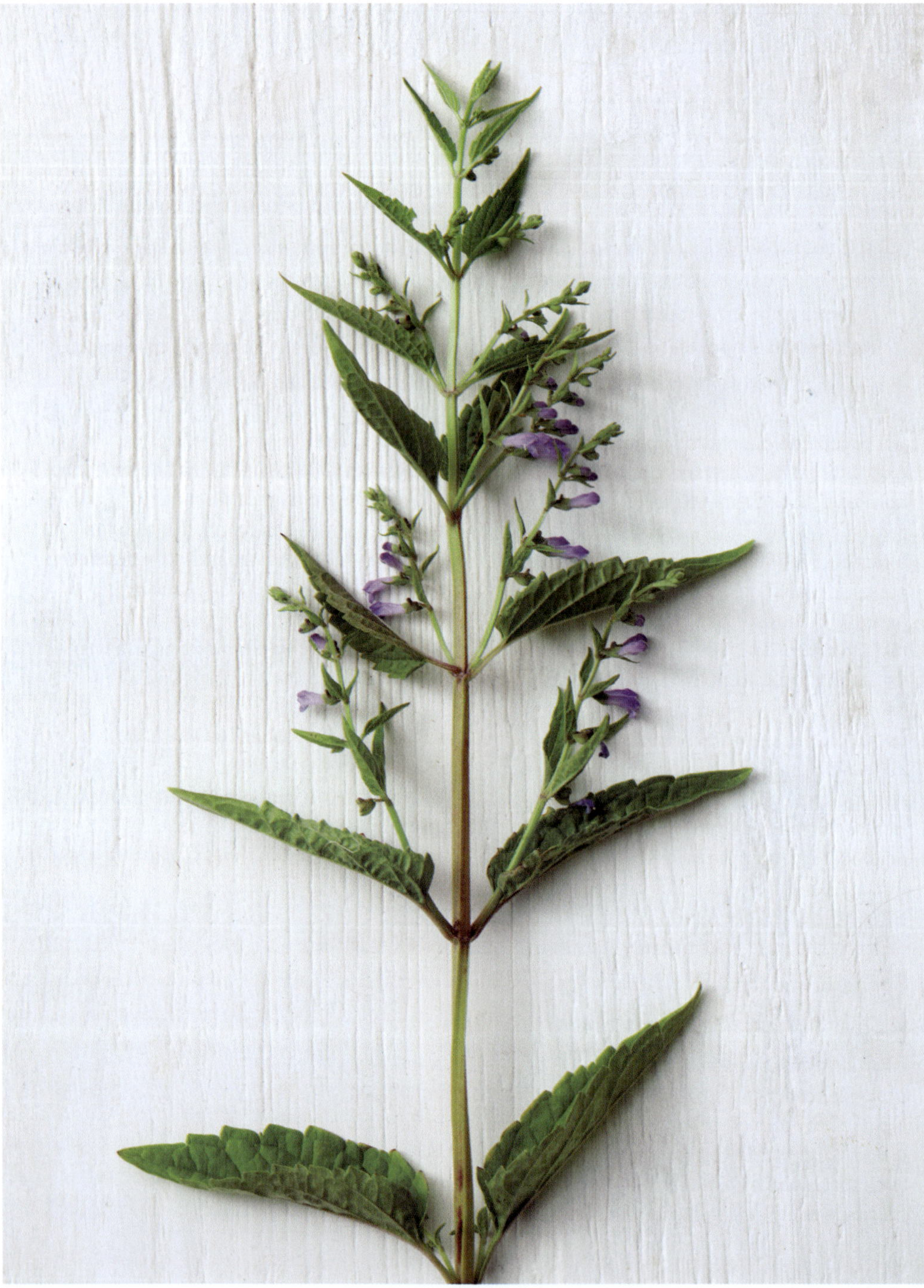

ESCUTELÁRIA

ELEVA E EQUILIBRA O HUMOR | MELHORA O SONO | REDUZ AS PALPITAÇÕES

A escutelária (*Scutellaria lateriflora*) é uma erva suave para o sistema nervoso, com efeitos relaxantes e calmantes sobre a mente. É membro da família das mentas, sendo bem tolerada durante períodos extensos de uso. Na menopausa pode ser útil nos casos de agitação mental e palpitações, que podem ocorrer com ou sem fogachos.

A escutelária é ideal para quem sofre com sono agitado ou sente fogachos e irritação, sintomas comuns da menopausa. Dada sua ação aquietadora das emoções e dos pensamentos, essa erva relaxante pode ser ótima se você estiver se sentindo agitada demais ou oprimida em decorrência das muitas mudanças associadas à menopausa.

A escutelária tem efeitos tônicos graduais e suaves sobre o sistema nervoso e é melhor quando consumida regularmente ao longo do tempo.

Outra espécie de escutelária (*Scutellaria baicalensis*) tem sido estudada por suas propriedades protetoras contra o câncer de mama.

COMO ELA AGE

A exemplo de muitos outros membros da família das mentas, acredita-se que a escutelária atua por meio do sistema nervoso sensorial, promovendo o relaxamento, tanto físico como mental. Isso significa que, embora não tenha ação direta sobre os níveis hormonais, ela atua indiretamente, relaxando o sistema nervoso em geral e reduzindo as palpitações, as inflamações e os suores noturnos.

COMO USAR

- Tome todos os dias, especialmente pela manhã e à noite, para obter resultados melhores. A repetição da dose ao longo do dia faz com que o corpo respire e se acalme, minimizando os pensamentos agitados e as palpitações.
- Beba duas vezes ao dia uma infusão feita com as folhas e as flores ou tome até 5 mL de uma tintura simples.
- Faça sua própria mistura de chá refrescante: combine a escutelária com palha de aveia (página 54), erva-cidreira (página 45) e flores de lavanda (página 47), em partes iguais. Coloque uma colher de chá da mistura em uma xícara de água quente.

COM O QUE A ESCUTELÁRIA COMBINA

A escutelária costuma ser combinada com ervas calmantes, como a erva-cidreira (página 45) e a erva-de-são-joão (página 48), pois o sistema nervoso pode relaxar melhor quando recebe ajuda de múltiplas fontes.

PRECAUÇÕES

Em geral, ela é segura para uso por períodos prolongados.

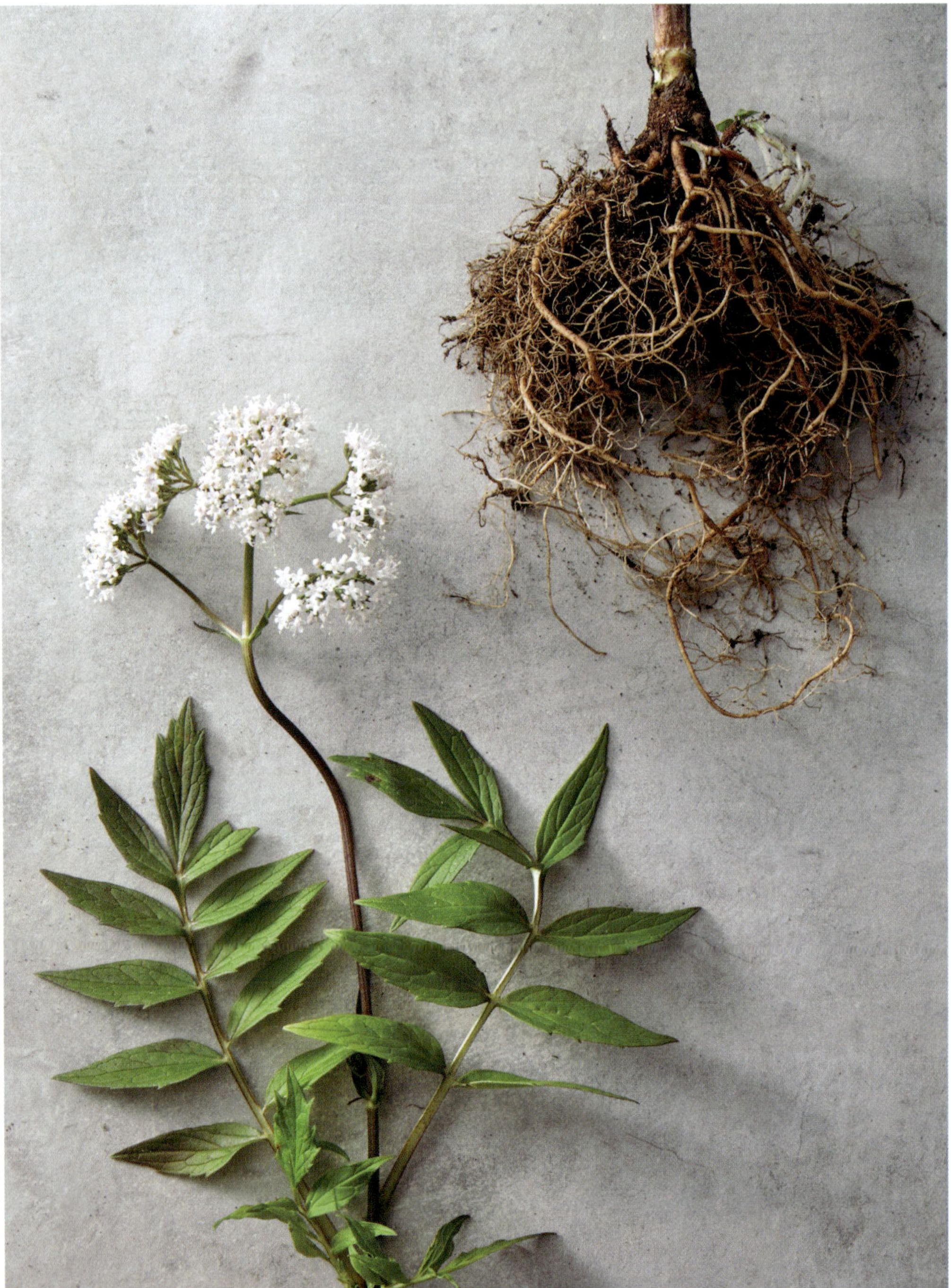

VALERIANA

MELHORA O SONO | ACALMA | ALIVIA OS FOGACHOS | AUXILIA A DIGESTÃO

A raiz de valeriana (*Valeriana officinalis*) tem uma longa tradição de uso como auxiliar do sono e alívio da tensão nervosa, sem causar efeitos adversos como sonolência ou dependência. Na menopausa, ela pode ajudar a promover a reconexão com um sono restaurador, além de evitar pensamentos agitados e reduzir a frequência e intensidade dos fogachos.

Quando usada regularmente todas as noites, a valeriana contribui para o relaxamento e torna mais fácil cair no sono. Diversos estudos demonstram melhora dos sintomas comuns da menopausa, como ansiedade, fogachos e suores noturnos.

Estudos mostram que a valeriana não produz efeitos excessivamente sedativos e, portanto, pode ser usada durante o dia, para alívio da ansiedade ou dos sintomas da síndrome do intestino irritável (SII), pois tem ação antiespasmódica no intestino.

Sua ação suave, mas prolongada, também pode produzir benefícios duradouros para o sistema nervoso, que tem ligação com os hormônios femininos na menopausa e na perimenopausa.

COMO ELA AGE

Os compostos presentes nas raízes da valeriana atuam por meio de neurotransmissores, promovendo relaxamento dos músculos e atenuação da inquietação. Sua ação relaxante sobre os tecidos musculares estimulou a realização de pesquisas a respeito do papel que ela pode ter no alívio das dores menstruais e de outros tipos de dores musculares.

COMO USAR

- A raiz de valeriana tem sabor e cheiro fortes, por isso pode ser mais fácil tomá-la na forma de comprimidos ou cápsulas feitos com a raiz em pó.
- Ela também pode ser tomada na forma de tintura, ou em um chá feito a partir da mistura da raiz em pó com outras ervas relaxantes.
- Você deve tomá-la todas as noites, até uma hora antes de dormir. Os efeitos geralmente não são instantâneos e podem exigir o uso diário durante diversas semanas antes de os benefícios começarem a ser notados.

COM O QUE A VALERIANA COMBINA

A ação da valeriana na redução dos fogachos pode ser maximizada quando ela for associada a ervas relaxantes para o intestino e o sistema nervoso, como a lavanda (página 47), a erva-cidreira (página 45) e a camomila-dos-alemães (página 49).

PRECAUÇÕES

Existem poucos efeitos colaterais. No entanto, um pequeno número de pessoas relata uma ação ligeiramente estimulante em vez de relaxante. O sabor forte também pode ser um fator desencorajador.

PALHA DE AVEIA

ALIVIA A ANSIEDADE | MELHORA O SONO | ACALMA | FORNECE ENERGIA

A palha de aveia (*Avena sativa*), também conhecida como flores de aveia ou aveia verde leitosa, tem ação calmante para as emoções e fortalecedora para o sistema nervoso. Seu uso regular promove efeito particularmente benéfico no que diz respeito à resistência emocional, porque age de maneira gradual ao longo do tempo, aumentando a resiliência.

A palha de aveia produz uma ação ideal quando combinada com outras ervas que agem sobre o sistema nervoso, restaurando o sono, revigorando o organismo e incrementando os níveis de energia. Quando misturada com outros relaxantes fitoterápicos, ela pode auxiliar na amenização dos efeitos da ansiedade e do estresse, experimentados durante a menopausa, além do que, não é excessivamente estimulante e proporciona fortalecimento da calma interior para as mulheres que se sentem desgastadas pelo estresse ou pela insônia.

A menopausa pode ser um período de grandes alterações, daí a importância de uma boa noite de sono e níveis elevados de energia. Usada regularmente, durante um longo período de tempo, a palha de aveia é um tônico ideal, em especial nas situações em que também existem problemas metabólicos, como desequilíbrios do açúcar no sangue.

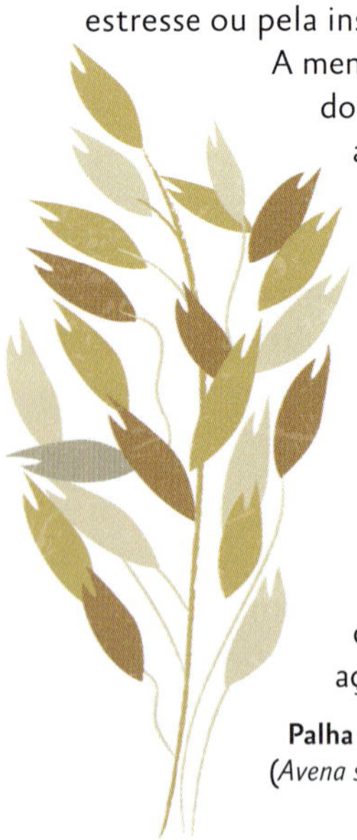

Palha de aveia
(*Avena sativa*)

COMO ELA AGE

A palha de aveia contém um conjunto de minerais e lipídios importantes, que ajudam a balancear o índice de gordura e açúcar no sangue, bem como os níveis hormonais, além de reforçar a resposta ao estresse. A palha de aveia também contém fitoconstituintes e glucanos, que são anti-inflamatórios para a pele e o sistema nervoso.

COMO USAR

- Use-a para fazer um chá suave e de sabor agradável.
- Combine a palha de aveia com outras ervas de ação tônica para o sistema nervoso ou tome regularmente de manhã e à noite na forma de tintura.

COM O QUE A PALHA DE AVEIA COMBINA

A palha de aveia é uma erva suave que maximiza a ação de outros tônicos para o sistema nervoso, como a erva-de-são-joão (página 48), o alecrim (página 55) e a erva-cidreira (página 45).

PRECAUÇÕES

A palha de aveia costuma ser segura para uso prolongado.

ALECRIM

AUXILIA A MEMÓRIA | MELHORA A COGNIÇÃO E O HUMOR | FACILITA A DIGESTÃO

O alecrim (*Rosmarinus officinalis*) é uma erva conhecida na culinária e está, há bastante tempo, associada à proteção da memória. As pesquisas sugerem que ele pode contribuir para a clareza mental e a preservação da função cognitiva, além de agir como anti-inflamatório em muitos tecidos do corpo, ajudando no controle do processo de envelhecimento e na menopausa.

Confusão mental e prejuízo da função cognitiva são alguns dos sintomas da menopausa mais comumente relatados. O alecrim tem um longo histórico medicinal como auxiliar na evocação de lembranças, na cognição e na clareza mental, além de uma possível ação atenuante do impacto do envelhecimento prematuro.

O alecrim é levemente estimulante e tônico, o que melhora a circulação no cérebro e nos tecidos, como a pele e o sistema digestivo. Ele também tem efeitos imunomoduladores leves e tem sido objeto de estudos em razão de sua ação como auxiliar na prevenção de infecções recorrentes do trato urinário, que podem se tornar mais comuns durante a menopausa.

COMO ELE AGE

O alecrim contém óleos essenciais e compostos que produzem um leve efeito estimulante e revigorante. Acredita-se que essas substâncias atuem nos centros emocionais do cérebro e no endotélio – o revestimento dos vasos sanguíneos onde pode ter origem a inflamação.

COMO USAR

- Use entre 1 e 3 g da erva fresca ou seca para fazer uma infusão; é perfeito para um chá revigorante. Beba pouco antes das refeições para otimizar a digestão e a absorção.
- O sabor agradável do alecrim permite que ele seja adicionado aos alimentos ou tomado na forma de tintura.

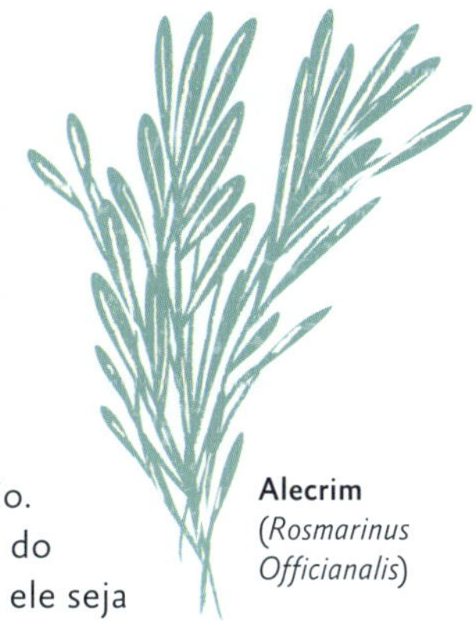

Alecrim
(*Rosmarinus Officianalis*)

COM O QUE O ALECRIM COMBINA

O alecrim costuma ser combinado com outras ervas, a fim de melhorar sua absorção; por exemplo, usado com raiz de dente-de-leão (página 67) para ajudar na digestão, ou com palha de aveia (página 54), para melhorar a memória.

PRECAUÇÕES

Consuma em pequenas quantidades terapêuticas e não use por períodos prolongados sem fazer uma pausa.

ALCAÇUZ

AUMENTA A ENERGIA | EQUILIBRA OS NÍVEIS HORMONAIS | AMENIZA AS DORES NAS ARTICULAÇÕES

A raiz de alcaçuz (*Glycyrrhiza glabra*) tem uma longa tradição de uso como medicamento fitoterápico. Embora seu nome signifique "raiz doce", ela contém importantes elementos que lhe conferem amargor, e outros compostos que contribuem para sua diversa ação medicinal. Ela pode ser usada em todas as fases da menopausa, para potencialização da produção hormonal.

As pesquisas confirmam que o alcaçuz é anti-inflamatório e cicatrizante dos tecidos, além de auxiliar na produção de hormônios, bem como na revitalização dos órgãos que os produzem. Sua ação é especialmente benéfica quando há atrofia dos tecidos, como no caso de secura vaginal.

Durante a menopausa, o alcaçuz pode ajudar nas ocorrências de infecções recorrentes ou inflamação crônica, problemas que agravam os sintomas. Ele também pode ser útil quando há esgotamento ou falta de energia e no tratamento da inflamação gástrica.

COMO ELE AGE

São inúmeros os mecanismos de ação do alcaçuz que produzem efeitos anti-inflamatórios e tônicos em amplo espectro. Ele contribui para o funcionamento das glândulas suprarrenais e, por esse motivo, dos hormônios aí produzidos, aumentando a energia.

COMO USAR

- O alcaçuz é melhor quando tomado na forma de chá (veja o quadro à direita) ou tintura. Ele tem um sabor forte e, em geral, é misturado com outras ervas.

COM O QUE O ALCAÇUZ COMBINA

A raiz de alcaçuz geralmente é combinada com outras ervas, e produz um efeito melhor quando todas as áreas do corpo envolvidas na produção de hormônios são beneficiadas. Use com árvore-da-castidade (página 60), cimicífuga (página 61) ou trevo-vermelho (página 64) para facilitar a ação dos hormônios da menopausa.

PRECAUÇÕES

O alcaçuz pode ser tomado por períodos curtos, e seu uso prolongado deve ser monitorado por um fitoterapeuta. Doses elevadas ou uso prolongado podem causar aumento da pressão arterial, especialmente em pessoas suscetíveis

CHÁ DE ALCAÇUZ E MENTA

- Se você estiver se sentindo fraca no meio da tarde, experimente esta infusão revigorante.
- Misture em um bule de chá 7 a 10 g de hortelã fresca com 5 g de raiz de alcaçuz em pó. Adicione 2 xícaras de água quente. Deixe em infusão durante 5 minutos, coe e beba.

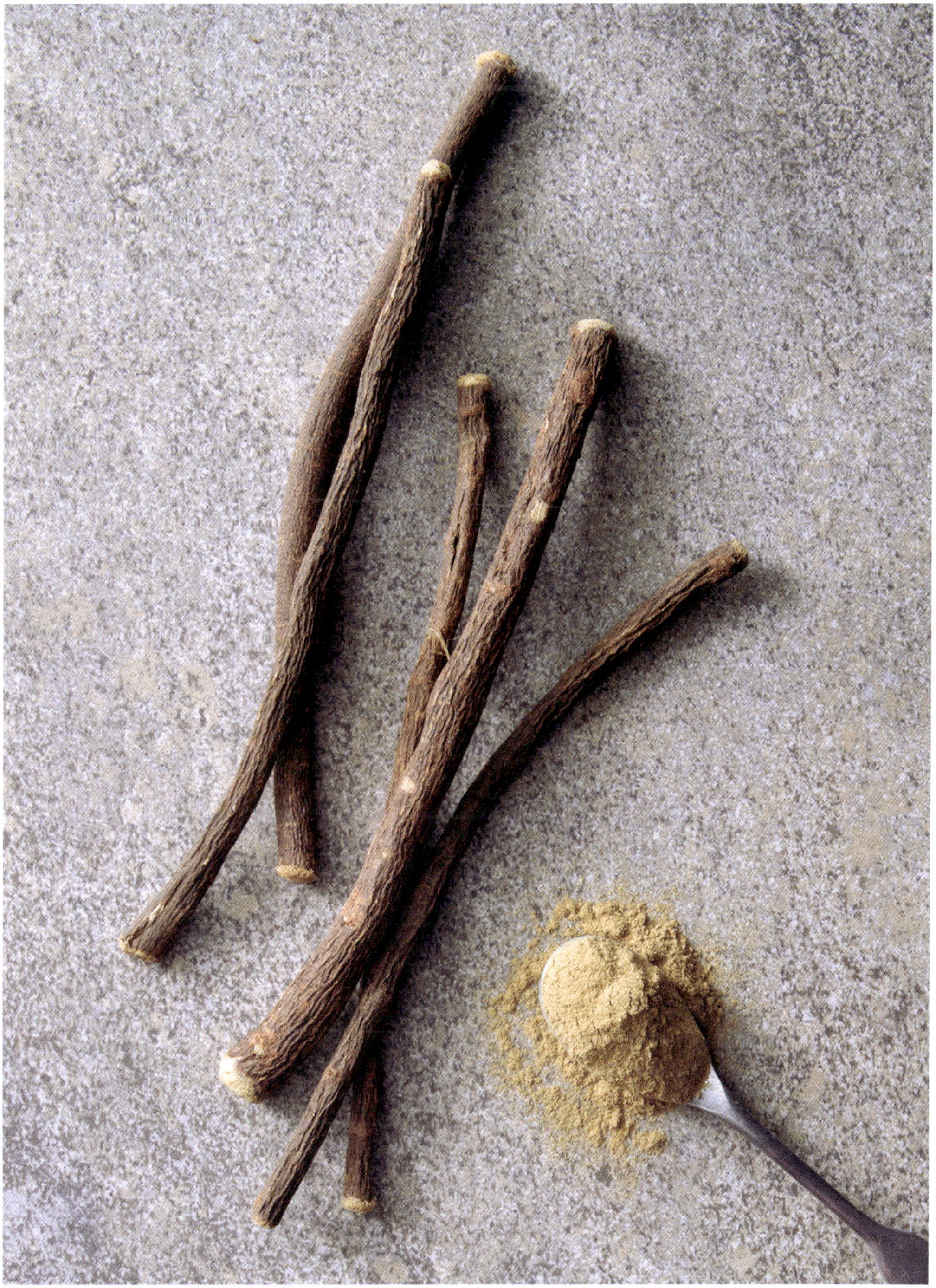

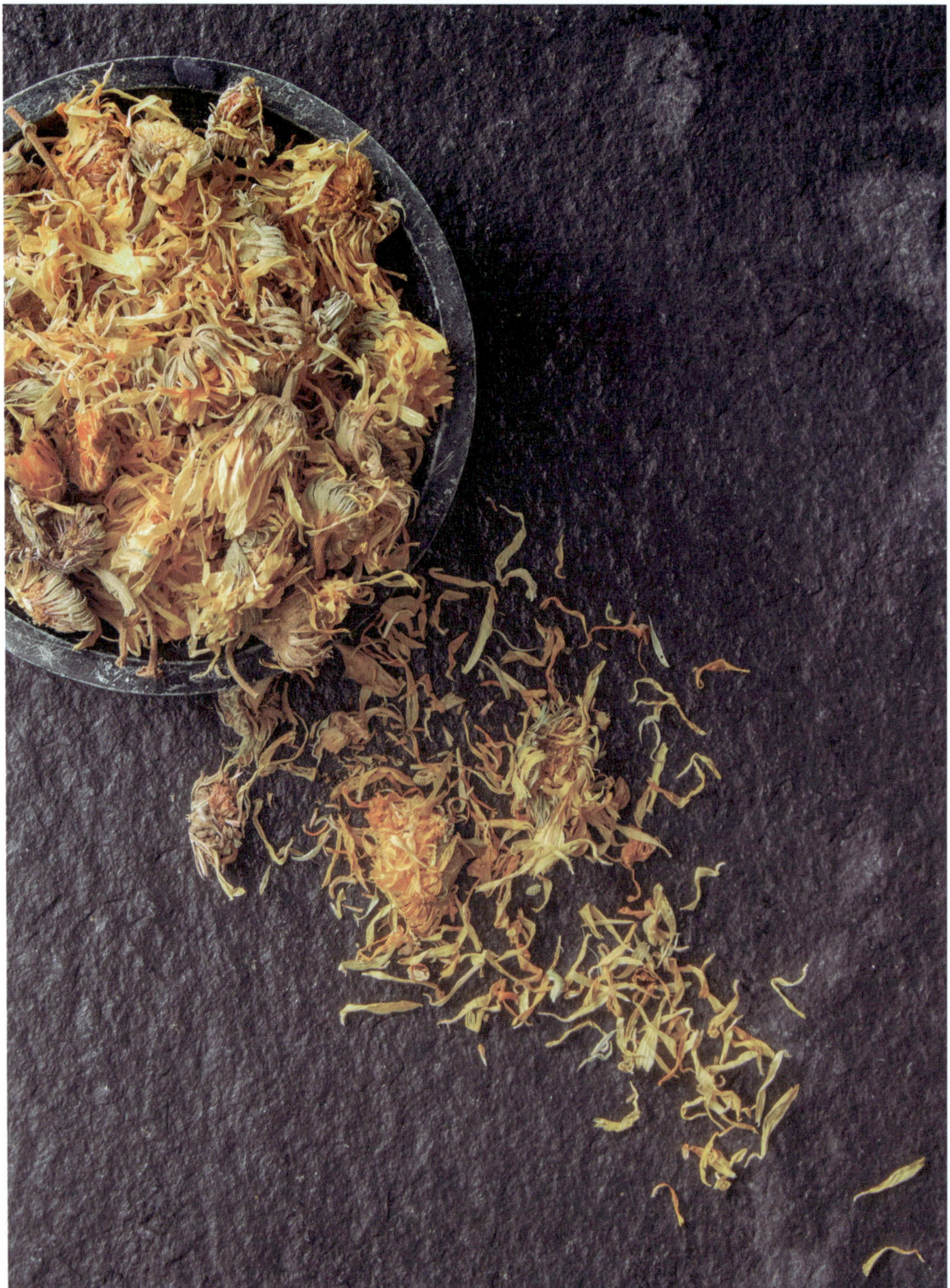

CALÊNDULA

ACALMA A PELE | ATENUA A ACNE DA MENOPAUSA | AJUDA NA CICATRIZAÇÃO DE FERIDAS

A calêndula (*Calendula officinalis L*), também conhecida como margarida--dourada, é um remédio fitoterápico muito suave e ideal para ser tomado durante a menopausa e depois dela, para alívio das infecções ou do inchaço. As flores de calêndula são usadas há séculos como agente de cicatrização de feridas, sejam elas aplicadas sobre a pele ou ingeridas.

Usada na fitoterapia tradicional e moderna, a calêndula pode ajudar no tratamento de muitos problemas de pele que ocorrem na menopausa. Atualmente, ela costuma ser empregada por fitoterapeutas para tratar acne facial, infecções cutâneas recorrentes e congestão crônica da pele – como cistos sebáceos –, que podem aparecer na perimenopausa. Ela também é recomendada para cicatrização de feridas, linfedema após mastectomia, atrofia vaginal e vulvar e ressecamento vaginal.

COMO ELA AGE

A calêndula contém diversos compostos que produzem um impacto benéfico em muitas funções diferentes durante a menopausa, entre elas a drenagem linfática e a cicatrização de feridas, facilitando o funcionamento adequado das células do corpo.

COMO USAR

- Os fitoterapeutas usam um extrato feito a partir das flores de calêndula para produzir um creme antifúngico e antibacteriano, ou pessários, aplicados no tratamento de aftas, vaginose ou ressecamento vaginal.
- Beba uma ou duas vezes ao dia uma infusão feita com as cabeças ou as pétalas das flores da calêndula.

COM O QUE A CALÊNDULA COMBINA

A ação tônica da calêndula sobre os tecidos e a pele produz um efeito melhor quando ela é usada com outros tônicos para a pele, como o trevo-vermelho (página 64) e o alcaçuz (página 56).

PRECAUÇÕES

A calêndula é um remédio muito suave e seguro, exceto no caso de quem sofre de uma alergia de contato muito rara a plantas da família das margaridas (*Asteraceae*).

INFUSÃO DE CALÊNDULA

- Alivie os problemas de pele que ocorrem na menopausa com infusões ou óleos de calêndula.
- Faça um chá de flores de calêndula, deixe esfriar e use-o regularmente para banhar manchas ou pontos sensíveis ou doloridos da pele.
- Use um óleo de infusão de calêndula em pontos incômodos ou manchas secas que causam coceira.

ÁRVORE-DA-CASTIDADE

ESTIMULA E EQUILIBRA O HUMOR | REGULA OS HORMÔNIOS | ALIVIA A TPM

A árvore-da-castidade (*Vitex agnus castus*) vem sendo usada há séculos para tratamento dos sintomas pré-menstruais. Atualmente, é reconhecida a eficácia de sua ação como remédio fitoterápico no combate a uma vasta gama de queixas associadas à menopausa, pois ajuda a equilibrar os níveis hormonais e a normalizar a proporção entre progesterona e estrogênio.

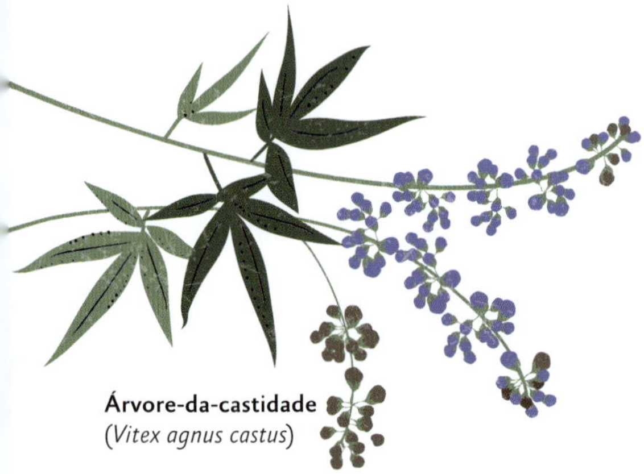

Árvore-da-castidade
(*Vitex agnus castus*)

A árvore-da-castidade é mais comumente usada para combater os distúrbios menstruais, e o foco da maior parte das pesquisas tem sido a maneira pela qual ela consegue reduzir os sintomas da TPM. Há comprovação de que o uso da árvore-da--castidade ajudou algumas mulheres que apresentavam diversas queixas associadas à menopausa, inclusive dores de cabeça, fadiga e oscilações do humor.

COMO ELA AGE

A árvore-da-castidade é classificada como substância anfotérica, o que significa que ela equilibra as alterações hormonais. Embora não contenha hormônios, ela atua por meio da glândula pituitária localizada na base do cérebro, equilibrando os hormônios lá secretados, o que, por sua vez, contribui para o equilíbrio dos níveis de estrogênio e progesterona. Como os níveis hormonais oscilam durante a menopausa, essa condição de maior estabilidade pode ajudar a manter o equilíbrio geral e o humor.

COMO USAR

- As bagas da árvore-da-castidade costumam ser secas e convertidas em pó, e tomadas por via oral na forma de comprimidos.
- Se você comprar um extrato em pó, certifique-se de que ele contenha a parte da baga/fruto da planta.
- A árvore-da-castidade também está disponível na forma de tintura.

COM O QUE A ÁRVORE-DA-CASTIDADE COMBINA

A árvore-da-castidade produz bons resultados quando tomada com ervas como a camomila--dos-alemães (página 49), que auxilia no processamento de hormônios pelo fígado.

PRECAUÇÕES

Na dosagem normal, efeitos colaterais são extremamente raros, porém em doses elevadas podem ocorrer dores de cabeça transitórias.

CIMICÍFUGA

AMENIZA OS FOGACHOS I ESTIMULA E EQUILIBRA O HUMOR I MELHORA O SONO

A cimicífuga (*Actaea racemosa*) é usada terapeuticamente para ajudar a aliviar diversos sintomas comuns da menopausa. Ela era tradicionalmente utilizada por herboristas nativos americanos e pode ser bastante eficaz, em especial, na atenuação das consequências mais severas dos fogachos e suores noturnos.

Pesquisas constataram que a cimicífuga pode aliviar as doloridas cólicas menstruais e ajudar nas alterações de humor debilitantes.

COMO ELA AGE

Estudos mostram que a cimicífuga alivia os sintomas da menopausa por meio de diversos mecanismos, o que ilustra a interconexão de diferentes partes do corpo na manutenção do equilíbrio hormonal. Ela não interage com os receptores de estrogênio, como se pensava anteriormente, mas atua, em parte, modificando os hormônios hipofisários e a atividade dos neurotransmissores, com resultados benéficos para o cérebro e o sistema nervoso, resultados estes que podem ser responsáveis pela melhora do humor, da ansiedade e da insônia.

COMO USAR

- Compre comprimidos, tinturas ou chás feitos com a raiz seca e os rizomas da planta cimicífuga.
- É aconselhável que ela seja tomada com alimentos, a fim de reduzir o risco de distúrbios estomacais.
- É essencial que o produto comprado seja registrado, para garantia de que ele seja puro e não tenha sido contaminado por outras plantas.

COM O QUE A CIMICÍFUGA COMBINA

Como a cimicífuga ajuda o sistema nervoso, ela produz um efeito melhor quando tomada com ervas que revigoram esse sistema, como a valeriana (página 53), a camomila-dos-alemães (página 49) e a erva-de-são-joão (página 48).

PRECAUÇÕES

Em doses normais, a cimicífuga tem um bom histórico de segurança. Doses excessivas podem causar distúrbios digestivos, tontura ou dores de cabeça. Evite-a se você tiver problemas de fígado, a menos que tenha o acompanhamento de um médico.

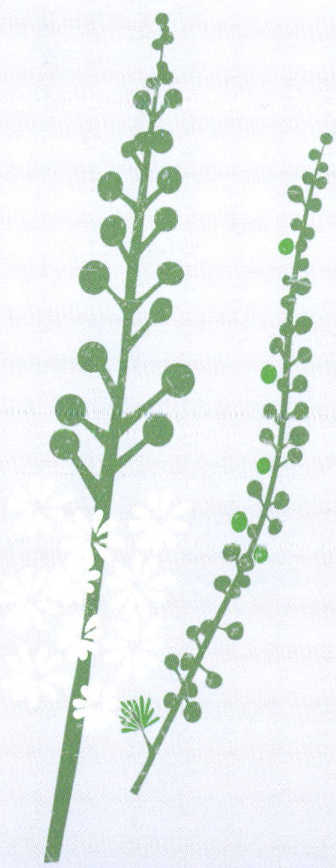

Cimicífuga
(*Actaea racemosa*)

SÁLVIA

AUXILIA O METABOLISMO | REDUZ OS FOGACHOS | MELHORA A COGNIÇÃO

A sálvia (*Salvia officinalis*) é uma erva culinária muito conhecida. Um dos significados da palavra em latim "Salvia" é "saúde", e as propriedades antioxidantes e anti-inflamatórias dessa erva são eficazes no tratamento de muitos sintomas comuns da menopausa. A sálvia (cujo outro significado é "sabedoria") também tem ação positiva sobre a função cerebral e pode melhorar a evocação de lembranças.

Um ensaio recente constatou uma redução dos fogachos como resultado da ingestão de sálvia todos os dias, e metade das mulheres participantes do estudo percebeu que suas ondas de calor haviam diminuído após tomar sálvia por quatro semanas.

A sálvia tem sido usada tradicionalmente como remédio contra dores de garganta e gengivas. Como algumas mulheres se tornam mais suscetíveis a infecções recorrentes na fase da perimenopausa, ou começam a ter sensibilidade nos dentes e doenças gengivais após a menopausa, a sálvia pode ser um tônico eficaz.

Pesquisas também demonstraram que a sálvia pode ter ação benéfica sobre os níveis de colesterol e de açúcar no sangue.

COMO ELA AGE

A sálvia contém antioxidantes, antimicrobianos e anti-inflamatórios capazes de ajudar a reduzir o estresse excessivo no corpo, diminuindo a transpiração e os fogachos. Ainda não está claro como ela contribui para amenização das ondas de calor, considerando que não contém estrogênio.

COMO USAR

- As folhas de sálvia podem ser transformadas em uma infusão de ervas (veja o quadro à direita).
- A sálvia também pode ser tomada na forma de tintura.

COM O QUE A SÁLVIA COMBINA

A sálvia é mais eficaz contra os fogachos quando o sistema nervoso também é reforçado pela ação de ervas como a erva-de-são-joão (página 48).

PRECAUÇÕES

Como a sálvia contém tujona, seu consumo em excesso ou por um tempo prolongado pode causar erupções cutâneas ou vômitos. Não tome se você estiver grávida ou sofrer de epilepsia.

CHÁ DE SÁLVIA

- Despeje 1 xícara de água fervente sobre 1 colher de sopa de folhas frescas de sálvia e cubra para capturar os aromas.
- Deixe em infusão durante 4 a 5 minutos e, em seguida, retire as folhas.
- Tome enquanto estiver quente, ou adicione suco de frutas, deixe esfriar e beba ao longo do dia.

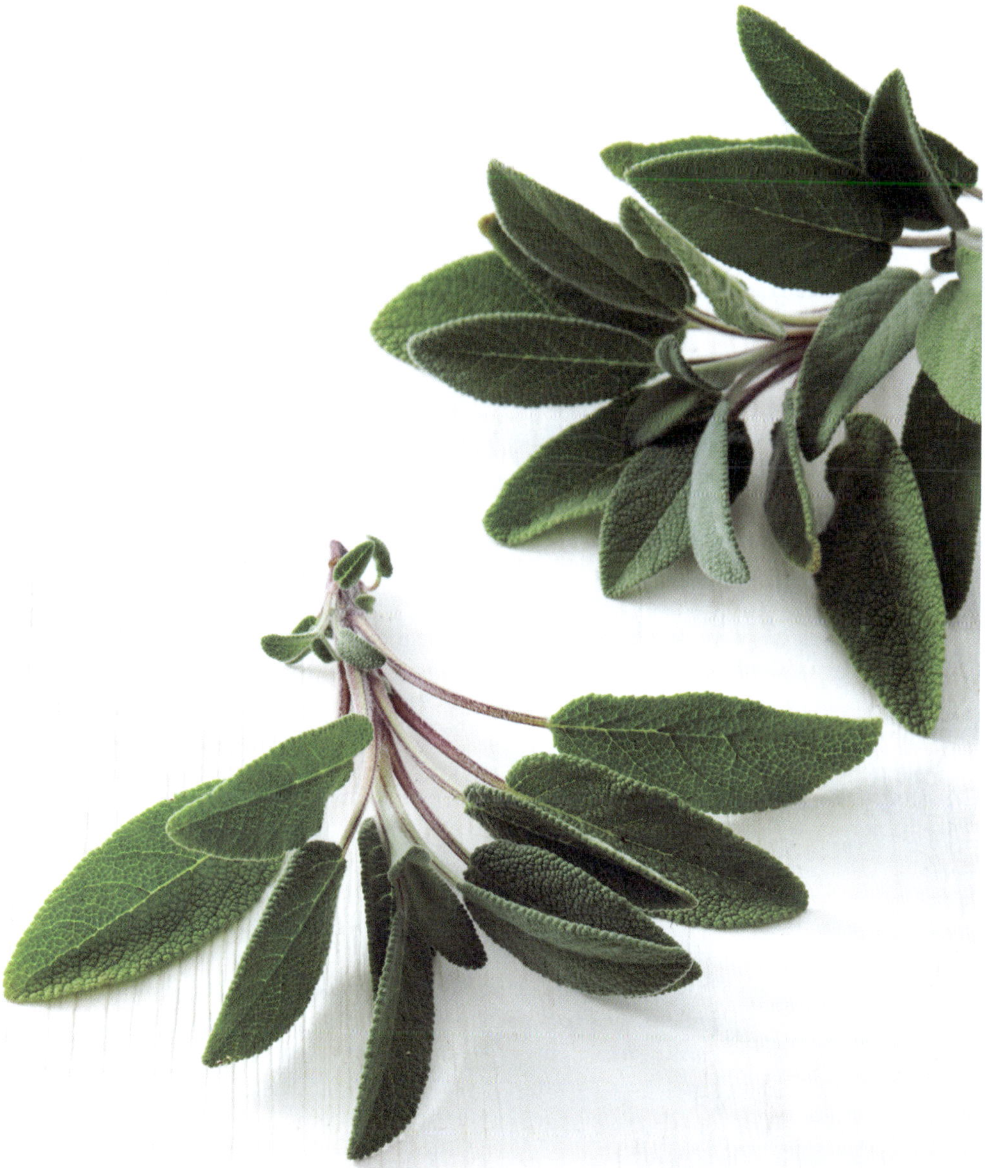

TREVO-VERMELHO

AMENIZA OS FOGACHOS | AUMENTA A ELASTICIDADE DOS TECIDOS | ACALMA A PELE

O trevo-vermelho (*Trifolium pratense*) é um remédio fitoterápico eficaz contra sintomas como os fogachos. Ele tem sido usado tradicionalmente como tônico nutritivo para tratamento de eczema e dermatite da pele, e também pode ajudar a manter saudáveis os cabelos, a pele e as unhas, que são passíveis de sofrer impactos negativos durante a menopausa.

A exemplo da soja, o trevo-vermelho também é membro da família dos feijões e contém isoflavonas benéficas, compostos derivados de plantas semelhantes aos encontrados na soja. Por isso, o trevo--vermelho tem sido estudado quanto à sua ação potencial na manutenção da densidade óssea e aos seus benefícios para a saúde cardiovascular pós-menopausa. Ele é usado para drenagem linfática e tem efeito especialmente curativo no tecido mamário. O trevo-vermelho pode proporcionar alívio para a atrofia e a secura ou para infecções vaginais recorrentes.

COMO ELE AGE

Entende-se melhor atualmente que as plantas contendo isoflavonas (fitoestrogênios) não são proliferativas como o estrogênio e, em vez disso, podem agir em determinadas circunstâncias como bloqueadoras do estrogênio. As pesquisas demonstraram que os fitoestrogênios podem amenizar as ondas de calor e contribuir para melhorar a libido, o humor deprimido e o cansaço, além de ter um potencial efeito positivo sobre a densidade óssea, o colesterol, a pressão arterial e os níveis de açúcar no sangue. Consulte também a página 149.

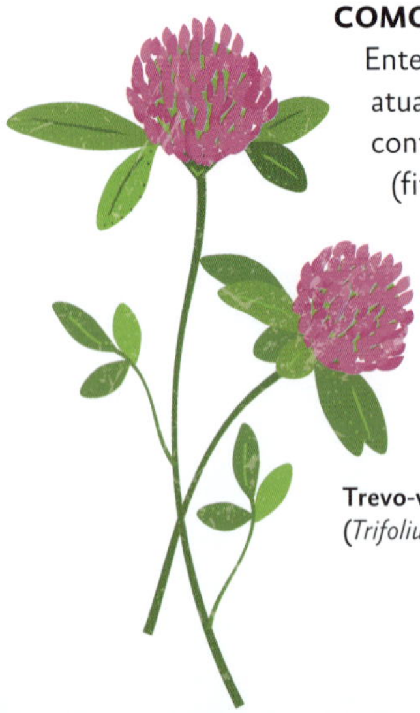

Trevo-vermelho
(*Trifolium pratense*)

COMO USAR

- Tome comprimidos ou cápsulas de extratos padronizados de trevo-vermelho.
- Pode ser mais benéfico usar a planta inteira e tomá-la na forma de chá ou tintura.

COM O QUE O TREVO-VERMELHO COMBINA

Os efeitos do trevo-vermelho são potencializados quando ele é usado com ervas de ação tônica para os tecidos, como a maca peruana (página 65) e a calêndula (página 59).

PRECAUÇÕES

Consulte um fitoterapeuta antes de usar trevo-vermelho se você tiver tido uma doença responsiva a hormônios, como o câncer de mama ou de endométrio.

MACA PERUANA

ESTIMULA A LIBIDO | FORNECE ENERGIA | AJUDA NA CONCENTRAÇÃO

Nativa dos Andes peruanos, a maca peruana (*Lepidium meyenii/Lepidium peruvianum*) tem qualidades tônicas e nutritivas. Também chamada de ginseng peruano, ela é conhecida em toda a América Latina por sua capacidade de estimular os níveis de energia, a libido e a função sexual de homens e mulheres.

Por sua leve ação estimulante e nutritiva, a maca peruana tem sido tradicionalmente usada para auxiliar na melhora da fertilidade e do desejo sexual. Ela pode agir de modo gradual, mas sustentado, no restabelecimento da saúde e da vitalidade dos tecidos do corpo – pele, músculos e órgãos sexuais.

Para as mulheres na menopausa, a maca peruana pode atuar como tônico, ajudando a melhorar a baixa libido, o cansaço e a falta de concentração. Como ela contribui para a convalescença, é ideal para quem está se recuperando de uma doença prolongada ou crônica, ou para quem sofre com pouca energia ou fraqueza durante a menopausa.

COMO ELA AGE

A exemplo de outras ervas que contêm esteróis vegetais, a maca peruana pode equilibrar os níveis hormonais por meio da redução dos hormônios que estão em excesso e do aumento daqueles que estão em níveis baixos. O corpo pode assimilar o que precisa e usar os compostos da planta para auxiliar nos processos normais de produção e degradação de hormônios.

COMO USAR

- Tome diariamente uma pequena colher de chá da raiz em pó. Ela é deliciosa e pode ser adicionada facilmente aos alimentos do dia a dia, como muesli, iogurte ou *smoothies*.
- Durante o dia, tome a maca peruana para obter energia e, à noite, tome relaxantes à base de ervas (veja abaixo) para reforçar um bom ritmo dia-noite.

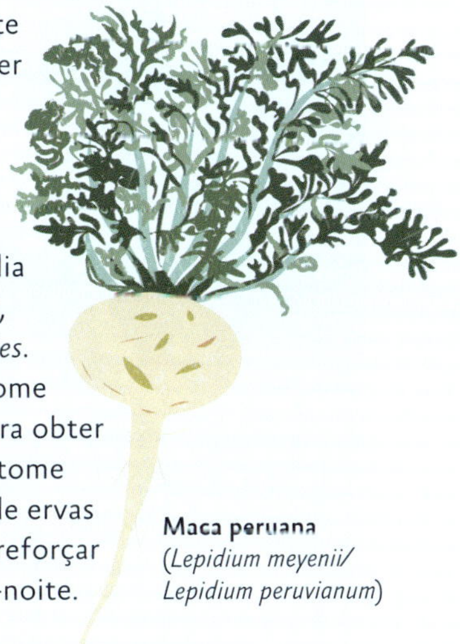

Maca peruana
(Lepidium meyenii/ Lepidium peruvianum)

COM O QUE A MACA PERUANA COMBINA

A maca peruana recupera o equilíbrio do sistema nervoso quando combinada com relaxantes como a valeriana (página 53), a lavanda (página 47) ou a erva-cidreira (página 45).

PRECAUÇÕES

Não se tem conhecimento da necessidade de precauções.

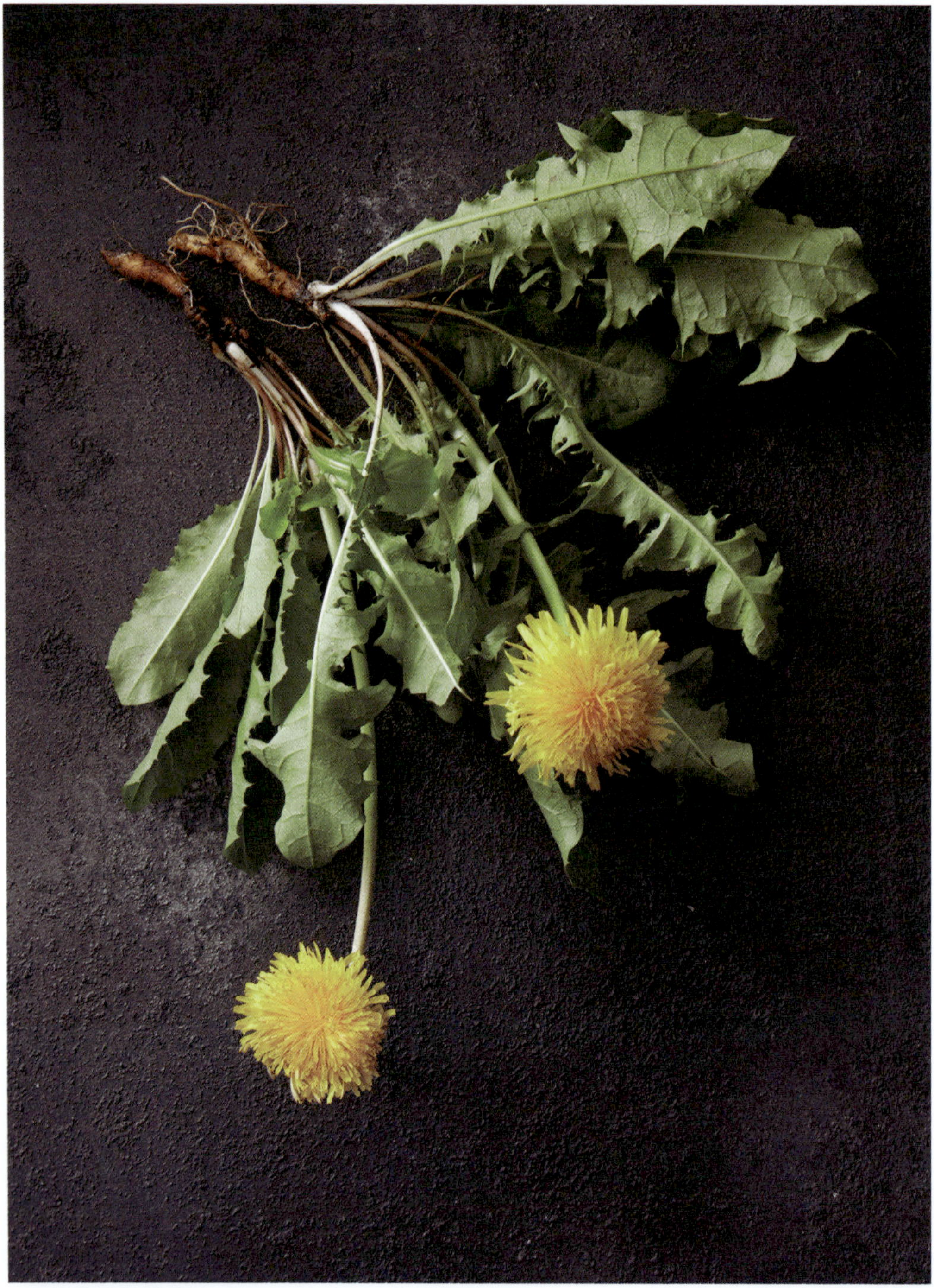

DENTE-DE-LEÃO

AUXILIA A DIGESTÃO | ATENUA A CONSTIPAÇÃO | FORNECE ENERGIA

O dente-de-leão (*Taraxacum officinale*) é uma importante erva medicinal em todo o mundo e, na verdade, contém três fontes de medicamento em uma única planta (folha, raiz e flor). Ele pode ser aplicado a praticamente qualquer enfermidade, mas na menopausa é a raiz, em especial, que pode contribuir para um melhor equilíbrio hormonal por meio da saúde digestiva.

A raiz de dente-de-leão pode ser útil se o seu intestino tiver predisposição a um funcionamento irregular ou preguiçoso, ou também se você sentir o abdome distendido ou empanturrado, além do que, pode ser benéfica nos casos de anemia ou cansaço em razão de uma baixa reserva de ferro, sintomas passíveis de aparecer na menopausa.

O dente-de-leão tem várias aplicações propícias, em especial quando há desequilíbrio hormonal. Usado tradicionalmente como uma erva para limpeza e tonificação da pele, ele ajuda a eliminar a congestão, melhorando a função hepática e a eliminação dos resíduos normais do metabolismo.

COMO ELE AGE

O dente-de-leão auxilia o funcionamento do fígado, que está envolvido na homeostase dos hormônios pós-menopausa (o ciclo de produção e eliminação de hormônios). Ele melhora a absorção dos nutrientes que ajudam a alimentar o sangue e a evitar a perda de minerais, além de ser rico nesses nutrientes. As pesquisas também mostram que o dente-de-leão beneficia o microbioma, cuja importância para o equilíbrio hormonal é hoje reconhecida.

COMO USAR

- A raiz do dente-de-leão em pó pode ser usada para fazer um chá, ou pode ser torrada e preparada na forma de café, pois tem um sabor agridoce.
- Use de 2 a 5 g da raiz em pó, uma ou duas vezes ao dia, para estimular levemente o sistema digestivo e ajudar a melhorar a nutrição, a desintoxicação do fígado e, desse modo, a saúde da pele e a energia do organismo como um todo.

COM O QUE O DENTE-DE-LEÃO COMBINA

O dente-de-leão melhora a absorção de minerais e o equilíbrio hormonal quando usado com ervas aromáticas como o alecrim (página 55) e a lavanda (página 47).

PRECAUÇÕES

É seguro o consumo de dente-de-leão por um período de tempo prolongado. Doses excessivas podem causar um temporário desarranjo intestinal, mas essa é uma erva com características semelhantes a um alimento e é segura para ser usada em conjunto com medicamentos. Para obter melhores resultados, pode ser necessário incluir a folha e a raiz.

ÓLEOS ESSENCIAIS

A aromaterapia é um dos remédios naturais mais amplamente utilizados. Uma massagem regular e relaxante feita por um aromaterapeuta qualificado ou o uso de óleos essenciais na vida cotidiana são formas nutritivas e eficazes de aliviar muitos dos sintomas da perimenopausa e da menopausa. Os óleos essenciais podem contribuir para estímulo do humor e da libido, redução do estresse e da ansiedade, melhora do sono e amenização dos fogachos e da confusão mental.

COMPRA E ARMAZENAMENTO DOS ÓLEOS

Sempre compre óleos essenciais puros, naturais e de boa qualidade, e verifique o nome botânico da substância para garantir que está comprando o óleo correto. Mantenha-os em um local escuro e fresco para maximizar a vida útil e as propriedades terapêuticas.

USO E MISTURA DOS ÓLEOS

A maneira mais rápida de usufruir do poder da aromaterapia é a inalação – basta inalar óleos essenciais colocados em um lenço de papel, um bastão aromático, uma embalagem *roll-on* ou um difusor. Também é possível massagear na pele uma mistura de óleos, o que rejuvenesce a mente e o corpo; ou usar produtos aromáticos de banho para manter a pele nutrida e hidratada.

A automassagem com óleos essenciais é desintoxicante, além de melhorar a saúde e o tônus da pele ao estimular a circulação e eliminar as impurezas. Ela também é benéfica para muitos dos sintomas da menopausa – uma massagem no rosto e na cabeça pode amenizar a insônia ou as dores de cabeça, ao passo que, se feita no abdome, pode ajudar a atenuar os problemas digestivos. Também é possível usar uma compressa com infusão de óleos essenciais para acalmar áreas doloridas específicas.

Para fazer uma mistura de óleos, escolha dois ou três que sejam de sua preferência e que tenham as propriedades necessárias; por exemplo, óleos para relaxamento, aumento da energia ou estímulo da libido.

PRECAUÇÕES

A maioria dos óleos essenciais oferece pouco ou nenhum risco quando usados e diluídos corretamente. Nunca ingira óleos nem os aplique sobre a pele se não estiverem diluídos; procure um médico se o óleo entrar em contato com seus olhos. Faça um teste de contato antes de usar.

SÁLVIA ESCLAREIA

REDUZ OS FOGACHOS | ELEVA O HUMOR | ATENUA A ANSIEDADE | ESTIMULA A LIBIDO

O óleo essencial de sálvia esclareia (*Salvia sclarea*) é célebre por suas propriedades calmantes, equilibrantes e revigorantes. Esse maravilhoso óleo essencial é usado para tratamento de muitos problemas de saúde da mulher, equilibrando os hormônios e ajudando a amenizar as ondas de calor, os suores noturnos e a perda da libido durante a menopausa.

A sálvia esclareia eleva o humor e atenua a irritabilidade, a depressão e a ansiedade. Ela pode ajudar a restabelecer a sensação de vitalidade e bem-estar, além do que, sua ação antiespasmódica contribui para o alívio das dores menstruais. Em razão de sua capacidade de restabelecer o equilíbrio hormonal, a sálvia esclareia ajuda a enfrentar os fogachos e a perda da libido.

COMO ELA AGE

A sálvia esclareia é rica em ésteres, que são conhecidos por suas propriedades antiespasmódicas e sedativas. Além disso, ela contém substâncias estrogênicas, que ajudam a equilibrar os níveis hormonais.

COMO USAR

- Use diluída em um óleo de banho ou óleo de massagem.
- Use em um difusor ou borrifador (veja o quadro).

COM O QUE A SÁLVIA ESCLAREIA COMBINA

O aroma da sálvia esclareia é doce, herbáceo e agradável. Ela combina bem com bergamota (página 74), com todos os óleos cítricos, além de zimbro, jasmim, sândalo, cedro, cedro-do-atlas e manjericão.

PRECAUÇÕES

Não se tem conhecimento da necessidade de precauções. Ela não é tóxica, não é irritante quando diluída, nem sensibilizante.

BORRIFOS CONTRA FOGACHOS

Use esta mistura de óleos essenciais refrescantes e calmantes no início de uma onda de calor:

- Coloque em um frasco com borrifador 100 mL de água de rosas com os seguintes óleos essenciais: 3 gotas de sálvia esclareia; 3 gotas de gerânio; e 4 gotas de bergamota.
- Borrife sobre o peito quando necessário.

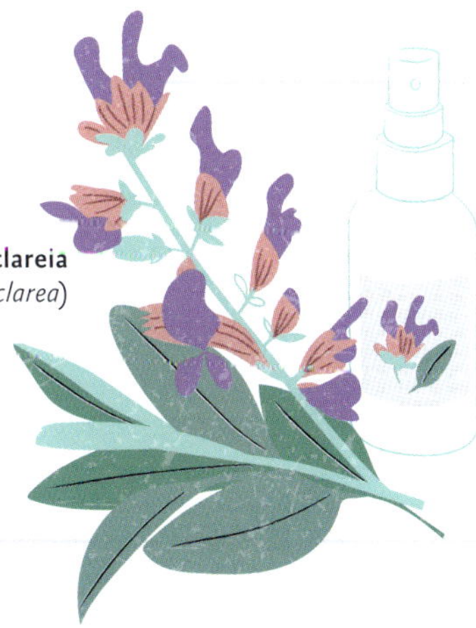

Sálvia esclareia (*Salvia sclarea*)

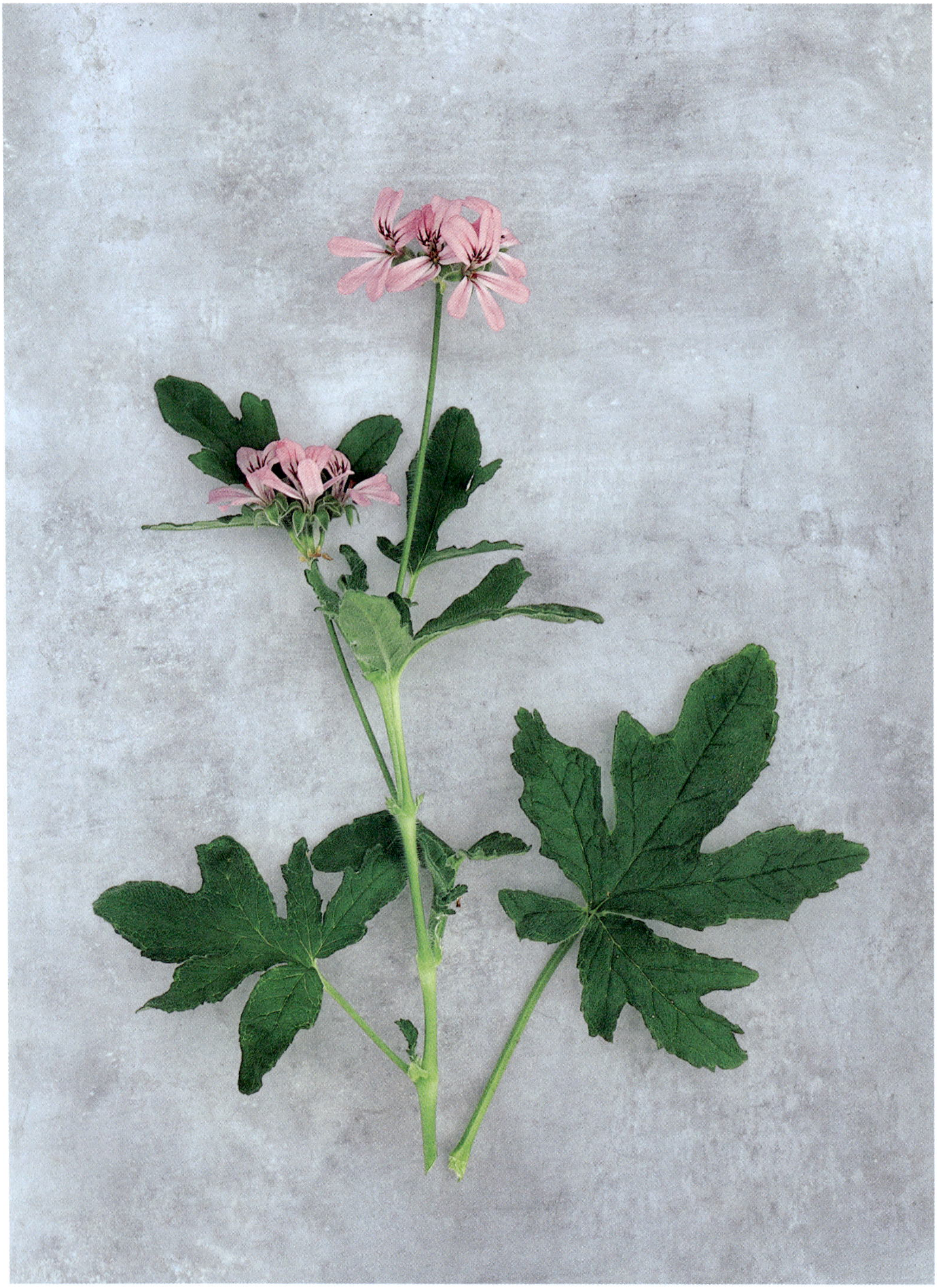

GERÂNIO

ELEVA O HUMOR | AMENIZA OS FOGACHOS | ACALMA A PELE | MELHORA O SONO

O óleo essencial de gerânio (*Pelargonium graveolens*) é conhecido por suas propriedades capazes de promover o equilíbrio e a harmonização, ajudando a atenuar e melhorar o humor, bem como regular as emoções. Esse óleo essencial é benéfico para os problemas de pele decorrentes da menopausa, pois tem propriedades anti-inflamatórias e pode acalmar a pele sujeita às consequências das oscilações hormonais.

Se você estiver se sentindo exaltada, irritada, inquieta ou ansiosa, o gerânio pode ajudar a esfriar a cabeça, acalmar e controlar suas emoções, promovendo uma expectativa positiva. Sendo uma fonte de equilíbrio dos hormônios, ele contribui para o alívio das ondas de calor e também estimula a circulação, portanto será útil se você for acometida por retenção de líquidos ou menstruação intensa durante a perimenopausa.

COMO ELE AGE

As propriedades químicas desse óleo floral tornam suas excelentes ações terapêuticas muito benéficas no combate aos sintomas da menopausa. O gerânio ajuda o corpo a se harmonizar e equilibrar, o que faz dele um eficaz agente desintoxicante, regulador da pele e anti-inflamatório. Ele tem um importante papel no equilíbrio dos hormônios, auxiliando nas oscilações emocionais, além de também ajudar a reduzir a pressão arterial.

COMO USAR

- Coloque algumas gotas em um lenço de papel e inale quando quiser se acalmar.
- Misture com outros óleos para obter um relaxante óleo de banho ou de massagem (veja o quadro).

COM O QUE O GERÂNIO COMBINA

O gerânio tem um aroma potente com notas adocicadas, rosáceas, de folha verde e levemente mentoladas. Ele combina bem com todos os óleos cítricos e florais, inclusive de tangerina e rosa (página 77), bem como com óleos aromáticos herbáceos, amadeirados e de especiarias.

PRECAUÇÕES

Não se tem conhecimento da necessidade de precauções. Ele não é tóxico, não é irritante quando diluído, nem sensibilizante.

ÓLEO DE MASSAGEM PARA ACALMAR

Use este óleo de massagem calmante e estabilizante para se tranquilizar no final do dia e se preparar para uma boa noite de sono:

- Coloque 30 mL de óleo de semente de uva em um frasco pequeno e depois adicione os seguintes óleos essenciais: 6 gotas de gerânio, 6 gotas de lavanda e 3 gotas de camomila-romana. Coloque a tampa e misture bem.
- Use essa mistura perfumada para uma massagem terapêutica à noite.

ERVA-DOCE

REDUZ O INCHAÇO | FORNECE ENERGIA | ACALMA | ELEVA O HUMOR

O óleo essencial de erva-doce (*Foeniculum vulgare*) é produzido a partir da destilação das sementes extraídas de suas flores amarelo-douradas e trituradas. As propriedades medicinais da erva-doce têm uma história que remonta aos gregos e romanos. Ela é particularmente benéfica para aliviar o inchaço e a sensação de peso característicos da menopausa.

O óleo de erva-doce tem uma ação benéfica para o sistema nervoso, além do que, com seu aroma fresco, doce e refrescante, produz um efeito tonificante que eleva o ânimo, ajudando a abandonar os sentimentos negativos.

COMO ELE AGE

O óleo contém substâncias levemente estrogênicas que contribuem para o equilíbrio dos hormônios, além de ajudarem a amenizar sintomas como a irregularidade do ciclo menstrual, a retenção de líquidos, a irritabilidade e a fadiga. Por ser um diurético potente, ele tem ação benéfica sobre os sistemas linfáticos, ajudando aquelas mulheres que têm tendência a inchaço e retenção de líquidos durante a menopausa. Também auxilia o sistema digestivo preguiçoso, contribuindo para o alívio da distensão abdominal.

ÓLEO DE MASSAGEM PARA CONFORTAR O ABDOME

Use este óleo de massagem equilibrante hormonal para aliviar inchaços desconfortáveis.

- Coloque 30 mL de semente de uva em um frasco, então adicione os seguintes óleos essenciais: 5 gotas de erva-doce; 6 gotas de gerânio (ver página 71); e 4 gotas de hortelã. Tampe o frasco e agite.
- Massageie de forma lenta e suave sobre a região abdominal, em sentido horário.

COMO USAR

- Coloque algumas gotas em um lenço de papel e inale diretamente, para relaxar a mente.
- Adicione em um difusor ou um borrifador.
- Use em um óleo de massagem para alívio do inchaço e do desconforto abdominal (veja o quadro à esquerda).
- Massageie sobre o peito para ajudar a atenuar a sensação de irritabilidade e equilibrar as emoções.

COM O QUE A ERVA-DOCE COMBINA

A erva-doce tem um característico aroma fresco, doce e picante, com notas de anis. Ela combina bem com gerânio (página 71), rosa (página 77) e óleos mentolados e cítricos.

PRECAUÇÕES

Evite se você estiver grávida. O óleo de erva-doce não é irritante quando diluído, nem sensibilizante.

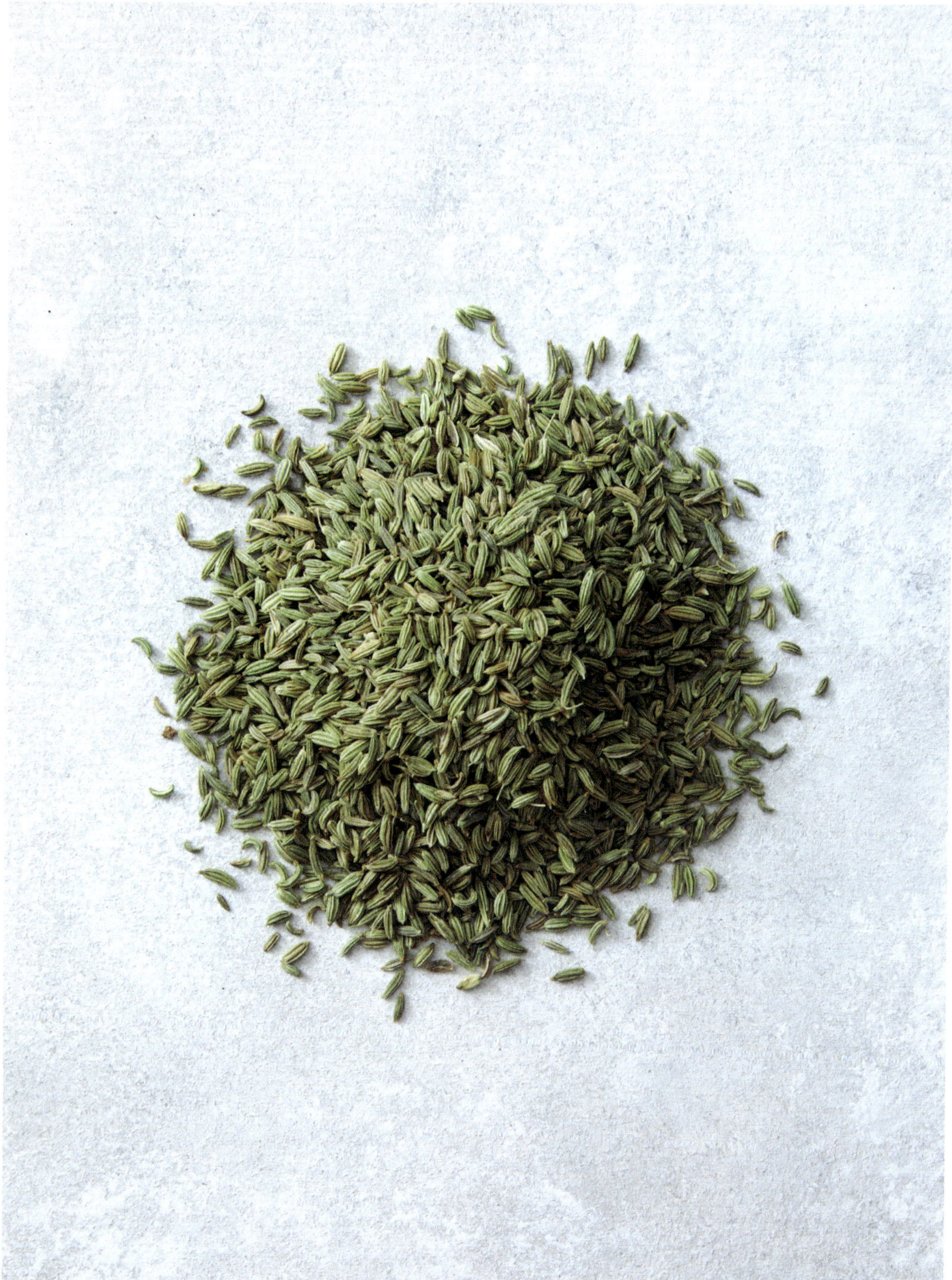

BERGAMOTA

ELEVA O HUMOR I ACALMA I AUXILIA A DIGESTÃO I ALIVIA DORES DE CABEÇA

O óleo de bergamota (*Citrus bergamia*) é conhecido pelo sabor característico que ele confere ao chá Earl Grey. Ele é relaxante, mas discretamente revigorante, o que o torna um óleo benéfico para alívio de muitos dos sintomas psicológicos da menopausa. Em especial, estimula a atenuação de sentimentos de frustração e irritabilidade.

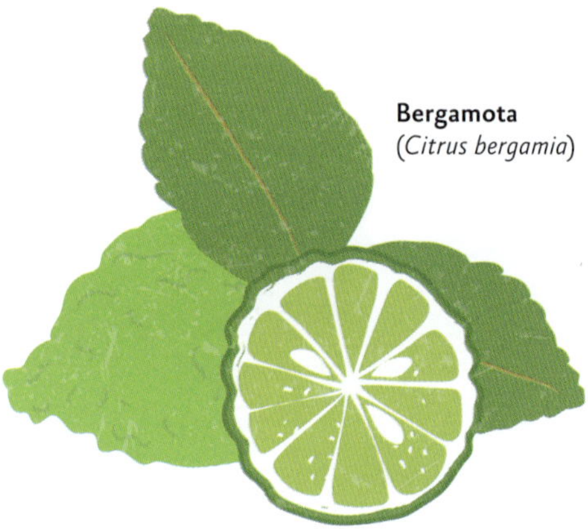

Bergamota
(*Citrus bergamia*)

O óleo de bergamota é um remédio perfeito para o restabelecimento do vigor, pois promove as sensações de alegria e bem-estar. Ele pode contribuir para manutenção da calma, reduzindo as emoções que costumam provocar ansiedade, depressão e insônia. Também é útil contra as dores de cabeça, a indigestão nervosa e a perda de apetite decorrentes do estresse.

COMO ELE AGE

O óleo de bergamota é obtido a partir da prensagem a frio da casca da laranja bergamota e, a exemplo de todos os óleos cítricos, é refrescante.

COMO USAR

- Coloque 1 a 2 gotas em um lenço de papel e inale, ou use em um difusor para ajudar você a se sentir desperta e tranquila.
- A bergamota tem um óleo versátil que pode ser adicionado a óleos de massagem e produtos para banho.
- Use em uma mistura e aplique em seus pontos de pulso ao longo do dia, para se manter calma, equilibrada e motivada. Ele também pode contribuir para o alívio das dores de cabeça tensionais.
- Use em um borrifador corporal para promover a calma e clareza da mente.

COM O QUE A BERGAMOTA COMBINA

O aroma da bergamota é doce e frutado, com uma nota de folha verde fresca. Ela combina bem com a maioria dos óleos essenciais, o que a torna um componente básico para qualquer pacote de aromaterapia.

PRECAUÇÕES

Use um óleo de bergamota que não contenha bergapteno, isto é, seja livre de furocumarinas (FCF, na sigla em inglês), a fim de evitar problemas com a exposição à luz solar. Ele não é tóxico, não é irritante quando diluído, nem sensibilizante.

CIPRESTE

ACALMA | REDUZ OS FOGACHOS | AMENIZA A DISTENSÃO ABDOMINAL | SUAVIZA A PELE

O óleo de cipreste (*Cupressus sempervirens*) é obtido das folhas pontiagudas da icônica árvore mediterrânea. Conhecido como um óleo de transição, ele pode ajudar você a seguir em frente com sua vida na fase de mudanças da menopausa. Ele também contribui para o fortalecimento do sistema nervoso sobrecarregado e o restabelecimento da sensação de calma.

Esse é um óleo essencial fundamental para a circulação, e seus efeitos adstringentes o tornam particularmente benéfico contra os sintomas da menopausa, como menstruação intensa, fogachos, suores noturnos e transpiração excessiva.

O cipreste é refrescante e pode ajudar a aliviar o desgaste nervoso e o cansaço.

COMO ELE AGE

O óleo de cipreste tem propriedades diuréticas, portanto pode reduzir a retenção de líquidos e a distensão abdominal. Ele consegue equilibrar e acalmar a pele oleosa e congestionada, ajudando a combater a acne da menopausa, além de contribuir para a regulação do ciclo menstrual. O óleo de cipreste também tem ação antiespasmódica, o que alivia as penosas dores menstruais que ocorrem na fase da perimenopausa.

COMO USAR

- O óleo de cipreste é muito versátil e pode ser inalado ou usado em misturas de óleos para massagem e banho.
- Misture-o com lavanda e sálvia esclareia (página 69) e aplique em uma compressa quente para aliviar cólicas abdominais e menstruações excessivas.
- Use-o em um difusor, para reduzir as ondas de calor.
- Adicione-o a um escalda-pés para refrescar os pés ardentes.

COM O QUE O CIPRESTE COMBINA

Esse óleo amadeirado tem um aroma doce e terroso, mas com a frescura de uma floresta de pinheiros e do Mediterrâneo. Ele combina bem com a maioria dos óleos, especialmente com laranja doce, gerânio (página 71), manjerona doce, lavanda e *grapefruit* (toranja).

PRECAUÇÕES

Não se tem conhecimento da necessidade de precauções. Não é tóxico, não é irritante quando diluído, nem sensibilizante.

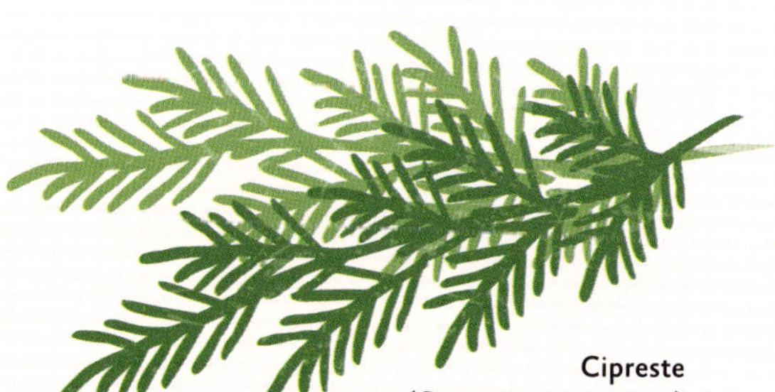

Cipreste
(*Cupressus sempervirens*)

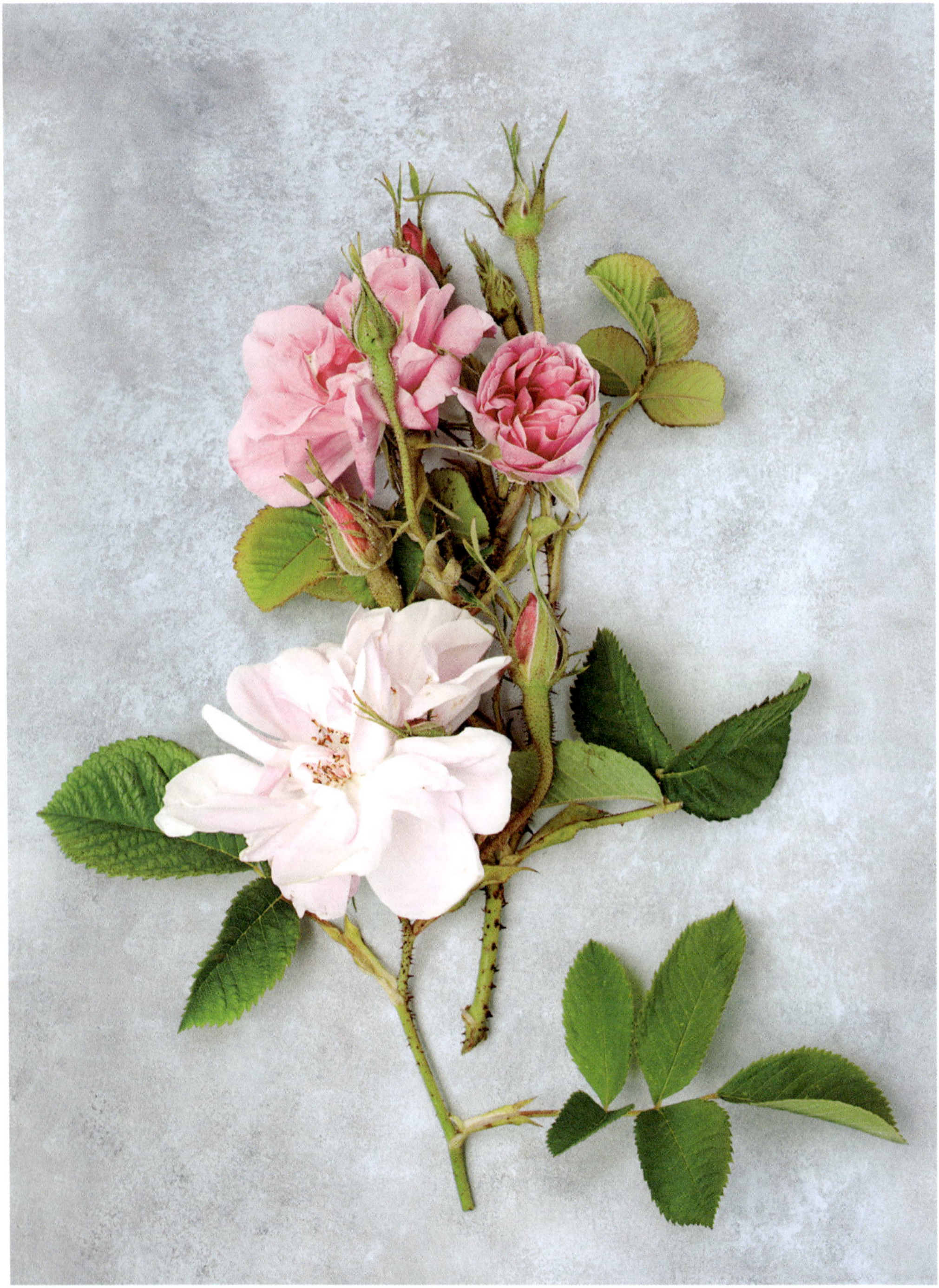

ROSA

ELEVA O HUMOR | MELHORA O SONO | SUAVIZA A PELE | ESTIMULA A LIBIDO | ACALMA

O óleo de rosa (*Rosa damascena*) é um óleo essencial agradavelmente floral que estimula a feminilidade e robustece o sistema nervoso. O conforto doce e suave que ele proporciona ajuda você a se sentir nutrida e a fortalecer seu amor-próprio no período da menopausa, propiciando condições para você experimentar um sentimento de alegria e liberar sua energia sexual.

As rosas têm sido usadas ao longo da história por seu aroma calmante e revigorante, e seu precioso óleo essencial é obtido a partir da destilação das pétalas de sua flor. As propriedades calmantes da rosa são benéficas contra palpitações, irritabilidade, sentimentos de frustração e insônia.

COMO ELA AGE

O óleo de rosa é fresco e calmante por natureza, além de ser excelente para a pele inflamada, desequilibrada e sensível, que são sintomas comuns da menopausa. Ele tem ação tonificante para o útero, ajudando a aliviar a menstruação dolorosa e excessiva que ocorre durante a perimenopausa.

COMO USAR

- Esse é um óleo maravilhoso para todo tipo de aplicação e age muito bem em um óleo de massagem para o corpo ou para o rosto (veja o quadro à direita).
- Pingue algumas gotas em um lenço de papel para inalar quando estiver se sentindo ansiosa, pois assim você pode se beneficiar das propriedades calmantes da substância.
- Use em um borrifador para amenizar os fogachos.

▪ COM O QUE A ROSA COMBINA

O óleo de rosa tem um aroma rico, profundo e encorpado como o perfume de uma rosa fresca no verão. Ele combina bem com muitos óleos, em especial os amadeirados, cítricos, herbáceos e outros óleos florais.

PRECAUÇÕES

Não se tem conhecimento da necessidade de precauções. Não é tóxico, não é irritante quando diluído, nem sensibilizante.

ÓLEO FACIAL PARA NUTRIR

Aprecie o aroma calmante desta mistura e sinta sua pele suavizada e nutrida.

- Misture em um frasco pequeno 20 mL de óleo de semente de damasco com 1 colher de chá de óleo de calêndula macerada e uma de óleo de rosa-mosqueta.
- Adicione 2 gotas de cada um dos seguintes óleos essenciais: rosa, lavanda e cipreste (página 75), e misture.
- Massageie de 2 a 4 gotas no rosto pela manhã e à noite, depois da limpeza, para hidratar e acalmar a pele.

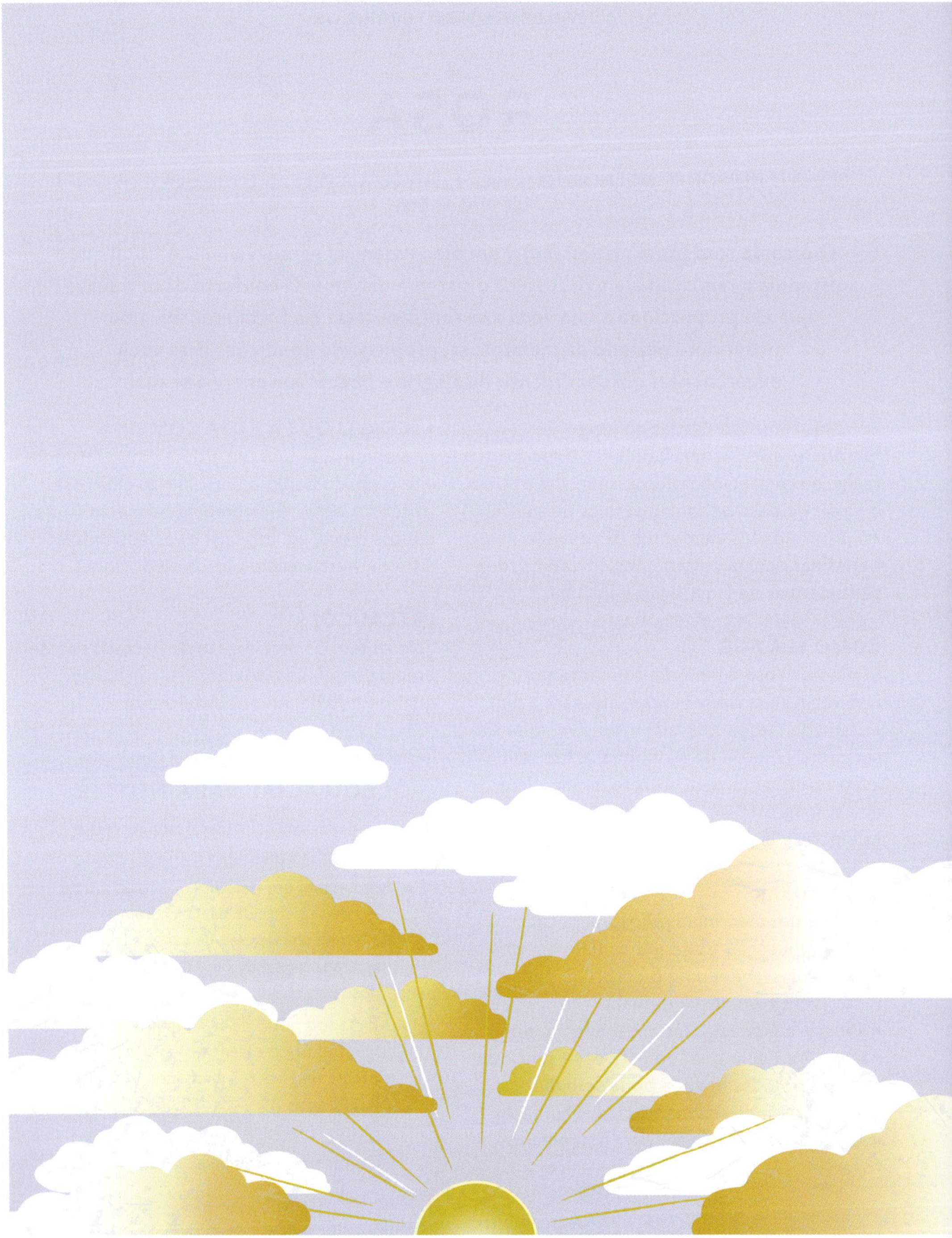

SAÚDE MENTAL

INTRODUÇÃO

A menopausa pode ser um momento de transformação positiva, apesar de desafiadora. Todavia, contando com as informações, as orientações e o apoio adequados, ela pode se converter na oportunidade ideal para você refletir e se reconectar com sonhos e desejos há tempo esquecidos, bem como abraçar novas ideias e criar o roteiro para a vida que você deseja viver.

É importante lembrar que a menopausa será diferente para cada mulher; porém, seja qual for a sua experiência, ter conhecimento e apoio para poder controlar os sintomas é fundamental não apenas para manutenção da saúde física, mas também da saúde mental e do bem-estar, além de capacitar você a planejar a próxima etapa da sua vida.

A menopausa pode ser a oportunidade ideal para uma pausa da meia-idade; uma ocasião para você refletir e avaliar em que medida as suas prioridades podem ter mudado. Embora você possa considerar que foi boa a vida que viveu até agora, é importante a possibilidade de conceder a si mesma um tempo para fazer um balanço de suas conquistas até este momento, e descobrir o que pode ser ainda melhor daqui para a frente.

É possível fazer da menopausa uma ocasião favorável à exploração de novos interesses ou a chance de se dedicar a uma nova paixão ou um novo objetivo. Abraçar essa etapa é essencial para que você consiga transformar esses anos em alguns dos mais felizes, saudáveis e gratificantes de sua vida.

MENOPAUSA E A SAÚDE MENTAL

Qualquer mulher que tenha vivenciado a síndrome pré-menstrual conhece bem a montanha-russa emocional que pode ser causada pela oscilação dos hormônios; contudo, muitas simplesmente não estão preparadas para enfrentar a profusão e a intensidade dos sintomas que costumam ocorrer durante a menopausa. Com muita frequência, os sintomas mentais e emocionais da menopausa são incorretamente diagnosticados como depressão, e medicados com antidepressivos. Pode ser assustadora a possibilidade de ser rotulada de deprimida quando você sabe que não é esse o caso, mas não entende por que se sente assim.

No entanto, a culpa não pode ser integralmente atribuída aos hormônios. Para muitas mulheres, a menopausa chega em um momento de sua vida em que estão às voltas com as responsabilidades concomitantes da família, do trabalho e da casa, além de, algumas vezes, também coincidir com o peso adicional da necessidade de cuidar de parentes idosos, filhos mais velhos que voltam a morar na casa dos pais e – para algumas – o término de relacionamentos de longo prazo. Quando analisamos esse conjunto de fatores diante de um pano de fundo que agrega a vida do século XXI – cada vez mais regida pela pressa, pelas demandas constantes e pela conectividade – e as atitudes sociais negativas

> Cada mulher terá uma menopausa diferente, mas a possibilidade de contar com as informações certas no momento certo pode fazer toda a diferença para um bem-sucedido controle da transição dessa fase. Toda mulher merece se sentir apoiada para poder fazer as escolhas certas para ela.

em relação à menopausa e ao envelhecimento, não surpreende o fato de algumas mulheres se sentirem pressionadas quando os níveis hormonais oscilam durante a perimenopausa.

COMPREENDENDO O ESTRESSE

Os seres humanos têm uma série de necessidades físicas e emocionais, que incluem autonomia, segurança, conexão e propósito, entre outras. Quando essas necessidades estão em desequilíbrio, a consequência pode ser o sofrimento físico e emocional, do que decorre o estresse e a ansiedade. Os níveis de estresse experimentados anteriormente podem desempenhar um papel importante na forma como encaramos a menopausa: a compreensão clara do motivo pelo qual sentimos estresse e ansiedade, em primeiro lugar, e da participação dos hormônios nesse processo, pode nos ajudar a entender o que está acontecendo e a decidir quando é o momento certo para procurar ajuda, se assim julgarmos necessário.

De uma forma bastante imprecisa, o cérebro pode ser definido como racional ou emocional. O cérebro racional é responsável pelo pensamento lógico e, idealmente, detém o controle na maior parte do tempo. O cérebro emocional é responsável pelas reações, ou seja, pela nossa resposta de luta ou fuga, e, quanto mais estressado você estiver, maior a probabilidade de o cérebro emocional assumir o papel central, o que geralmente resulta em ainda mais estresse.

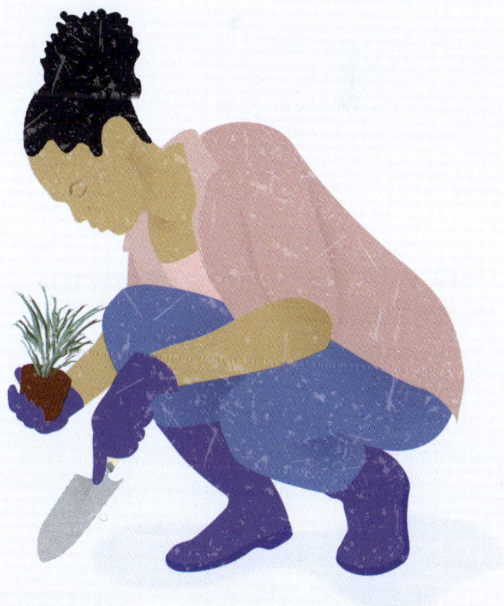

COMO CONTROLAR O ESTRESSE E A ANSIEDADE

RESPIRAÇÃO

Comece e termine todos os dias com um exercício simples de respiração (página 91). A ação de se concentrar na respiração pode ter um efeito profundo, pois contribui para a redução dos níveis de estresse de fundo.

PAUSA

Ao se levantar, fique cinco minutos que seja no jardim ou perto de uma janela aberta e aproveite a quietude do ar livre. Com muita frequência, nós nos apressamos para começar o dia sem primeiro nos fortalecermos.

DESINTOXICAÇÃO TECNOLÓGICA

Desligue as notificações do seu telefone, pois elas são invasivas e acionam a parte emocional do cérebro. Tome a decisão determinada de responder no momento em que achar mais adequado (página 98).

DELEGAÇÃO DE TAREFAS

Avalie se você está fazendo coisas demais. Você assumiu a responsabilidade por tarefas que podem ser feitas por outras pessoas? Veja quais são essas tarefas e delegue-as, para que você possa ter algum tempo para si mesma.

CURTIR OS PASSATEMPOS

Qual foi a última vez que você relaxou e fez algo de que gosta muito, só para si mesma? Reconecte-se com passatempos há muito esquecidos, como jardinagem, pintura, escrita, canto, dança, panificação, artesanato ou yoga.

AUTOCUIDADO

Concentre-se prioritariamente em sua saúde e seu bem-estar. Será que este é o momento certo para buscar a ajuda de um profissional para enfrentar a transição da menopausa ou, quem sabe, pesquisar técnicas de autoajuda?

VOCÊ ESTÁ SE SENTINDO DESAFIADA OU ESTRESSADA?

Existe uma grande diferença entre as sensações de desafio e de estresse. O sentimento de desafio proporciona significado e propósito em nossa vida, um motivo para levantarmos pela manhã e a satisfação de enfrentar os obstáculos e superá-los, o que nos permite prosperar. Quando as demandas diárias por nosso tempo e nossos recursos se tornam maiores do que podemos suportar sem dificuldades, começamos a nos sentir negativas, derrotadas e ansiosas. Essa sobrecarga logo se transforma em estresse e, quando isso acontece, a vida começa, muito depressa, a parecer avassaladora e desbalanceada, principalmente quando essa situação é somada às oscilações hormonais da menopausa. A identificação das fontes de estresse e a capacidade de saber o que pode ser feito em relação a elas (veja o quadro acima) pode ajudar.

ENTENDENDO A ANSIEDADE

A ansiedade é um dos sintomas mais comumente relatados da menopausa, e a razão para isso é o papel fundamental que o estrogênio tem sobre a função cerebral. O cérebro é repleto de receptores de estrogênio, que, por sua vez, contribuem para uma multiplicidade de funções, inclusive as cognitivas, intelectuais e emocionais.

A oscilação e, no final, a redução dos níveis de estrogênio no cérebro durante a menopausa têm como consequência fundamental a deficiência de estrogênio, que pode causar sintomas como ansiedade, humor deprimido, sensação de depressão, oscilações de humor, choro, irritabilidade, raiva, perda de confiança, perda da alegria, desorientação, sensação de solidão, confusão mental, problemas de memória e baixa concentração.

Se, antes da menopausa, as mulheres já estiverem se sentindo estressadas ou ansiosas – ou as duas coisas –, as oscilações hormonais simplesmente agravarão a situação. Assim, o estresse pode causar ansiedade, mas a ansiedade contínua tem potencial para provocar aumento dos níveis de estresse. Se somarmos a isso as oscilações hormonais e os sintomas da menopausa, a vida pode rapidamente se tornar avassaladora. Um estudo recente revelou que 48% das mulheres com idade entre 50 e 55 anos contaram que sua saúde mental foi afetada negativamente pelos sintomas da menopausa, e 25% disseram que isso levou-as a não querer sair de casa. Portanto, é fundamental a busca do entendimento do que está acontecendo, de quem tem condições de ajudar e, o que é mais importante, de como você pode se ajudar (consulte o quadro ao lado).

MENOPAUSA E OS RELACIONAMENTOS

A comunicação é vital em todos os nossos relacionamentos, tanto pessoais como profissionais, e essa importância é ainda maior durante a menopausa. Se uma mulher não consegue entender o que está acontecendo consigo mesma, ela pode ter dificuldade para falar sobre o que está vivenciando e sentindo. Além disso, é importante lembrar que provavelmente as pessoas ao seu redor não entendem as mudanças de comportamento daquela que conhecem e amam. Mesmo que eles não entendam, faça tudo o que puder para manter abertas as linhas de comunicação com eles, pois a falta de conversa, especialmente entre parceiros, pode gerar sentimentos de confusão e isolamento.

“ ”

Se as mulheres que estão sendo afetadas pela menopausa não entendem o que está acontecendo, como seus parceiros e as pessoas ao seu redor poderão entender? É essencial que as linhas de comunicação permaneçam abertas para garantia de que os relacionamentos consigam resistir às tempestades da menopausa e sair mais fortes e mais sensatos.

RELACIONAMENTOS PESSOAIS

Em uma pesquisa feita para a British Menopause Society, 51% dos entrevistados relataram que os sintomas da menopausa afetaram sua vida sexual; 38% dos parceiros disseram que se sentiram impotentes para apoiar a parceira que estava passando pela menopausa; e 28% reportaram que a situação causou discussões. Muitos casais afetuosos podem se afastar física e emocionalmente pela simples falta de conhecimento sobre a menopausa. Se você tiver dificuldade para falar, escreva um bilhete para suas pessoas queridas explicando como você se sente, e anexe algumas informações factuais sobre a menopausa para ajudá-las a entender um pouco mais. O mais importante de tudo é dizer a elas como podem apoiá-la e o quanto o apoio delas é importante para você.

RELACIONAMENTOS NO TRABALHO

Pode ser um desafio lidar com a menopausa no local de trabalho se você estiver sofrendo com confusão mental, falta de concentração, lapsos de memória ou autoconfiança reduzida. Em uma pesquisa recente, 59% das trabalhadoras com idade entre 45 e 55 anos reportaram que a menopausa teve um impacto negativo sobre elas no trabalho; 65% afirmaram que tinham menos capacidade de se concentrar; e 58% disseram que estavam mais sujeitas a estresse. É encorajador o fato de que um número cada vez maior de empregadores esteja se conscientizando de como apoiar as funcionárias que estão atravessando a menopausa.

Se você estiver planejando falar com o seu empregador, é importante ter ideia do que poderia ajudá-la, seja a oportunidade de trabalhar em casa, de ter horários flexíveis, ter acesso a um espaço tranquilo durante o dia ou estar mais perto de uma janela que proporcione ar fresco e ventilação.

Lembre-se de que essa pode ser a primeira vez que seu gerente tem esse tipo de conversa, portanto dê um tempo para que ele elabore um plano que funcione para as duas partes e volte a falar com você para discutir o assunto. Ajudar os outros também pode ser uma maneira muito positiva de lidar com os sintomas da menopausa no local de trabalho.

BUSCANDO AJUDA PROFISSIONAL

Não há dúvidas de que a menopausa pode provocar uma mudança psicológica significativa na vida de uma mulher; e as mulheres, em geral, sentem a necessidade de parar e refletir. Muitas delas desejam lidar com questões que identificaram como obstáculos no passado, visando conseguir seguir em frente e criar a vida que almejam. É importante conceder a si mesma a oportunidade de se dedicar esse tempo.

Quando você decidir buscar ajuda, a escolha da pessoa a quem você deve recorrer

“ ”

Buscar apoio não é um sinal de fraqueza, mas sim de resistência – demonstra uma percepção incrível. O desejo de fazer a jornada da transição da menopausa com o apoio de outra pessoa é simplesmente um indicativo do valor que você atribui ao terceiro estágio da sua vida.

dependerá do que você deseja alcançar. Se quiser apoio para controlar os sintomas da menopausa, provavelmente sua primeira opção será seu médico, ou um especialista em menopausa ou ainda um terapeuta integrativo. No entanto, se estiver buscando alguém para ajudá-la a lidar com o que está sentindo, a escolha pode parecer confusa. Seja quem for que você escolher – um conselheiro, um orientador, um psicoterapeuta ou psicólogo –, antes de consultá-lo, certifique-se de que ele entenda a menopausa e o poder dos hormônios e tenha algum treinamento formal sobre o assunto.

O profissional que você escolher deve ser capaz de lhe explicar as coisas em uma linguagem clara e fácil de entender, munindo-a de habilidades práticas, ferramentas e estratégias que lhe permitirão caminhar para a frente. As escolhas que você fizer agora a ajudarão a explorar e definir seu futuro ideal – você merece boas escolhas.

TÉCNICAS DE AUTOAJUDA

A capacidade de fazer algo positivo para si mesma é particularmente importante durante a menopausa, quando alguns aspectos da saúde e do bem-estar podem parecer fora de controle. A condição de restaurar o equilíbrio e se ancorar no momento presente pode alterar o curso do dia. A criação de uma prática regular pode trazer benefícios muito positivos para a saúde física e emocional, melhorando o humor e os padrões de sono, aspectos passíveis de sofrer um impacto negativo

ACONSELHAMENTO NA MENOPAUSA

POR QUE CONSULTAR UM ORIENTADOR PSICOLÓGICO?

Às vezes, todos nós precisamos de alguém com quem conversar. Consultar um profissional que entenda de menopausa pode proporcionar a você oportunidade de falar sobre o que está vivenciando, em um ambiente confidencial, seguro e livre de julgamentos. Uma conversa com alguém que entende pode ser um alívio bem-vindo e lhe dar espaço e tempo para você experimentar uma faxina revitalizante na meia-idade. É uma oportunidade para pensar sobre o que na sua vida contribui e não contribui para enriquecê-la, bem como nas mudanças que você pode fazer daqui para a frente.

COMO O ACONSELHAMENTO AJUDA

Contar com alguém capaz de apoiá-la e levá-la a entender que você não está sozinha – tampouco enlouquecendo – pode proporcionar um alívio profundo e uma redução dos níveis de estresse físico e psicológico. Um suporte para se reconectar com seu eu autêntico e arrumar a desordem do passado abre caminho para a clareza e capacita você a fazer mudanças. Uma advertência: não tome às pressas decisões que mudem sua vida, pois as oscilações hormonais podem ser voláteis.

durante a menopausa. Se você puder descansar ou se exercitar ao ar livre, melhor ainda. Sabe-se que os exercícios desenvolvem substâncias químicas benéficas ao cérebro, chamadas endorfinas, substâncias estas que melhoram os níveis de humor (consulte também o Capítulo 5). Ao mesmo tempo, pesquisas comprovam que o acesso a espaços verdes está associado a uma melhor condição de saúde e bem-estar, incluindo reduções nos níveis de estresse e ansiedade, melhora do humor, sensação de calma e menos fadiga mental. Portanto, por que não experimentar movimentos suaves como os do yoga (consulte também a página 186) ou tai chi ao ar livre? As duas práticas são conhecidas por sua capacidade de nutrir o corpo, a mente e o espírito.

ESCOLHA OS MELHORES EXERCÍCIOS PARA VOCÊ

A respiração é vital para a vida, portanto faz sentido aproveitar o poder da respiração para nos ajudar a controlar os níveis de estresse e melhorar o bem-estar mental. O exercício da respiração é o ponto de partida ideal para ajudar sua saúde mental. Reservar apenas alguns minutos todos os dias para se concentrar em sua respiração pode mudar sua vida. Consulte também as páginas 91-3.

- Praticar a **atenção plena** significa simplesmente entrar em sintonia com você mesma. Trata-se de estar presente e envolvida por completo no momento atual, sem se deixar distrair, nem também se culpar caso isso aconteça. Atenção plena é algo que todos podem exercitar, e, com um pouco de prática,

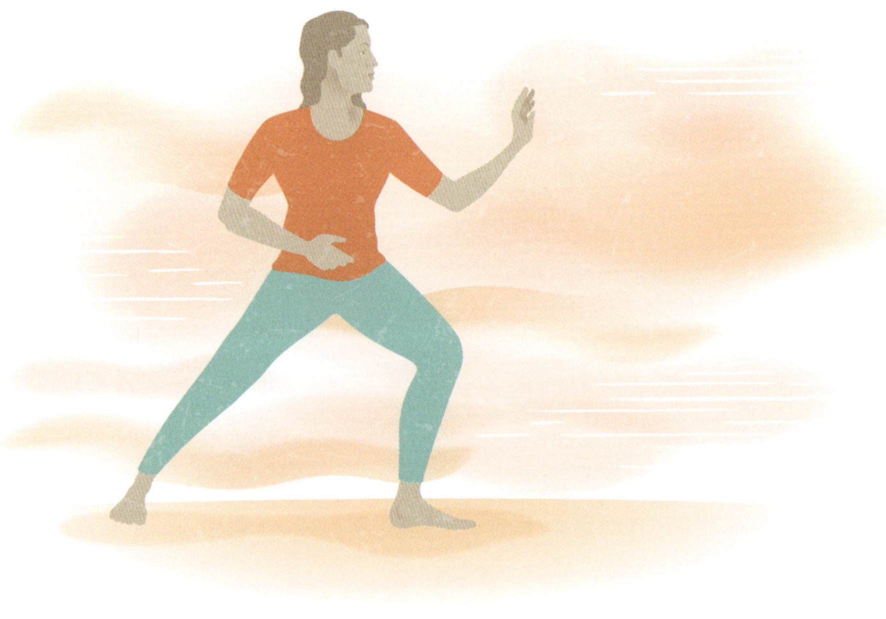

> "A maneira como você escolhe enfrentar a transição da menopausa é específica para você. Permita-se reservar um tempo para descansar, refletir e se recuperar, a fim de que você possa aproveitar totalmente o potencial de cada dia."

você será capaz de despertar consciência e cuidados em todas as partes de seu ser, o que, em última análise, propicia a escolha de como reagir aos eventos e às pessoas que fazem parte dele. Consulte também as páginas 94-9

- A **meditação de escaneamento corporal** pode ser uma prática especialmente útil para você olhar para dentro e entender onde está mantendo o estresse físico em seu corpo. É suficiente sentar-se ou deitar-se e prestar atenção em cada parte do corpo, para conseguir identificar onde estão bloqueadas as manifestações físicas do estresse. Uma vez identificada a área, é importante que você consiga convergir sua atenção para o alívio desse estresse físico, concentrando-se em cada uma das partes do corpo e relaxando-as profundamente. A meditação de escaneamento corporal também pode ser uma boa maneira de aliviar sentimentos negativos que você possa nutrir a respeito de partes do seu corpo. Consulte também as páginas 100-3.
- O **registro regular dos pensamentos** é uma maneira muito útil de anotar seus pensamentos e sentimentos e refletir sobre eles. O registro de seus pensamentos ajuda a evitar que eles fiquem dando voltas em sua cabeça. O ato de refletir sobre o que você escreveu pode ajudá-la a enxergar as coisas com mais clareza e sob uma nova perspectiva. Em última análise, o registro de seus pensamentos e sentimentos pode contribuir para que você identifique um novo caminho a seguir, bem como tenha o estresse amenizado e retome o controle. Essa prática pode também ajudar você a reconhecer e apreciar as coisas boas do seu corpo e da sua vida. Consulte também as páginas 104-7.
- A **visualização** – ou ensaio mental positivo – é uma maneira poderosa para criação de uma imagem mental de um evento futuro. Se você conseguir visualizar seu objetivo ou desejo, terá condições de começar a ver e sentir como seria realizá-lo. A elaboração de uma representação escrita ou visual pode ser uma forma bastante eficaz de revelar os detalhes do resultado desejado. Consulte também as páginas 108-11.

TERAPIA COGNITIVO-COMPORTAMENTAL (TCC)

A TCC foi desenvolvida para pessoas acometidas por ansiedade e depressão, mas em tempos recentes ela foi adaptada especificamente para mulheres que sofrem com os sintomas da menopausa. Essa abordagem está se tornando cada vez mais popular.

No King's College de Londres, a TCC foi expandida com o específico propósito de ajudar mulheres afetadas pelos incômodos fogachos e suores noturnos, durante a menopausa e após tratamentos de câncer de mama. A TCC se baseia em uma metodologia breve, interativa e educativa, com foco no suporte para amenização da ansiedade (página 114), controle das ondas de calor e dos suores noturnos (página 116) e melhora do sono (página 118). Essa terapia também encoraja as mulheres a enfrentar atitudes e crenças excessivamente negativas, pois muitas pessoas ainda encaram a menopausa e os fogachos como tabus sociais.

Diversos estudos realizados no Reino Unido e na Holanda, com mais de 1.000 mulheres, demonstraram que a TCC reduz significativamente o impacto das ondas de calor e dos suores noturnos, além de proporcionar benefícios adicionais em relação ao humor, o sono e a qualidade de vida. Ensaios levados a efeito no Kings College de Londres constataram a eficácia da TCC tanto quando aplicada em grupos como no formato de autoajuda. As mulheres que sofriam com os fogachos e que usaram um livreto de autoajuda baseado na TCC sentiram menos ondas de calor, assim como dormiram melhor, lidaram melhor com o estresse e, de um modo geral, descreveram ter percebido uma recuperação de seu controle. Elas experimentaram mudanças benéficas em sintomas que foram além dos fogachos.

USANDO A TCC PARA AVALIAR PLANOS DE VIDA

As estratégias cognitivas e comportamentais podem ajudar as pessoas a introduzir mudanças que visam melhorar genericamente o bem-estar. Um primeiro passo pode ser examinar a vida por uma perspectiva abrangente – as coisas que você valoriza (sobre si mesma e na vida em geral), o que costumava gostar de fazer e/ou como gostaria que as coisas estivessem daqui a cinco anos. Em seguida, você pode voltar gradativamente a se envolver em atividades que antes valorizava e curtia, mas que podem ter sido deixadas de lado com o passar do tempo. À medida que as mulheres atravessam a menopausa, elas costumam afirmar que começaram a reequilibrar pouco a pouco sua vida, por exemplo, reservando um tempo valioso para si mesmas.

Ser mais ativa, exercitar-se mais, ser mais confiante de um modo geral e fazer alguma coisa criativa foram as atividades que as mulheres frequentemente valorizavam e buscavam nas sessões de TCC.

COMO UTILIZAR OS EXERCÍCIOS

Neste capítulo, você encontrará exercícios guiados muito úteis para respiração, meditação de escaneamento corporal, atenção plena, visualização, registro dos pensamentos e sentimentos em um diário e TCC. Todos eles estimulam você a fazer pausas e reservar um tempo para si, às vezes para refletir e, outras vezes, apenas para ser você, o que proporcionará benefícios físicos e psicológicos. A atitude de contribuir para seu bem-estar mental seguindo as sugestões do quadro (ao lado) e a prática regular dos exercícios a ajudarão a sentir um controle maior sobre sua vida cotidiana e, em última análise, melhorará sua qualidade de vida.

CONTRIBUINDO PARA SEU BEM-ESTAR MENTAL

SEJA GENTIL COM VOCÊ MESMA

Isso é fundamental. Algumas vezes, somos muito duros conosco. Pense em tratar você da mesma forma que trataria seu melhor amigo. Torne-se sua melhor amiga.

PREPARE-SE PARA A MUDANÇA

Adquira conhecimentos a partir de informações factuais. O conhecimento só se traduz em poder quando o usamos para nos ajudar. A recuperação do controle pode ter um efeito muito positivo em nossa saúde mental.

RESERVE TEMPO PARA VOCÊ

É extraordinário que você tenha dedicado tanto do seu tempo para cuidar das pessoas com quem se preocupa, mas você só consegue ser boa para os outros quando é realmente boa para si mesma.

CUIDE DE SEU SUSTENTO

Analise como você está nutrindo sua mente, seu corpo e sua alma. Faça um balanço de como você se alimenta física, mental e espiritualmente e introduza mudanças.

COMUNIQUE-SE

Conversar é bom para nós. Mantenha abertas as linhas de comunicação com seu parceiro, sua família e também amigos e colegas. Quanto mais eles souberem, mais poderão ajudar você.

PROCURE APOIO

Todos nós precisamos de apoio em algum momento e, quer você decida recorrer ao seu médico de família, a um conselheiro especialista em menopausa ou a um profissional holístico, não tenha medo de entrar em contato.

PROCURE SUA TRIBO

É muito importante ter pessoas com quem conversar e que entendam o que você está passando - lembre-se de que o apoio está ao seu alcance, se você precisar.

DESCANSE E REFLITA

Permita-se reservar um tempo para refletir sobre o que aconteceu até aqui, e como você quer que seja o seu futuro. Planeje o seu amanhã.

RENOVE-SE

Ao se permitir um tempo para reflexão, você conseguirá seguir adiante em qualquer direção que escolher, seja para realização de sonhos e desejos ou simplesmente para viver a vida que você considera certa agora.

PRÁTICAS DE BEM-ESTAR

Quando você é capaz de pensar, sentir, agir e reagir de forma a causar impactos positivos, então tem condições de desfrutar de uma qualidade de vida melhor. A menopausa é o momento perfeito para colocar em uso algumas das práticas descritas neste capítulo – como atenção plena, registro em diário de pensamentos e sentimentos e visualização –, pois elas lhe ajudarão a atenuar o estresse e a ansiedade, além de proporcionar maior equilíbrio e clareza para que você possa viver sua vida plenamente.

O QUE VOCÊ PRECISA

Para buscar o bem-estar mental ideal, você precisa ter a mente aberta, além de coragem e disposição para experimentar coisas novas, como meditação de escaneamento corporal, respiração focada ou caminhada consciente. Para muitos dos exercícios, é importante contar com um espaço silencioso onde você não será incomodada; e, para fazer um diário ou criar um quadro de sonhos, serão necessários alguns materiais.

COMO ACOMPANHAR OS EXERCÍCIOS

Nas páginas a seguir, você encontrará exercícios e sugestões fáceis que podem colocá-la no caminho de um bem-estar mental mais favorável. Não há regras definidas para a realização dos exercícios; basta escolher um que você gostaria de experimentar e acompanhar as etapas simples. Também é possível gravar as etapas dos exercícios de escaneamento corporal, respiração e visualização, para relaxar completamente. Tal opção pode ser muito útil quando são escolhidas práticas capazes de ajudar a dormir ou reduzir a ansiedade. Depois de experimentar os exercícios, você pode decidir criar uma rotina regular, combinando alguns deles diariamente a fim de manter a sensação de calma e controle.

DESENVOLVENDO SUA PRÁTICA

Se você quiser saber mais sobre um exercício, é possível participar de uma aula ou baixar um aplicativo. Além disso, você pode decidir que é o momento certo para procurar a ajuda de um profissional especializado em bem-estar. Nesse caso, certifique-se de que esse profissional tenha a devida qualificação e certificação para oferecer ajuda.

CONTANDO AS RESPIRAÇÕES

ALIVIA A ANSIEDADE | ESTIMULA E EQUILIBRA O HUMOR | ACALMA

Você precisa respirar, e essa é a razão por que faz sentido aproveitar o poder da respiração para se acalmar e estabilizar. A menopausa pode ser um período desafiador, principalmente se os níveis de ansiedade tiverem aumentado em decorrência das oscilações hormonais; contudo, o controle da respiração pode ajudar a reduzir a ansiedade de forma rápida e simples.

Toda vez que você inspira, ocorre ativação do sistema nervoso simpático, que está ligado à sua resposta de luta, fuga ou congelamento. Ao expirar, você ativa o sistema nervoso parassimpático, também chamado de sistema de "descanso e digestão", que relaxa você. Basicamente, ao inspirar, você fica tensa e, ao expirar, relaxa. Portanto, se ao longo de cada ciclo de respiração você expirar durante um tempo um pouco maior do que na inspiração, é muito provável que consiga relaxar. Além disso, ao contar cada ciclo de inspiração e expiração, você também se envolve com a parte racional do cérebro, o que a torna uma pessoa mais calma e relaxada. Com um pouco de prática, você pode aprender a retomar o controle do seu pensamento, o que proporciona mais calma e ameniza os níveis de estresse, um recurso vital para a vida.

CONTE SUAS RESPIRAÇÕES

1

Encontre um lugar tranquilo onde não será incomodada, e deite-se ou sente-se com as pernas descruzadas. Feche os olhos e sinta seus pés apoiados no chão e seu corpo tocando o chão ou a cadeira.

2

Inspire profundamente, contando até três, e expire suavemente, contando até cinco. Continue a inspirar contando até três e expirar contando até cinco. Observe como você relaxa ao expirar.

3

Durante alguns minutos, prossiga relaxando o corpo e a mente. Quando se sentir pronta, abra os olhos e continue seu dia, sabendo que agora você tem o poder de relaxar e retomar o controle sempre que precisar.

RESPIRAÇÃO COLORIDA

MELHORA O SONO | ALIVIA A ANSIEDADE | REDUZ A TENSÃO

Um sono de boa qualidade é vital para a saúde e o bem-estar físico e mental, e ele é ainda mais importante durante a transição da menopausa. Muitas mulheres sentem que as mudanças nos padrões de sono podem ser um dos primeiros indicativos de que estão passando pelas oscilações hormonais da perimenopausa.

A insônia é um problema muito comum durante a menopausa e pode ser bastante debilitante. Ir para a cama e não conseguir dormir, ou passar pelo sono e ficar acordada até as primeiras horas da manhã, é possivelmente fonte de muita angústia e faz com que você se sinta cansada e carente de energia. Se o seu sono for continuamente agitado, é importante procurar orientação profissional, mas também existem medidas que você pode adotar para se ajudar. Uma boa rotina de sono e o ambiente certo são fundamentais para que você possa desfrutar de um sono reparador e de boa qualidade, além do que, é vital terminar o dia com o espírito tranquilo.

INSPIRANDO E EXPIRANDO CORES

1

Certifique-se de que seu quarto esteja o mais escuro possível, e não leve para lá com você o telefone ou outros aparelhos eletrônicos. Deite-se confortavelmente na cama.

2

Feche os olhos e concentre sua atenção na respiração. Se outros pensamentos lhe vierem à mente, apenas procure se concentrar de novo, e retornar a atenção para a respiração.

3

Coloque as mãos sobre o abdome e deixe os cotovelos descansarem tranquilamente ao seu lado. Observe como o abdome sobe e desce enquanto você inspira e expira suavemente.

4

Inspire e expire lenta e profundamente, garantindo que a expiração seja um pouco mais longa do que a inspiração. Concentre-se nesse padrão durante alguns minutos.

5

À medida que o compasso de sua respiração diminui para um ritmo confortável, visualize a respiração entrando pelo nariz e saindo pela boca na sua cor favorita, que lhe suscita tranquilidade.

6

Enquanto você continua respirando lenta e profundamente, tome consciência de que sua cor favorita, que traz tranquilidade, entra pelo seu nariz e sai pela boca.

7

Toda vez que você inspirar, visualize aquela respiração de descanso percorrendo todo o corpo, à medida que você se entrega cada vez mais profundamente à sustentação da cama.

8

À medida que você expira, observe o estresse físico e mental do dia indo embora junto com sua respiração tranquila, permitindo que a mente se desanuvie e o corpo relaxe.

9

Continue concentrando sua atenção na respiração, enquanto você relaxa o corpo e a mente, o que lhe permitirá deixar-se levar tranquilamente para um sono de fato reparador.

MOMENTO DE ATENÇÃO PLENA

AMENIZA A ANSIEDADE | ELEVA O HUMOR | MELHORA O SONO | CONTRIBUI PARA A CONCENTRAÇÃO

Atenção plena (*mindfulness*) é essencialmente a sintonia consigo mesma; trata-se de apenas estar presente e observar os pensamentos, as sensações físicas e os sentidos. Você pode manter a atenção plena todos os dias e em todas as suas ações. Este exercício útil passará a ser seu companheiro durante a menopausa, pois pode ser feito a qualquer hora e em qualquer lugar, para restaurar o equilíbrio.

Muitas vezes você pode se ver na condição de responsável por múltiplas tarefas, fazendo uma coisa enquanto pensa em outras tantas – isso é o oposto da atenção plena. Estar atenta envolve estar 100% entregue ao momento. Apesar de a possibilidade de uma prática formal de atenção plena, em posição sentada, ser bastante revigorante, nem todas as pessoas se sentem capazes de se dedicar a esse tempo ou esforço, em especial durante a menopausa, quando muitos dos sintomas dificultam a disposição de serenar tanto o corpo como a mente. O exercício a seguir permite que você tenha breves momentos de atenção plena durante todo o dia, portanto é um ponto ideal para começar.

Ao seguir este exercício e entrar em sintonia com seu corpo diversas vezes ao dia, você será capaz de perceber e compreender plenamente as sensações físicas e as emoções. À medida que isso se tornar parte de sua prática diária, você descobrirá que o efeito cumulativo de parar e se sintonizar por um minuto que seja de cada vez pode ter um efeito poderoso sobre a maneira como você pensa, sente, age e reage.

“ ”

Ninguém é ocupado demais para dedicar apenas alguns minutos ao exercício de melhorar o próprio bem-estar mental. Permitir-se estar atenta por um minuto que seja pode fazer toda a diferença e ajudar você a mudar seu estado mental e, no final, mudar sua vida.

DESCANSE E SE RECUPERE

1

Escolha uma atividade matinal na qual você possa se conceder um minuto de atenção; por exemplo, ao escovar os dentes. Aprecie as imagens, os sons, os aromas, os sabores e as sensações.

2

Tome o café da manhã prestando atenção aos eventos. Muitas pessoas têm pressa pela manhã. Portanto, sente-se e observe o cheiro, as texturas, os sabores e a temperatura dos alimentos que você está degustando.

3

Conceda-se um minuto de atenção plena no seu trabalho – lembre-se de que você está simplesmente entrando em sintonia consigo mesma. Se achar que isso a ajuda a se concentrar, tente alongar seu um minuto para dois ou cinco.

4

O que quer que você esteja fazendo durante o dia, faça-o com pelo menos um minuto de atenção plena. Se sua mente divagar, traga-a de volta à tarefa, sem julgamentos.

5

Passe um minuto ao ar livre no final do dia, permitindo que as imagens e os sons se aproximem e se afastem. Deve ser algo tão simples quanto sentir o sol ou a chuva sobre você.

6

A respiração consciente é a maneira perfeita de terminar o dia. Quando estiver na cama, concentre-se na sua respiração e aprecie a sensação que ela lhe proporciona.

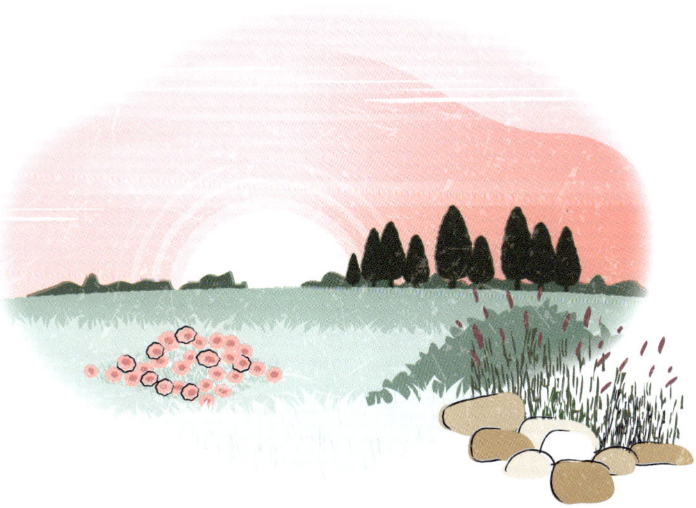

CAMINHADA CONSCIENTE

ELEVA O HUMOR | REENERGIZA | ACALMA | MELHORA O SONO

Caminhar é bom para nós. Uma caminhada pode revigorar nossa saúde física, além de estimular nossa saúde mental, e o melhor de tudo é que não custa nada. É possível que a prática de exercícios seja um problema para algumas pessoas, especialmente durante a menopausa; portanto, uma caminhada consciente pode ser a solução perfeita para a realização de exercícios leves, que elevam o humor e reduzem os níveis de estresse.

A consequência de nossa vida agitada é que corremos de um lugar para outro sem apreciar a maravilha do corpo que nos transporta, nem as paisagens, os sons e os aromas. Você provavelmente caminha todos os dias e presta pouca atenção à sensação de caminhar ou ao que está acontecendo ao seu redor. A caminhada consciente é uma iniciação ideal à atenção plena, pois ela se encaixa perfeitamente em nossas atividades cotidianas, e é a oportunidade perfeita para experimentarmos de fato a vida, bem como a sensação de caminhar e a conexão com os sentidos, em vez de ficarmos perdidos em nossos pensamentos ou absortos em nossos celulares. Você poderá se surpreender com o que perceberá ao caminhar mantendo a atenção plena, e com os benefícios que isso lhe proporcionará.

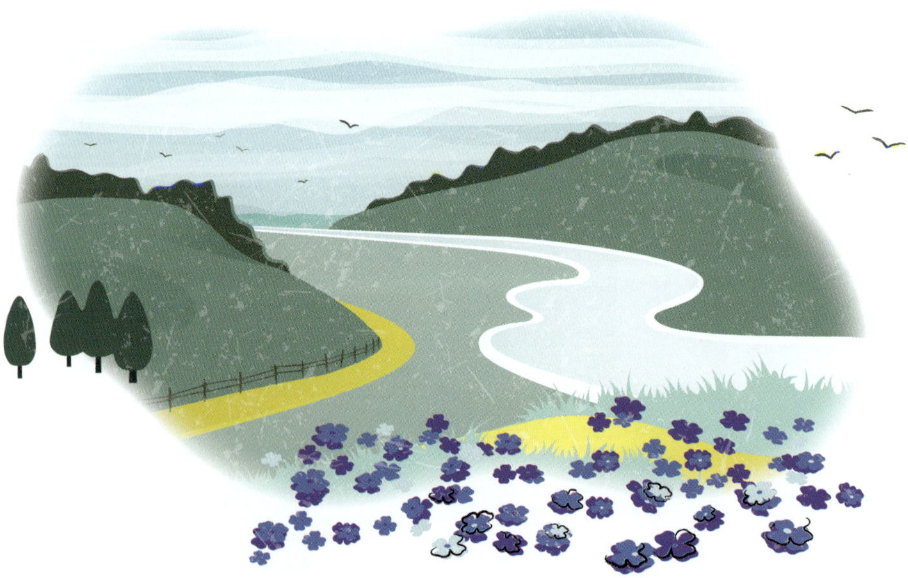

EXPLORE SEUS SENTIDOS

1

Encontre um espaço tranquilo ao ar livre onde você possa caminhar – a possibilidade de estar em um parque ou bosque, ou perto de um rio ou do mar, é o ideal se você tiver a sorte de morar perto de um desses locais.

2

Comece simplesmente observando seus pés e percebendo como eles se sentem ao entrar em contato com o solo e depois se afastar dele a cada passo. Limite-se a perceber as sensações.

3

Tranquilamente, volte sua atenção para o que você pode ver: pessoas, animais, pássaros, cores, formas etc. Não há necessidade de pensar intensamente sobre essas coisas, apenas observe.

4

Durante alguns minutos, preste atenção aos sons ao seu redor; apenas permita que eles penetrem suavemente em sua consciência; não há necessidade de rotulá-los, apenas sinta.

5

Se você perceber que sua mente está divagando em algum momento, simplesmente se limite, sem julgamentos, a voltar a atenção para os pés à medida que eles entrarem em contato com o chão.

6

Durante alguns minutos, concentre sua atenção no olfato. Permita-se apenas perceber os diferentes aromas que penetram em suas narinas e depois saem.

7

Tome consciência de todos os seus sentidos, permitindo que as imagens, os sons e os aromas simplesmente cheguem e se afastem. Desfrute a sensação de estar totalmente conectada com os seus sentidos.

8

Transporte tranquilamente sua consciência de volta para os pés, à medida que eles tocam o chão a cada passo. Limite-se a perceber a sensação de seus pés ao encostar no chão.

9

Ao chegar ao final de sua caminhada consciente, faça uma pausa e pense em como você pode manter essa atenção consciente durante o restante do dia.

USANDO CONSCIENTEMENTE A TECNOLOGIA

ATENUA A ANSIEDADE I ELEVA O HUMOR I MELHORA O SONO I AJUDA NA CONCENTRAÇÃO

A tecnologia se tornou uma parte tão importante de nossa vida que poucas pessoas colocam isso em dúvida. O uso consciente da tecnologia durante a perimenopausa e a menopausa garante que ela seja uma ferramenta útil e valiosa, em vez de algo que controla prejudicialmente a nós e ao nosso tempo.

Antes de pegar o celular ou qualquer outro dispositivo, pergunte a si mesma por que está fazendo isso; qual é a sua intenção? Você vai usá-lo para fazer uma ligação importante ou para responder a um e-mail urgente, ou é simplesmente a força do hábito?

Muitas mulheres recorrem às mídias sociais durante a menopausa em busca de apoio – e é possível que seja muito útil; porém, rolar descuidadamente através de postagens negativas pode logo se tornar opressivo. O segredo para o uso consciente da tecnologia é escolher o que você carrega em seus dispositivos, bem como selecionar com cuidado quem você segue ou com quem interage – sempre perceba por que está usando o dispositivo e estabeleça limites previamente. Você tem a opção de usar bem a tecnologia: escolha com sabedoria, pensando em sua saúde mental e seu bem-estar.

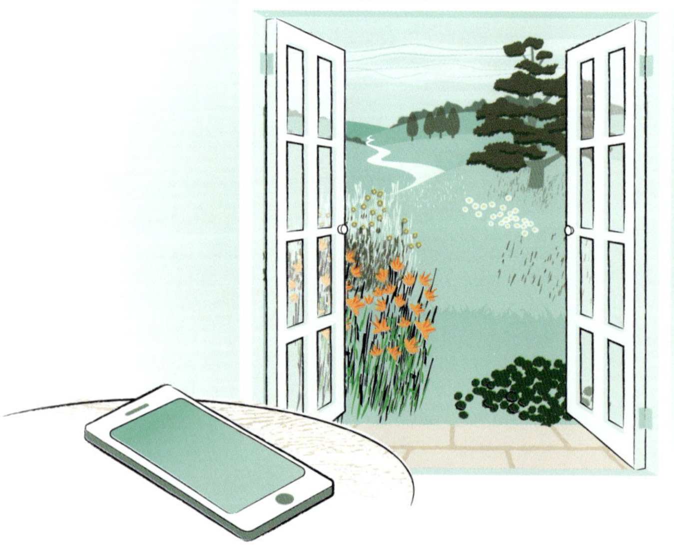

DESINTOXICAÇÃO TECNOLÓGICA

1

Antes de pegar seu aparelho, pare, respire e examine o motivo pelo qual está usando a tecnologia. O fato de saber por que está usando o dispositivo permite que você se mantenha atenta.

2

Estabeleça um limite de tempo para a interação com seus aparelhos. O tempo passa com muita rapidez quando se está rolando a tela distraidamente, mas, ao predefinir um limite de tempo, você se manterá concentrada.

3

Limpe regularmente seus e-mails, cancele a assinatura de aplicativos que você não usa e deixe de seguir pessoas ou páginas que não lhe pareçam solidárias, úteis ou positivas.

4

Notificações ou alertas existem essencialmente para lembrar você de verificar o celular toda vez que eles disparam. Uma maneira simples de limitar isso é desativá-los e retomar o controle.

5

Se você perceber que verifica seu e-mail no celular muitas vezes ao dia sem se dar conta, simplesmente delete o aplicativo. Defina horários para verificar o e-mail em um dispositivo que não esteja sempre com você.

6

Durante as refeições, deixe o celular de lado. As interrupções constantes da tecnologia podem impedir você de comer com atenção e se conectar com as pessoas ao seu redor.

7

Desligue todos os seus dispositivos pelo menos uma hora antes do momento em que está planejando ir para a cama. Isso a ajudará a se desligar de verdade e ter uma noite de sono mais tranquila.

8

Escolha um dia para ficar desligada da tecnologia. Tome a decisão de ficar 24 horas longe das telas, e veja como se sente. Como alternativa, faça uma caminhada consciente ou dedique-se a um passatempo criativo.

9

As férias devem ser uma mudança na rotina – um tempo para descansar, relaxar e se recuperar. Tire férias digitais para que você possa se desconectar física e mentalmente e revigorar o seu bem-estar.

EXAME DE CONSCIENTIZAÇÃO CORPORAL

ELEVA A AUTOESTIMA | MELHORA O HUMOR | PODE ESTIMULAR A LIBIDO

Raramente reservamos um tempo para observar nosso corpo e perceber como ele é de fato incrível. A menopausa pode trazer desafios, pois seu corpo começa a mudar e a agir e reagir de uma forma com a qual você não está acostumada. Esse escaneamento corporal lhe ajudará a aceitar com confiança as transformações de seu corpo.

O ato de reservar um tempo para tomar consciência do prodígio que é o seu corpo e se sentir grata por ele não apenas dirige sua atenção para muitas coisas que você pode simplesmente subestimar como também lhe assegura uma conexão e aceitação mais profundas com o corpo que a acompanhará da perimenopausa até a pós-menopausa. Essa atitude melhora a autoestima, o humor e a libido.

Esse escaneamento corporal permitirá que você estabeleça sintonia e conexão com todas as partes do seu corpo, à medida que sua atenção se concentra em cada uma delas. Caso, durante o exercício, você se sinta desconfortável ou faça um julgamento negativo em relação a uma parte específica do corpo, coloque uma mão sobre o coração e a outra sobre essa parte incômoda, e visualize-a recebendo um carinho afetuoso.

As mulheres que atravessam a menopausa em uma idade precoce ou em decorrência de um tratamento médico serão particularmente beneficiadas com o escaneamento corporal, pois ele pode aumentar a autocompaixão.

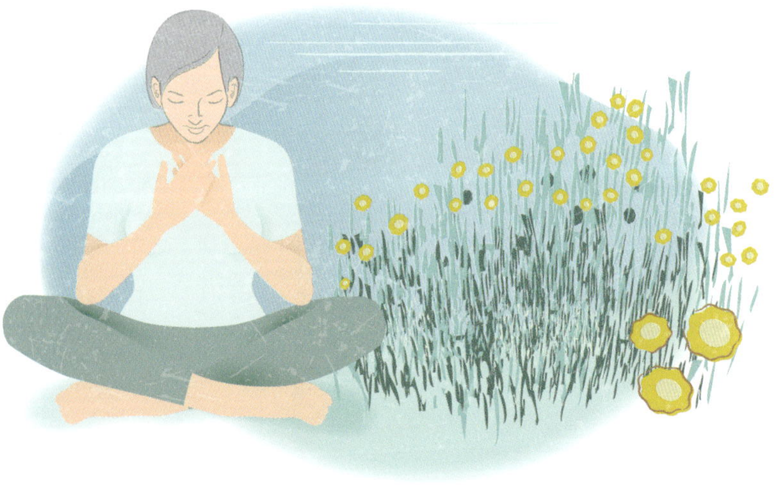

ACOLHA E VALORIZE

1

Acomode-se confortavelmente, sentada ou deitada. Concentre sua atenção na respiração e sinta a elevação e o abaixamento do seu corpo enquanto você inspira e expira.

2

Depois de se acomodar, comece a prestar atenção a seu nariz e sua boca. Aprecie as funções que eles desempenham o dia todo, todos os dias, permitindo que você respire e sinta os aromas e os sabores.

3

Desloque tranquilamente a atenção para seus olhos e ouvidos. Pense em como eles são importantes para você todos os dias de sua vida – como eles permitem que você veja e escute as pessoas que ama.

4

Pense em seu cérebro e em como ele é vital para todos os momentos de vigília e de sono; em como ele é o órgão mais fantástico. Demonstre apreço e gratidão ao seu cérebro.

5

Volte a atenção para a coluna vertebral e reserve um tempo para reconhecer a complexidade da importante estrutura central de suporte, que sustenta, sem esforços, seu pescoço e sua cabeça.

6

Tome consciência de braços, mãos, pernas e pés. Em seguida, volte sua atenção para o tronco, para a vulva e a vagina e para os órgãos da pelve, e irradie a eles uma ternura afetuosa.

7

Concentre-se em seus pulmões e depois retorne à respiração, reservando um momento para apreciar a maravilha que são seus pulmões e a função que eles desempenham.

8

Coloque as mãos sobre o coração e agradeça pela grandiosidade de seu coração. Aprecie a maravilha de seu corpo e de como ele garante suporte a você.

9

Visualize reconhecimento e gratidão fluindo para cada parte de seu corpo, que é único, e, em seguida, volte a se concentrar na respiração. Abra lentamente os olhos para terminar.

ESCANEAMENTO CORPORAL CONTRA INSÔNIA

ATENUA A ANSIEDADE | MELHORA O SONO | ACALMA | REDUZ A TENSÃO

Para muitas mulheres, um dos sintomas mais incômodos da menopausa pode ser a insônia. Se você sente dificuldades para dormir à noite ou se acorda de madrugada e não consegue voltar a dormir, este exercício de escaneamento corporal pode ser benéfico.

Não existe nada pior do que permanecer acordado na cama sem conseguir voltar a dormir. Lamentavelmente, a consequência desse estado é, quase sempre, o aumento da ansiedade e da tensão e a sensação de ter a mente agitada – assim, é importante você ter alguma coisa capaz de ajudá-la.

O escaneamento corporal com uso progressivo de relaxamento muscular pode colaborar para o relaxamento da mente e do corpo e, assim, aliviar a tensão; portanto, sua prática é bastante favorável durante a menopausa. No decorrer desse exercício, à medida que se concentra em seu corpo, você vai tensionando grupos específicos de músculos, conforme inspira e os relaxa lentamente, liberando a tensão enquanto expira. Observe qual é a sensação de perceber os músculos tensos e depois senti-los verdadeiramente relaxados.

Uma boa noite de sono é essencial para a preservação da saúde e pode ter um impacto significativo sobre seus níveis de energia, de concentração e de saúde mental. Muitas mulheres têm problemas com o sono durante a menopausa, e eles se manifestam na dificuldade para adormecer ou no sono interrompido várias vezes ao longo da noite; portanto, é importante ser capaz de usar técnicas como esta relaxante meditação de escaneamento corporal para ajudar você a adormecer e usufruir de uma tranquila noite de sono.

“ ”

O sono deve ser considerado tão vital quanto o ar que respiramos; ele é fundamental para a saúde física e o bem-estar mental. Quando começa a oscilação hormonal durante a perimenopausa, o sono pode sofrer interrupções. Reconheça que isso não é culpa sua – seja condescendente consigo mesma e descanse quando e como precisar.

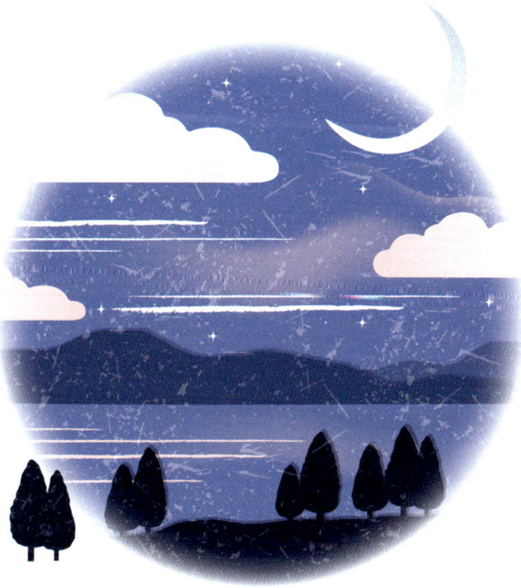

RELAXE A TENSÃO

1

Deite-se confortavelmente de costas e concentre-se apenas na respiração. Começando com o pé esquerdo, inspire e tensione o pé esquerdo e a parte inferior dessa perna.

2

Mantenha a tensão por alguns segundos e, ao expirar, deixe que a perna esquerda relaxe. Tensione e libere os músculos da coxa esquerda.

3

Faça a mesma coisa com a perna direita, começando pelos pés e subindo até a coxa. Tensione e relaxe os músculos enquanto você inspira e expira lentamente.

4

Inspire e expire enquanto você tensiona e relaxa os músculos em todo o corpo. Primeiro as nádegas, depois os músculos do estômago e, por fim, as costas.

5

Encolha os ombros em direção às orelhas para tensionar, e depois relaxe. Tensione e relaxe o pescoço e os bíceps. Feche as mãos, cerrando o punho e depois abra-as.

6

Franza a testa e depois relaxe-a. Cerre bem os olhos e tensione as bochechas, depois relaxe. Aperte os lábios e depois sorria.

DIÁRIO DAS PREOCUPAÇÕES

ACALMA | ELEVA O HUMOR | AJUDA NA CONCENTRAÇÃO | MELHORA O SONO

Você pode perder horas enredada pelas preocupações – possivelmente até dias. A preocupação é essencialmente um mau uso da imaginação, e pode conduzir ao estresse. Durante a menopausa, é possível que as preocupações assumam uma nova dimensão, em especial se você não tiver a percepção do que está acontecendo consigo mesma ou se os sintomas estiverem causando consequências prejudiciais à sua saúde geral.

As preocupações podem ser como roupas sujas que ficam girando dentro da máquina de lavar da nossa mente, por isso é importante esvaziá-la de vez em quando e entender essas preocupações a partir de outra perspectiva, da mesma forma que você separa as roupas sujas. O hábito de anotar as preocupações pode ser um recurso poderoso, capaz de garantir que elas não se tornem maiores do que realmente são, pois começarão a interferir no seu sono e aumentar seus níveis de estresse.

Cada um de nós tem uma forma diferente de lidar com as mudanças e, durante a menopausa, elas acontecem para muitas mulheres. Mudanças inesperadas podem gerar preocupações e aumento dos níveis de estresse e ansiedade. Quando o estresse e a ansiedade se tornam avassaladores, podem ser paralisantes; portanto, ter uma ferramenta simples à qual você possa recorrer para examinar essas preocupações diariamente é um expediente primordial. Seguindo as etapas simples apresentadas a seguir, você pode aprender a assumir o controle de suas preocupações.

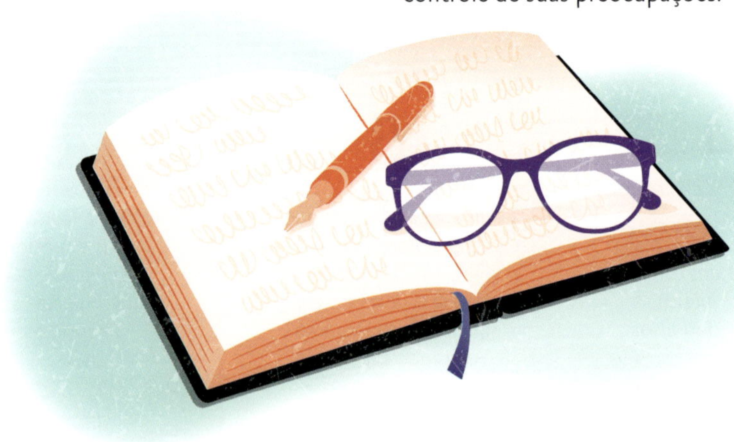

REGISTRE E LIBERTE-SE

1

Decida onde você registrará suas preocupações – escolha alguma coisa que você possa manter consigo o tempo todo. Um pequeno diário de bolso é o ideal, mas você pode também usar seu telefone.

2

Toda vez que surgir uma nova preocupação, anote-a imediatamente e tome a firme decisão de deixá-la em seu diário de preocupações até que você se sinta pronta para pensar sobre ela mais tarde.

3

Programe 15 minutos no mesmo horário todos os dias – de preferência no final do dia, mas não muito perto da hora de dormir – para examinar as preocupações que estão registradas em seu diário.

4

Antes de abrir o diário de preocupações, concentre-se durante cerca de dois minutos na sua respiração. Limite-se a sentir o ar entrando pelo nariz e saindo pela boca.

5

Durante o tempo reservado para o exame de suas preocupações, avalie todas as que estão registradas em seu diário e pergunte-se quanto, em uma escala de 1 a 10, cada uma delas faz você se sentir ansiosa.

6

Pergunte a si mesma que evidências justificam essa preocupação. Ela é real ou imaginária? Se você chegar à conclusão de que é imaginária, reconheça-a como tal e deixe-a de lado.

7

Se você concluir que a preocupação é real, pergunte a si mesma se pode fazer alguma coisa hoje para aliviá-la. Se a resposta for sim, faça isso – tome a atitude e deixe a preocupação se dissipar.

8

Se você reconhecer que não pode fazer nada a respeito dessa preocupação, deixe-a no diário para um outro dia. Avalie novamente cada uma das preocupações e observe se está sentindo algo diferente em relação a elas.

9

Depois de examinar todas as preocupações, feche o diário e guarde-o até a próxima vez que precisar fazer um registro. Reconheça que a limpeza das preocupações foi feita.

DIÁRIO DE GRATIDÃO

ALIVIA A ANSIEDADE | ELEVA O HUMOR | AUMENTA A CONFIANÇA | EVOCA ALEGRIA

O hábito de manter um diário de gratidão vem se tornando cada vez mais popular nos últimos anos, e, além de ser algo agradável de se fazer, estudos também já demonstraram que traz benefícios reais para a saúde. Durante a menopausa, esse ato de se concentrar em todas as coisas boas de sua vida é revigorante para a mente, o corpo e o espírito.

A prática de escrever um diário de gratidão pode ser muito benéfica durante a menopausa, especialmente quando alguns dos sintomas desagradáveis que você possa estar vivenciando a impedirem de se sentir grata por alguma coisa.

O registro escrito de seus pensamentos tem a vantagem de ajudar você a organizá-los, bem como enxergá-los por uma outra perspectiva, e refletir sobre o impacto emocional que eles causam. Para aproveitar ao máximo esse poderoso recurso, tente escrever em seu diário uma vez por semana, usando as sugestões ao lado.

A leitura de seu diário de gratidão pode ser uma grande fonte de esperança e alegria em dias carregados de tantos desafios.

Além do diário semanal, termine cada dia fazendo a si mesma esta pergunta: "Qual foi a melhor coisa que me aconteceu hoje?". Sempre haverá alguma coisa.

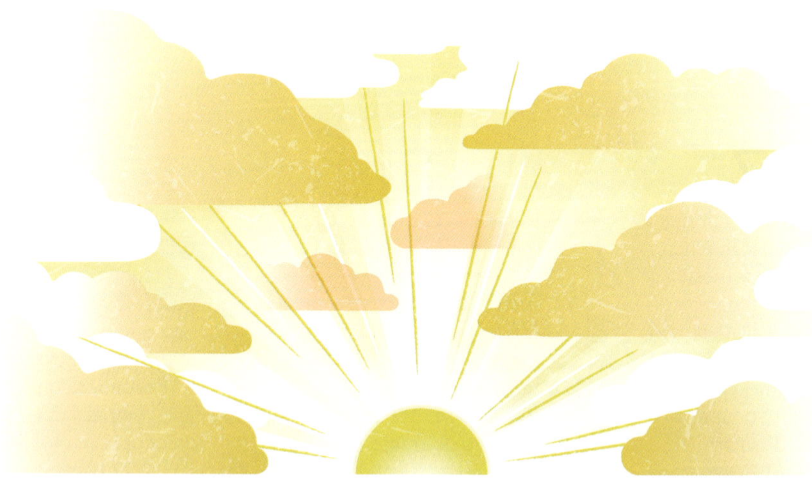

CINCO DÁDIVAS

1

Reserve algum tempo para a escolha de seu diário. Faça dele um caderno que você queira pegar toda semana. Pode ser comprado ou feito em casa, mas torne-o especial para você.

2

Conceda-se o direito de reservar um tempo, uma vez por semana, para escrever em seu diário. Esse ato permite que você se reconheça e se valorize.

3

Antes de sentar para escrever, escolha uma caneta ou um lápis que seja de seu agrado, providencie para que ninguém venha incomodá-la, prepare uma bebida relaxante e desligue o celular.

4

Acomode-se confortavelmente e reserve bastante tempo para esse evento. Pense em apenas cinco coisas pelas quais você é grata e concentre-se nos detalhes de cada uma delas.

5

Se estiver com dificuldade para encontrar cinco coisas positivas, concentre-se nas coisas simples que você pode até achar tão normais que acabe subestimando. Um teto, água potável, natureza e pessoas queridas são bons exemplos.

6

Reserve um tempo para pensar sobre o que cada uma das cinco dádivas que você escolheu significa para você e o que realmente importa em sua vida, e escreva-as em seu diário.

“ ”

Nunca subestime o poder do agradecimento silencioso pelas pequenas coisas que têm valor, porque, juntas, essas pequenas coisas criam a vibração da nossa vida e podem ajudar a tornar a transição da menopausa infinitamente mais fácil de ser conduzida.

ESTIMULANDO A CONFIANÇA

AUMENTA A AUTOCONFIANÇA | ELEVA A AUTOESTIMA | MELHORA O HUMOR

A autoconfiança tende a nos fazer sentir mais felizes, e, quando nos sentimos mais felizes, é menos provável que tenhamos medo de enfrentar os desafios vindouros, porque contamos com as experiências positivas do passado para alicerçar nossos passos. Esse estado de coisas pode nos ajudar a abraçar o futuro, a agir e atingir nossas metas durante a menopausa e depois dela.

Durante a menopausa, muitas mulheres relatam o sentimento de estarem perdendo a confiança. Todos nós temos diferentes níveis de autoconfiança, e a perda dela muitas vezes pode estar diretamente relacionada com as oscilações hormonais que ocorrem durante a perimenopausa e a menopausa.

Estudos mostram que os pensamentos podem ser tão poderosos quanto as ações; e as visualizações ou ensaios mentais positivos têm se mostrado muito eficazes para ajudar as pessoas a realizar seus sonhos. A menopausa costuma ser descrita como o terceiro estágio da vida de uma mulher, e, historicamente, as mulheres que entravam nesse estágio eram chamadas de "mulheres sábias" em virtude da experiência de vida que carregavam consigo. A busca de apoio profissional para ajudar você a explorar qualquer problema que possa estar lhe impedindo de se sentir mais confiante pode ser muito útil, mas também é importante ter à mão alguns recursos que a capacitem a melhorar as coisas por conta própria e permitam que você canalize a energia de sua mulher sábia interior. A menopausa pode ser o momento ideal para uma reflexão a respeito dos seus sucessos passados, com o propósito de instrumentalizar seu futuro. O exercício a seguir ajudará você a fazer exatamente isso.

“ ”

Pare de esperar que a confiança chegue – ela vem com a experiência. A coragem de expressar seu eu autêntico sem o peso da comparação ou a necessidade de ser perfeita permitirá que o mundo se beneficie de tudo o que você traz e a veja brilhar em toda a glória que lhe é única.

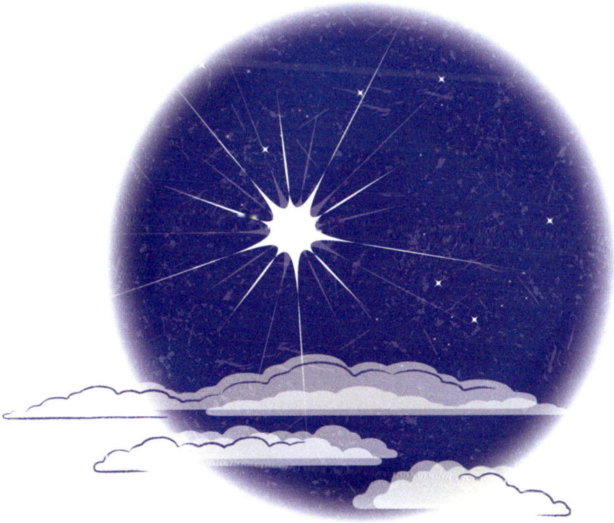

SEJA A ESTRELA

1

Pense em uma ocasião em que você se sentiu particularmente confiante no passado. Isso a lembrará de que você pode se sentir assim, mesmo que não seja o que está sentindo agora.

2

Concentre-se em uma situação na qual gostaria de ter mais confiança em si – pode ser uma reunião ou um evento social. Escreva como você gostaria de vivenciar essa situação.

3

Pense sobre o evento e imagine que tudo está ocorrendo perfeitamente. Como você gostaria de se sentir? O que você gostaria de ver e ouvir?

4

Feche os olhos e imagine-se desempenhando o papel principal em um filme que trate desse evento – realizando com sucesso sua meta conforme planejado.

5

Pratique a visualização dessa situação positiva. Ao fazê-lo todos os dias, você pode aperfeiçoar seu desempenho para garantir o sucesso no futuro.

6

Escolha uma afirmação positiva que descreva o seu sentimento de confiança em relação à consecução de sua meta, e diga-a em voz alta todos os dias.

VISLUMBRANDO O FUTURO

ACALMA | ELEVA O HUMOR | AUMENTA A CONFIANÇA | EVOCA ALEGRIA

A menopausa pode ser um período de transição e, em última análise, de transformação, que, para muitas mulheres, inclui a reflexão sobre como elas gostariam que fosse o seu futuro. Dar a si mesma o tempo necessário para pensar a respeito das possibilidades e se dedicar à realização de sonhos há muito acalentados pode ser um exercício bastante agradável e fortalecedor.

Depois de reunir todas as peças do quebra-cabeça, pode ser útil a criação de um quadro de sonhos que represente seu futuro ideal. A visualização é uma ferramenta poderosa para ajudar a converter esse cenário em realidade.

Uma advertência: a menopausa pode ser transformadora de muitas maneiras, e, para algumas mulheres, é possível que essa transformação contemple uma limpeza geral de alguns ou de todos os aspectos de sua vida. Embora isso possa ser libertador, também tem chance de ser desgastante, e talvez seja o momento ideal para buscar apoio profissional. Independentemente de você decidir vislumbrar o futuro com ou sem a ajuda de um profissional, lembre-se de não ter pressa. Não tome decisões precipitadas – trata-se da etapa restante de sua vida, e isso é importante.

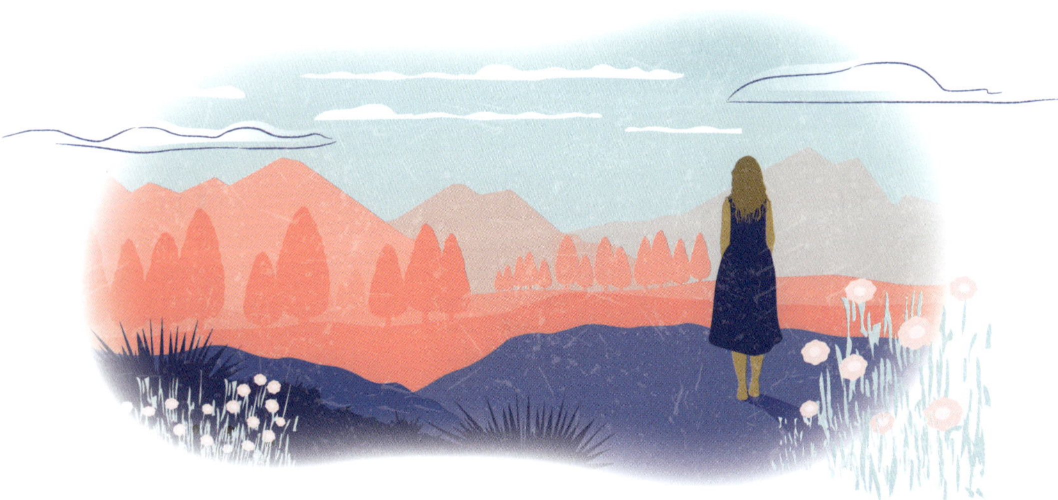

CRIE SUA IMAGEM MENTAL

1

Sente-se em um lugar sossegado e pense sobre as principais áreas de sua vida, que podem incluir: trabalho, relacionamentos, saúde, finanças e desenvolvimento pessoal. Como elas estão agora?

2

Pergunte a si mesma: se você tivesse uma varinha mágica, como ficaria sua vida no futuro? Pense em como gostaria que fosse cada área de sua vida, e escreva em detalhes.

3

Pense no que é importante para você e forme uma imagem clara de como gostaria que fosse sua vida daqui para a frente. Crie uma representação visual dessa vida – um quadro de sonhos.

4

Criar um quadro de sonhos pode ser algo muito agradável de se fazer. Crie-o em seu computador e depois imprima, ou cole em um pedaço de papelão imagens recortadas de revistas.

5

Depois que sentir que seu quadro de sonhos representa tudo aquilo que você almeja, cole-o em um local onde possa ser visto todos os dias e faça você lembrar o que está buscando.

6

Agora é hora de examinar as medidas que você precisará adotar para chegar mais perto do seu futuro ideal. Lembre-se de que empenho, perseverança e tempo são fundamentais neste ponto.

7

Sente-se em silêncio todos os dias e visualize a vida que você deseja alcançar daqui para a frente. Veja-se dando os passos necessários e superando os desafios.

8

Permita-se imaginar qual seria a sensação de alcançar suas metas. O que você estaria fazendo? Com quem estaria passando o tempo?

9

Não se esqueça de comemorar cada pequeno passo para consecução de seu objetivo. Cada passo a levará mais longe na direção do futuro que você acalenta.

TERAPIA COGNITIVO--COMPORTAMENTAL (TCC)

A TCC é uma abordagem não medicinal que estimula você a entender os vínculos entre pensamentos (cognições), emoções, reações físicas e comportamento. Ela ajuda a desenvolver métodos práticos para controle do estresse, além de proporcionar habilidades para seu enfrentamento e fornecer estratégias úteis para melhorar o bem-estar. Essa terapia está se tornando cada vez mais popular como recurso de combate aos sintomas da menopausa, como ansiedade, ondas de calor e insônia.

COMO SEGUIR AS PRÁTICAS DA TCC

A TCC é organizada com base em sessões estruturadas, e, entre as sessões, você é estimulada a realizar tarefas de casa, experimentando estratégias práticas de enfrentamento em sua vida diária e depois discutindo como elas funcionaram.

Durante as sessões de TCC, você será ajudada a lidar com um ciclo negativo típico que pode concorrer para fogachos, estresse, ansiedade, humor deprimido ou problemas de sono (veja ao lado), reconhecendo como suas reações cognitivas e comportamentais podem exacerbar o problema. Em seguida, você será apresentada a técnicas e estratégias de TCC capazes de ajudar a romper esse ciclo, e aprenderá a empregá-las. Você pode recorrer a um profissional de TCC, ou participar de uma sessão em grupo ou ainda usar os exercícios de autoajuda mostrados a seguir (consulte as páginas 114 a 119).

COMO TER ACESSO À TCC

A TCC está agora disponível na atenção primária do SUS*, para tratamento de ansiedade, depressão e problemas de sono (página 219). Para encontrar um terapeuta particular credenciado em TCC, entre em contato com a Associação Brasileira de Psicoterapia Cognitiva (ABPC) (página 219). Existem também folhetos informativos bastante úteis sobre TCC para mulheres e profissionais de saúde, além de livros de autoajuda que abordam especificamente as práticas de TCC para a menopausa (página 219).

---

*N.E.: O SUS disponibiliza TCC, entre outras formas de terapia psicológica, nos CAPS (Centro de Atenção Psicossocial) e nas Unidades Básicas de Saúde (UBS), porém essa disponibilidade não é ampla e depende da região, entre outros fatores.

CICLO DE PENSAMENTOS E REAÇÕES COMPORTAMENTAIS

CICLO NEGATIVO

Situações negativas que causam fogachos, ansiedade, humor deprimido e problemas de sono.

COMPORTAMENTO
Evitar situações, fazer menos coisas, comer ou beber demais, permanecer na cama ou cochilar durante o dia.

SINTOMAS FÍSICOS
Calor, suor, tensão, cansaço, palpitações, dor de cabeça.

PENSAMENTOS
Meu corpo está fora de controle! Eu não sou suficientemente boa. Nunca conseguirei voltar a dormir.

SENTIMENTOS
Frustrada, sem esperança, constrangida, triste e ansiosa.

APLICAÇÃO DA TCC

Formas alternativas de pensar e reagir que sejam compreensivas e mais neutras.

COMPORTAMENTO
Respirar calmamente, procurar levar adiante as atividades, alimentar-se bem, fazer exercícios e tentar não cochilar.

SINTOMAS FÍSICOS
Calor, suor, tensão, cansaço, palpitações, dor de cabeça.

PENSAMENTOS
Eu me sentirei mais calma se relaxar. Não devo presumir que sei o que as pessoas pensam sobre mim. É normal acordar durante a noite.

SENTIMENTOS
Calma, esperançosa, receptiva, neutra, confiante.

Adaptada do Women's Health Concern CBT Factsheet (folheto informativo da organização Women's Health Concern – www.womens-health-concern.org.)

TCC CONTRA A ANSIEDADE

ALIVIA A ANSIEDADE | ACALMA | MELHORA O HUMOR | REDUZ A TENSÃO

A TCC foi desenvolvida para ajudar pessoas que sofrem com ansiedade e depressão, e é considerada um tratamento eficaz para esses problemas. Como a meia-idade é uma época em que muitas mulheres fazem malabarismos para dar conta de múltiplas demandas e têm pouco tempo para si mesmas, além de enfrentarem atitudes negativas em relação à menopausa, a TCC pode ser muito benéfica.

A forma como você vivencia a menopausa é influenciada por suas atitudes e expectativas em relação à própria menopausa e ao envelhecimento, e também pelas circunstâncias de sua vida no momento e pelos hormônios. Por exemplo, se você estiver sujeita a muito estresse no trabalho ou em casa, e submetida a muitas exigências, sentindo, ao mesmo tempo, que está entrando em uma fase da vida em que pode se tornar invisível, menos valorizada ou até mesmo ser ridicularizada, não surpreende o fato de você se sentir depressiva ou ansiosa. Ademais, a ansiedade, o humor deprimido, as ondas de calor e os problemas de sono podem se entrelaçar em um ciclo vicioso.

COMO A TCC PODE AJUDAR

As estratégias de TCC têm como objetivo agir sobre esses ciclos negativos, rompendo-os, e aliviar os sintomas físicos e psicológicos que podem ocorrer durante a menopausa. As pesquisas mostram que esse tipo de terapia parece agir de maneira a alterar a preconcepção que as mulheres têm sobre a menopausa e sobre os sintomas, além de proporcionar estratégias cognitivas e comportamentais bastante benéficas. Adotando essas estratégias, você pode se sentir mais tolerante em relação à menopausa e às mudanças dela decorrentes, o que lhe permitirá lidar mais tranquilamente com qualquer forma de estresse ou preocupação.

O hábito de anotar seus pensamentos, sentimentos e suas reações comportamentais pode ajudar você a entender o que está sentindo (veja ao lado). Consciente de suas sensações, é possível empregar as técnicas de TCC a fim de desenvolver métodos práticos para controle dos problemas, usando novas habilidades de enfrentamento e estratégias úteis.

“ ”

Em geral, a ansiedade aumenta durante a menopausa, e é essencial você dispor de um mecanismo para lidar com o estresse e a preocupação. A TCC a ajudará a encontrar alternativas mais complacentes e favoráveis para substituir os pensamentos negativos que podem estar atormentando sua mente.

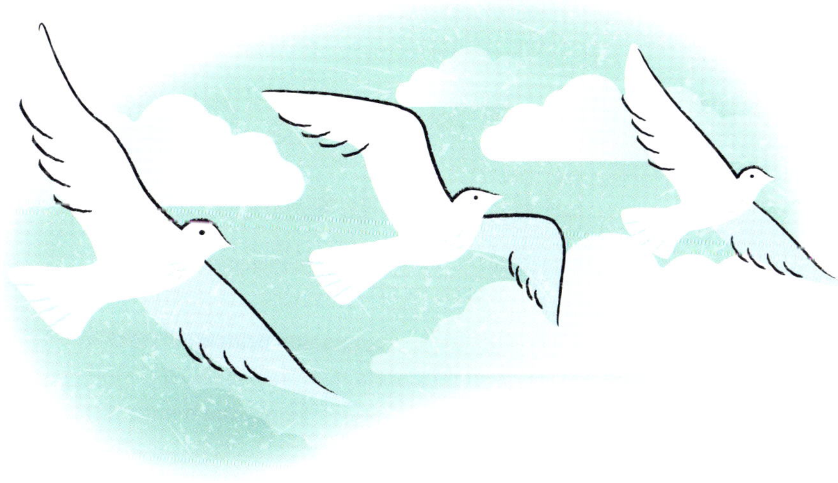

REFORMULE PENSAMENTOS POUCO FAVORÁVEIS

1

Escolha um local tranquilo onde você não será incomodada, e tenha à mão papel e caneta. Pense em um momento em que se sentiu estressada ou ansiosa. Tente se lembrar com clareza dessa situação.

2

Anote os sintomas ou as sensações físicas que você percebeu quando estava passando por aquela situação; por exemplo, tensão nos ombros, suor excessivo ou palpitações cardíacas.

3

Tente lembrar como se sentiu quando estava naquela situação – procure emoções como constrangimento, frustração ou raiva. Registre essas emoções na categoria "sentimentos".

4

Anote seus "comportamentos" – o que você faz quando se sente dessa forma. Tente entender o que passa pela sua cabeça quando você tem esses sentimentos.

5

Pense se seus pensamentos e suas reações comportamentais são úteis e, se não forem, pondere quais seriam as reações mais favoráveis.

6

Aplique essa técnica a todas as áreas de sua vida. Por exemplo, se você estiver com medo de "não conseguir estar à altura de seu trabalho", pense: "Eu já fui capaz antes, então sei que posso conseguir agora".

TCC CONTRA AS ONDAS DE CALOR

REDUZ OS SUORES NOTURNOS I ACALMA O RUBOR DA PELE I AMENIZA AS PALPITAÇÕES

As ondas de calor e os suores noturnos são dois dos principais sintomas físicos que muitas mulheres apresentam durante a menopausa. A TCC ajuda você a identificar os pensamentos mais marcantes que vêm à sua mente durante um fogacho, contribuindo para que você consiga aceitá-los com serenidade, pois a ansiedade e o estresse podem torná-los ainda mais problemáticos.

Um dos principais ensinamentos da TCC é que a perspectiva pela qual você encara as situações influencia sua forma de senti-las e de lidar com elas. Por exemplo, se você for afligida por uma onda de calor no trabalho e temer que seus colegas façam algum tipo de zombaria, é provável que venha a se sentir constrangida e mais ansiosa. Essas reações emocionais podem aumentar a estimulação física, o que intensifica o fogacho.

ROMPENDO O CICLO

O objetivo da TCC é romper o ciclo negativo dos fogachos, mudando a maneira pela qual você os julga e usando estratégias comportamentais, como a respiração abdominal tranquila (veja ao lado), para ajudá-la a lidar com eles. A TCC também contribui para que você identifique e anote os possíveis fatores desencadeantes, como café, álcool, alimentos picantes e estresse, para que possa tentar evitá-los ou controlá-los.

COMO LIDAR COM UMA ONDA DE CALOR

O uso de técnicas de TCC pode ajudar você a identificar e registrar os principais pensamentos que atravessam sua mente no momento de um fogacho (página 88).

Em primeiro lugar, avalie se esse pensamento é benéfico ou não, e como ele faz você se sentir. Em seguida, encontre uma forma alternativa de pensar e reagir que seja compreensiva e mais isenta. Ao aceitar os sintomas e não reagir com frustração ou ansiedade, você acabará percebendo que fica mais fácil lidar com os fogachos no seu dia a dia.

“ ”

A TCC estimula você a enfrentar os tabus sociais e as atitudes e crenças excessivamente negativas sobre a menopausa e os sintomas dela, como as ondas de calor e os suores noturnos.

RESPIRAÇÃO ABDOMINAL

1

Deite-se confortavelmente e concentre a atenção em sua respiração. Mantenha o peito e os ombros imóveis e empurre o estômago para fora ao inspirar. Coloque uma mão sobre o peito e outra no abdome.

2

Mantenha relativamente imóvel a mão que está sobre o peito – a que está no abdome deve subir e descer. Relaxe os ombros e concentre-se apenas na respiração por alguns minutos. Isso pode lhe dar tempo para pensar sobre como reagir em uma situação estressante.

3

Uma vez familiarizada com a respiração abdominal, você pode usá-la sempre que perceber o início de um fogacho ou suor noturno, bem como para ajudar em situações estressantes e para se acalmar quando sentir que está com dificuldade para dormir (página 118).

TCC PARA DORMIR

MELHORA O SONO | REDUZ OS SUORES NOTURNOS | ACALMA PERNAS INQUIETAS

Durante a transição da menopausa, o sono pode, muitas vezes, ser interrompido pelos suores noturnos, além do que, a ansiedade, o estresse e o humor deprimido podem interferir no tempo e na qualidade do sono. Existem diversas estratégias que podem ser usadas para ajudar a melhorar seu sono e, por conseguinte, seu bem-estar geral.

A TCC pode ajudar você a identificar e alterar pensamentos e ações com potencial para causar ou agravar problemas de sono. Em primeiro lugar, pense um pouco sobre o que pode estar causando preocupações e atrapalhando seu sono. Você pode registrar por escrito suas preocupações ou fazer uma lista em seu telefone, identificando as que dizem respeito ao sono ou aos suores noturnos (página 114). Procure encontrar formas de se ajudar a voltar a dormir; por exemplo, concentrando-se em técnicas de relaxamento muscular ou de respiração abdominal (página 117). Se você praticar essas técnicas durante o dia, descobrirá que serão mais fáceis de usar à noite.

Em seguida, examine a sua rotina e as mudanças que podem ser introduzidas (consulte a página ao lado). Entre as possíveis estratégias comportamentais a serem implementadas estão: manter horários regulares para ir para a cama e levantar de manhã, e evitar dormir até tarde ou tirar cochilos durante o dia. Também são benéficos os hábitos de reservar um tempo para relaxamento – relaxar uma hora ou mais antes de dormir – e fazer exercícios no início do dia.

SUORES NOTURNOS

Os suores noturnos são um sintoma comum da menopausa, mas podem ter um grave efeito perturbador sobre o sono, levando à fadiga. Controle os suores noturnos por meio da respiração, bem como de pensamentos tranquilizadores e de uma rotina regular para se acalmar. Levante-se, refresque seu corpo e aquiete seus pensamentos, pois o estresse pode dificultar a volta ao sono. Em seguida, retorne para a cama e concentre-se na respiração abdominal.

“ ”

A exemplo do que acontece com os fogachos durante o dia, o segredo para controlar os suores noturnos é adotar estratégias cognitivo--comportamentais para manter a calma. A ansiedade em relação ao sono perdido só torna ainda menor a chance de voltar a dormir.

A HIGIENE DO BOM SONO

1

Procure garantir que você tenha definida uma rotina noturna tranquilizante. Reserve um tempo para tomar um banho ou ler um livro antes de ir para a cama. A adoção de bons hábitos a ajudará a treinar os ritmos naturais do seu corpo para facilitar o sono.

2

Crie um refúgio calmo e tranquilo para embalar seu sono. Providencie para que seu quarto não esteja muito quente e use roupas leves para dormir. Mantenha todos os aparelhos eletrônicos fora do quarto e desligue o celular pelo menos uma hora antes de ir para a cama.

3

Analise qualquer forma de estresse ou pensamento preocupante que possa estar incomodando você. Adote a respiração abdominal (página 117) para se acalmar e conseguir adormecer ou para voltar a dormir, caso tenha sido acordada por um fogacho.

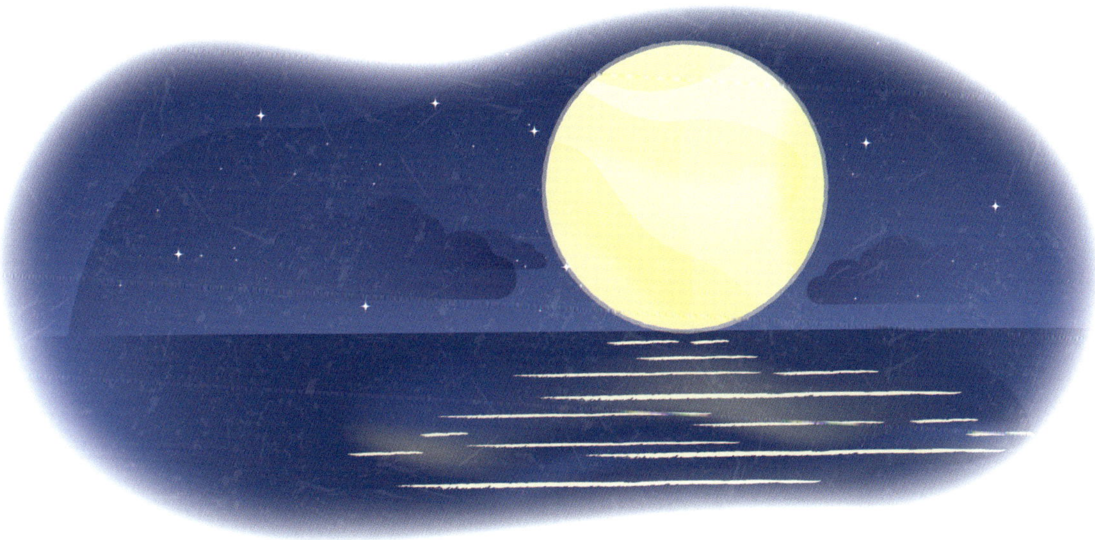

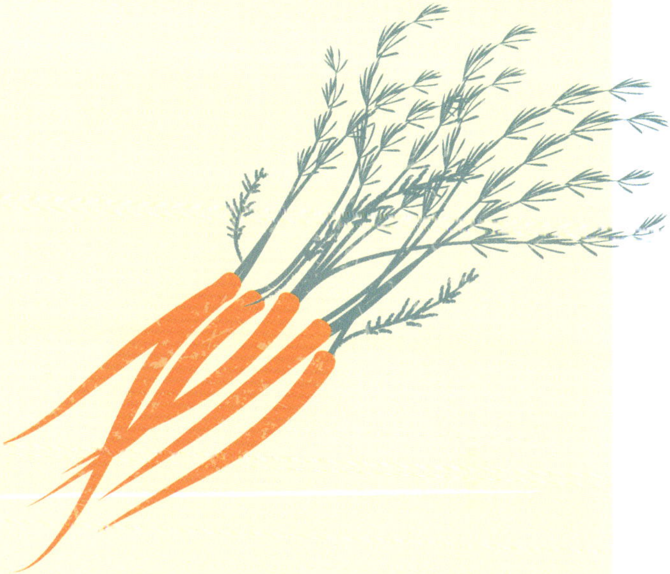

ALIMENTAÇÃO

INTRODUÇÃO

Assim como seu corpo muda durante a perimenopausa e a menopausa, também mudam as suas necessidades dietéticas. Uma dieta bem equilibrada é essencial, porque permite que seu corpo se adapte às alterações hormonais, além de ser fundamental para a manutenção de uma boa saúde dos ossos, do cérebro, do coração, do fígado e do intestino, bem como para o controle dos muitos sintomas comuns da menopausa.

É importante que você avalie sua dieta, pois uma alimentação adequada durante a menopausa lhe proporcionará inúmeros benefícios. Você precisa comer alimentos integrais, que fornecem os nutrientes necessários para uma transição tranquila. A boa nutrição permitirá que você proteja seus ossos, mantenha um peso saudável, melhore o humor, assim como os níveis de energia, além de contribuir para a redução ou amenização de muitos dos sintomas da menopausa.

O consumo de uma dieta rica em nutrientes suprirá o conjunto de proteínas, gorduras saudáveis, carboidratos, vitaminas, minerais e fitonutrientes necessários para garantir que o corpo, o cérebro e os hormônios tenham um bom funcionamento. Para tanto, aumente em sua dieta a ingestão de frutas e vegetais, grãos integrais, laticínios, frutos do mar, carnes magras, ovos, leguminosas, sementes e oleaginosas.

REFORCE A DENSIDADE ÓSSEA

A densidade óssea atinge sua melhor condição no final dos vinte anos e começa a diminuir por volta dos 35. O declínio é intensificado pelas alterações hormonais na menopausa, o que pode provocar fragilidade óssea e aumentar o risco de fraturas e osteoporose. Entretanto, uma boa dieta e exercícios com peso (consulte o Capítulo 5) podem contribuir para a manutenção da densidade óssea antes, durante e após a menopausa, reduzindo o risco de osteoporose, doença que, atualmente, pode acometer uma em cada duas mulheres.

Para manter os ossos fortes, assegure uma boa ingestão de cálcio (página 143) e vitamina D (página 141), além de minerais como zinco e magnésio (página 144), bem como ácidos graxos essenciais (página 132) e colágeno.

PROTEJA A SAÚDE DO CORAÇÃO

Existe uma forte ligação entre a boa alimentação e o coração saudável, o que é importante, pois as alterações hormonais decorrentes da menopausa podem aumentar o risco cardiovascular ao elevar a pressão arterial e os níveis de colesterol. De fato, mais da metade das mulheres com mais de 50 anos morrerá de doença cardíaca.

O consumo de um arco-íris de frutas e vegetais oferece alimentos ricos em nutrientes, assim como uma ampla variedade

“ ”

Durante a menopausa suas necessidades nutricionais mudam e você passa a necessitar de um maior reforço proveniente dos alimentos ricos em vitaminas e minerais, de modo a manter a saúde dos ossos, músculos, intestinos, coração e cérebro.

de antioxidantes benéficos para o coração. Além disso, o consumo de verduras de folhas verdes e de frutas e legumes ricos em vitamina C parece ter um efeito protetor contra a doença coronariana. Os ácidos graxos essenciais (página 132) também são muito benéficos para a saúde do coração.

FORTALEÇA A SAÚDE DO CÉREBRO

A menopausa costuma ser associada a alterações cognitivas leves, como perda de memória e confusão mental; portanto, uma boa alimentação é importante para a potencialização da função cerebral.
Seu cérebro tem 60% de gordura, e as gorduras são muito importantes para a função cerebral. É necessário consumir os tipos corretos de gorduras “boas”, como os ácidos graxos ômega-3 (página 132), capazes de manter a saúde do cérebro e a boa cognição. Por outro lado, é preciso evitar as gorduras “trans” ou “ruins”, que tornam a função da memória e a concentração menos eficientes. Você deve também aumentar a ingestão de alimentos ricos em vitaminas B (página 140), vitamina C e vitamina E.

REVIGORE A SAÚDE INTESTINAL

O intestino está envolvido na digestão, na produção de vitaminas e na regulação do peso. Ele elimina as bactérias nocivas, além de reduzir a inflamação e controlar o sistema imunológico. Um intestino saudável tem um papel fundamental no combate a doenças como o diabetes, as doenças cardíacas e a obesidade, que podem se transformar em

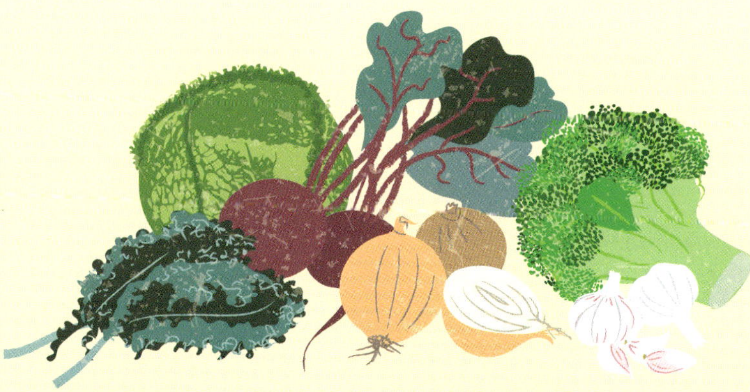

problemas na menopausa. Também há evidências de que a boa saúde intestinal consegue contribuir para a prevenção do humor deprimido e da ansiedade, distúrbios geralmente associados à menopausa.

A saúde intestinal e as bactérias intestinais são os elementos mais negligenciados quando se pensa em equilíbrio hormonal. A oscilação dos níveis hormonais durante a menopausa pode afetar a saúde intestinal, provocando sérios problemas digestivos, além de flatulência e distensão abdominal.

O intestino abriga trilhões de bactérias, conhecidas como micróbios intestinais. O microbioma intestinal controla a produção de hormônios e inibe ou reforça o equilíbrio hormonal. Tudo o que você come e bebe tem um efeito significativo na saúde intestinal; portanto, é importante a ingestão de alimentos naturais e não processados, que estimulem o crescimento de bactérias intestinais benéficas, bem como de alimentos prebióticos e probióticos (página 146).

PROTEJA A SAÚDE DO FÍGADO

O fígado desempenha muitas funções vitais, entre elas o armazenamento de energia, ajudando na manutenção dos níveis de glicose no sangue e na limpeza e desintoxicação do sangue. Ele tem participação na coagulação do sangue, além de armazenar vitaminas específicas e ajudar na síntese dos hormônios. Durante a menopausa, se o fígado estiver sob estresse, o equilíbrio hormonal pode ser drasticamente afetado, com possível intensificação dos sintomas da menopausa.

Para melhorar a saúde do fígado, é necessário ingerir muitos alimentos desintoxicantes, como vegetais de folhas verdes, frutas cítricas e chás de ervas. Consulte também a página 147.

AJUDE O CONTROLE DO PESO

À medida que você envelhece, seu metabolismo fica naturalmente mais lento; portanto, a manutenção do mesmo peso requer a redução da ingestão de calorias. A cada década, você deve ingerir cerca de 100 calorias a menos por dia. Por exemplo, uma pessoa de 50 anos precisa de aproximadamente 300 calorias a menos do que uma de 20 anos.

A redução dos níveis de estrogênio também afeta o metabolismo, e a distribuição de peso muda quando se chega à menopausa, passando a haver acúmulo de gordura ao redor da cintura.

O estresse, que produz cortisol no corpo, também pode provocar um aumento da gordura na região do estômago. Entretanto, existem diversas maneiras de maximizar sua dieta a fim de minimizar o ganho de peso (consulte o quadro à direita).

“ ”

Uma dieta favorável à menopausa é semelhante à dieta mediterrânea, cuja base é formada por vegetais, frutas, grãos integrais e gorduras insaturadas encontradas no azeite de oliva e nas oleaginosas. Ela inclui também aves e peixes, e tem baixa dose de carne vermelha e alimentos processados.

DICAS PARA MANTER UM PESO SAUDÁVEL

PROTEÍNAS

Consuma em todas as refeições proteínas de alta qualidade (página 135) e gorduras saudáveis (página 132), para equilibrar os níveis de açúcar no sangue. Oleaginosas, sementes, ovos e quinoa são ricos em proteínas.

BONS CARBOIDRATOS

Coma carboidratos complexos (página 136) em vez de carboidratos refinados; por exemplo, pão ou arroz integral em vez do pão elaborado com farinha branca e do arroz branco. Eles ajudam você a se sentir saciada por mais tempo.

FIBRAS

Adicione fibras (página 138) às refeições para que você se sinta saciada mais depressa e por mais tempo, evitando assim a queda brusca do nível de açúcar no sangue e a fome incontrolável. As fibras também mantêm seu microbioma intestinal saudável.

ALIMENTOS FRESCOS

Não coma fora de casa nem peça refeições para viagem com muita frequência, porque elas costumam ser ricas em calorias. Em vez disso, cozinhe alimentos frescos, pois assim você pode usar ingredientes nutritivos e balanceados.

ELIMINAÇÃO DE VÍCIOS

Elimine ou reduza os carboidratos refinados, o açúcar e as gorduras ruins (página 130). Procure entender qual é o seu vício alimentar e reduza lentamente a ingestão desses alimentos, para depois eliminá-los completamente.

BONS PETISCOS

Troque os petiscos não saudáveis por petiscos nutritivos, como oleaginosas e sementes (página 128), e reduza o consumo de lanchinhos ao longo do dia, especialmente no final da tarde e à noite.

TAMANHO DA PORÇÃO

Use um prato menor e divida-o: um quarto do prato deve ser preenchido com grãos integrais; outro quarto, com proteínas; e a metade restante, com legumes e salada.

HORÁRIO DAS REFEIÇÕES

Comece o dia tomando água morna com limão e um café da manhã à base de proteínas. Faça sua refeição principal ao meio-dia e, no início da noite, um jantar leve; depois disso, nada mais até o café da manhã.

SAÚDE INTESTINAL

As bactérias intestinais benéficas agem sobre os hormônios da fome, da saciedade e do armazenamento de gordura. Aumente a ingestão de prebióticos e probióticos (página 146) para ter um microbioma intestinal saudável.

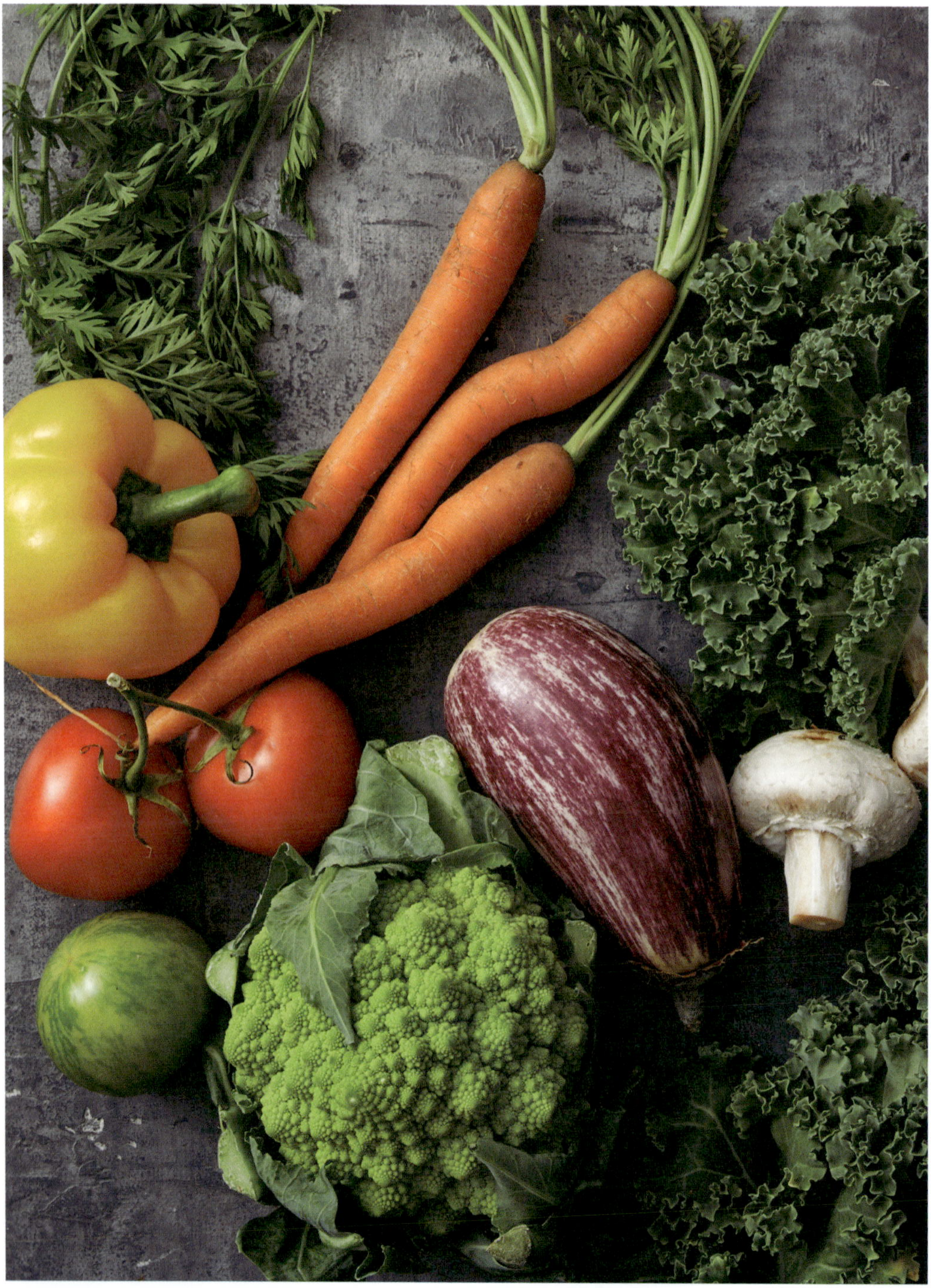

MELHORE O HUMOR

Seu humor pode sofrer uma significativa influência do equilíbrio de açúcar no sangue e do desequilíbrio hormonal. A eliminação do açúcar adicionado e dos carboidratos refinados da sua dieta pode promover uma melhora acentuada no seu humor e nas oscilações de humor. O consumo de alimentos ricos em antioxidantes – como cerejas, manga e frutas vermelhas, bem como ácidos graxos ômega-3, encontrados no salmão e nas sementes de linhaça (consulte também a página 132) – pode melhorar o humor.

Além disso, a manutenção de uma boa saúde intestinal, com alta ingestão de fibras (página 138), prebióticos e probióticos (página 146), pode contribuir para a melhora do humor e dos níveis de estresse.

PONHA AS CORES DO ARCO-ÍRIS NO SEU PRATO

Aumente a ingestão de frutas e vegetais, porque são alimentos antienvelhecimento, antioxidantes, estimulantes do intestino e ricos em nutrientes. O consumo diário de uma grande variedade de alimentos naturais com todas as cores do arco-íris proporcionará a você todo o espectro de fitonutrientes necessários para a manutenção de uma ótima saúde.

- **Vermelho** – pimentão, tomate, morango
- **Amarelo** – milho, banana, pimentão
- **Laranja** – cenoura, nectarina, batata-doce
- **Verde** – brócolis, couve, edamame
- **Roxo** – berinjela, azeitonas, repolho roxo
- **Branco** – couve-flor, cogumelo, batata

MELHORE O EQUILÍBRIO HORMONAL

Quando a dieta carece de proteínas, gorduras saudáveis ou nutrientes, a produção de hormônios é afetada, o que coloca seu corpo sob estresse adicional e provoca desequilíbrios hormonais. À medida que envelhecemos, o metabolismo, que é regulado pela glândula tireoide, fica mais lento. O funcionamento da tireoide é influenciado por diversos fatores, inclusive por uma dieta inadequada, que pode impedir que ela receba os nutrientes de que necessita, resultando em um metabolismo mais lento, aumento do armazenamento de gordura e sensação geral de debilidade.

Os fitoestrogênios são compostos à base de plantas que reproduzem os efeitos do estrogênio e podem ajudar no equilíbrio hormonal, porque têm a capacidade de se ligar aos receptores de estrogênio em nosso corpo. Muitos alimentos de origem vegetal contêm fitoestrogênios, especialmente os produtos derivados da soja e as sementes de linhaça. Existem três tipos de estrogênio vegetal: isoflavonas (presentes na soja e nas leguminosas), lignanas (na maioria dos vegetais e grãos) e coumestanos (em algumas leguminosas e sementes germinadas). Consulte também a página 149.

Os fitoestrogênios são particularmente benéficos durante a menopausa, pois ajudam a manter a saúde do cérebro e dos ossos, além de poderem contribuir para a prevenção de certos tipos de câncer e amenizar as ondas de calor. No entanto, o efeito dos fitoestrogênios sobre os fogachos varia de mulher para mulher, porque apenas entre um terço e a metade das mulheres têm as bactérias intestinais necessárias para aumentar a eficácia dos fitoestrogênios.

LANCHINHOS REPLETOS DE NUTRIENTES

- Frutas vermelhas com um punhado de oleaginosas.
- *Homus* com *crudités* de vegetais ou bolinhos de aveia.
- Iogurte natural com sementes ou frutas.
- Dois quadrados de chocolate amargo e algumas amêndoas.
- Pão pita integral com molho mexicano ou guacamole.

O QUE COMER PARA TER UMA BOA SAÚDE

Muitas mulheres entram na perimenopausa ou na menopausa com deficiências nutricionais, uma condição que pode ser agravada pelas oscilações hormonais; portanto, é importante manter uma dieta balanceada e rica em alimentos de origem vegetal, fitonutrientes, antioxidantes, vitaminas e minerais. Pense também na possibilidade de tomar suplementos nutricionais (página 150).

Seu corpo precisa dos nutrientes adequados para que os hormônios possam agir, assim como ser produzidos, armazenados e transportados, e isso é particularmente importante na menopausa, fase em que o equilíbrio hormonal é fundamental.

Para seguir a Dieta da Menopausa (consulte o quadro ao lado), procure manter uma dieta repleta de alimentos ricos em antioxidantes – como frutas e verduras, vitaminas e minerais –, de alimentos prebióticos e probióticos benéficos para o intestino (página 146), e também dos principais grupos de alimentos.

- As **fibras** ajudam a manter o sistema digestivo saudável, além de evitar a constipação, e são essenciais para o controle do peso. A quantidade de fibras na sua dieta também determina quanto de estrogênio você excreta e quanto armazena, o que as torna muito importantes durante a menopausa. Consulte também a página 138.
- As **proteínas** são essenciais para o desenvolvimento de hormônios, músculos e uma pele saudável. Elas são particularmente importantes para mulheres acima de 40 anos, porque têm um papel crucial no equilíbrio hormonal e no metabolismo da gordura. Seu corpo não consegue armazenar proteína; portanto, você precisa de um suprimento constante – daí a importância da ingestão de proteína de alta qualidade em todas as refeições. Consulte também a página 135.
- As **gorduras** boas também são fundamentais. As gorduras são ricas em calorias; no entanto, durante a menopausa, elas são essenciais para a saúde, a pele e a manutenção da forma da cintura, desde que sejam consumidas as gorduras certas e em pequenas quantidades. As dietas ocidentais costumam ser deficientes em ácidos graxos essenciais ômega-3, que são anti-inflamatórios, mas eles são necessários diariamente, pois ajudam a reduzir os triglicerídeos, melhoram o humor e constituem um dos nutrientes mais importantes para o equilíbrio hormonal. Consulte também a página 132.
- Os **carboidratos** são relevantes porque representam a principal fonte de energia do corpo. Além disso, os carboidratos complexos são repletos de nutrientes e contêm todas as fibras essenciais necessárias para uma evacuação saudável. Consulte também a página 136.

DIETA DA MENOPAUSA

MANTENHA A HIDRATAÇÃO

Lembre-se de beber bastante líquido, de preferência pelo menos oito copos de água ou chá de ervas diariamente. Você precisa de água para manter o bom funcionamento de seus sistemas hormonais. Consulte também a página 137.

COMA REGULARMENTE

Não pule refeições, especialmente o café da manhã, que é a refeição mais importante do dia. Faça três refeições por dia para garantir um fluxo constante de energia, cuidando para que a refeição do início da noite seja mais leve.

BONS LANCHINHOS

Um lanchinho saudável e rico em proteínas entre as refeições pode contribuir para um bom equilíbrio do humor e dos níveis hormonais. Veja no quadro (ao lado) os lanchinhos ricos em vitaminas e minerais.

ALIMENTOS ESSENCIAIS

Consuma proteínas de alta qualidade (página 135) em todas as refeições. Coma os carboidratos corretos (página 136), bem como gorduras boas (página 132), e mantenha uma dieta rica em fibras (página 138).

INTESTINO SAUDÁVEL

Alimente as boas bactérias intestinais aumentando a ingestão de alimentos prebióticos e probióticos (página 146). Consuma bastante fibra para ajudar na digestão e na excreção.

ALIMENTOS À BASE DE VEGETAIS

Procure manter uma dieta baseada principalmente em vegetais, com peixes, aves de boa qualidade ou carne vermelha magra algumas vezes por semana. Se possível, escolha produtos orgânicos.

FRUTAS E VEGETAIS

Coma um arco-íris de frutas e legumes, de preferência orgânicos – consuma cinco porções por dia. Seja criativa – adicione abobrinha e cenoura raladas ao molho do macarrão ou cubra as pizzas apenas com vegetais.

ALIMENTOS POTENTES

Aumente a ingestão de alimentos ricos em fitoestrogênios, que são antienvelhecimento, antioxidantes e eficazes no equilíbrio hormonal. Além disso, não descasque os vegetais para cozinhá-los ou comê-los, pois a casca contém antioxidantes.

ELIMINAÇÃO

Reduza ou elimine de sua dieta os seguintes itens: açúcar refinado, cafeína, álcool, sal, carboidratos refinados e alimentos processados. Consulte também a página 130.

AVALIE SEU ESTILO DE VIDA

É importante que você reveja e modifique sua dieta à medida que se aproxima da menopausa, para que seu corpo tenha condições de lidar com todas as mudanças hormonais. Uma dieta mais adequada também ajudará a minimizar muitos dos sintomas comuns da menopausa, como as alterações de humor, as ondas de calor e a insônia.

- Evite **alimentos altamente processados** e comida de baixo valor nutricional. Prepare as refeições do zero para evitar aditivos prejudiciais à saúde, além do açúcar e sal adicionados. Use ervas e temperos para dar sabor aos alimentos no lugar do sal, pois o excesso de sal pode acentuar os problemas comuns da menopausa, como retenção de líquidos e distensão abdominal.
- Reduza a **ingestão de açúcar**, porque ele tem sido associado a diversos problemas de saúde, inclusive câncer, diabetes e doenças cardíacas. O açúcar também pode sobrecarregar o fígado e prejudicar o processamento eficaz do estrogênio, o que pode fazer com que os níveis de estrogênio flutuem, acentuando as alterações hormonais da menopausa. Em vez de alimentos doces, consuma petiscos saudáveis, como oleaginosas e azeitonas (página 128).
- Elimine as **gorduras saturadas "ruins"** encontradas em muitos alimentos industrializados e aumente a ingestão de gorduras "boas", consumindo mais peixes, oleaginosas e sementes, como as sementes de linhaça e de chia.
- Elimine a **cafeína**. Ela é um estimulante natural que age sobre o cérebro e o sistema nervoso central. O consumo excessivo faz com que uma dose abundante de cortisol seja liberada na corrente sanguínea, enfraquecendo as suprarrenais, esgotando os nutrientes do corpo e interferindo no equilíbrio hormonal e no sono. Faça uma redução lenta, substituindo-a por água com limão ou chás de ervas.
- Restrinja o **álcool**, que é rico em calorias e prejudica o equilíbrio hormonal. Ele interfere no funcionamento do fígado, dificultando a eliminação do excesso de hormônios e toxinas. O álcool também contribui para a osteoporose, porque age como diurético, dissolvendo e eliminando minerais valiosos, como o cálcio. Em geral, durante a menopausa, as mulheres se tornam mais sensíveis aos efeitos do álcool, e ele pode intensificar os fogachos e a insônia.
- Tente minimizar o **estresse**, melhorando a sua dieta a fim de reduzir o esgotamento do seu corpo, bem como as preocupações em outras áreas da sua vida. Para tanto, adote exercícios de bem-estar mental (consulte o Capítulo 3) ou exercite-se mais para liberar endorfinas (consulte o Capítulo 5). A chegada da menopausa em uma vida já estressante pode causar uma pressão adicional em decorrência das alterações hormonais; e o estresse de longo prazo tem potencial para inibir o sistema imunológico e afetar a digestão, o fígado, a saúde do coração e os ossos.

COMO USAR ESTE CAPÍTULO

Este capítulo apresenta meios de maximizar sua dieta a fim de manter uma boa saúde durante a perimenopausa, a menopausa e a pós-menopausa. Ele aborda os principais grupos de alimentos, minerais e vitaminas, bem como as boas fontes de cada um deles. Além disso, mostra como você pode aumentar facilmente a ingestão desses alimentos.

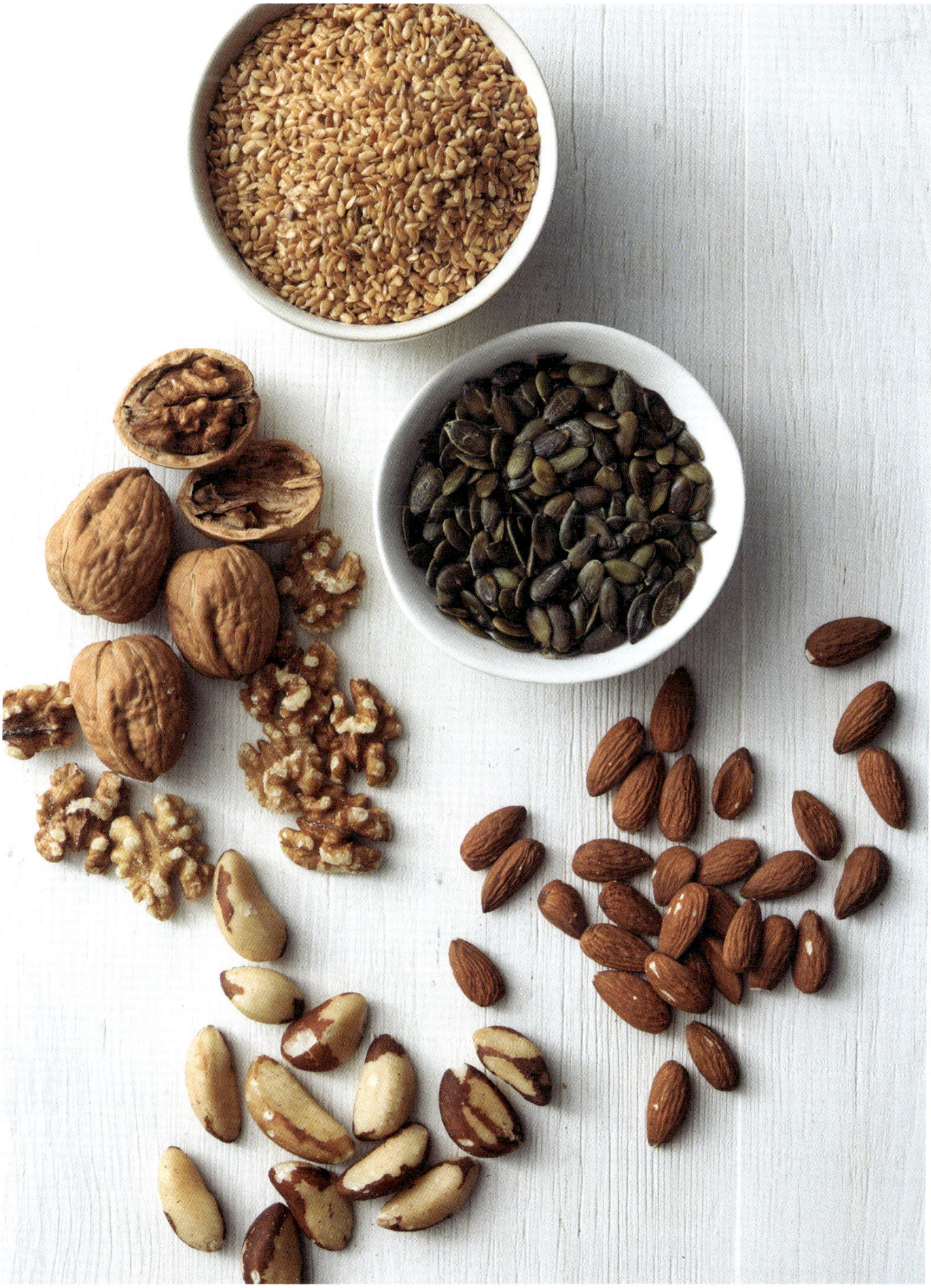

GORDURAS BOAS

PROTEGEM O CORAÇÃO | ESTIMULAM O CÉREBRO | BENEFICIAM A SAÚDE DOS OSSOS | FORNECEM ENERGIA

Nem todas as gorduras são ruins. As gorduras boas são vitais para a sua saúde, em especial durante a menopausa, e incluem gorduras monoinsaturadas e ácidos graxos essenciais poli-insaturados, como ômega-3 e ômega-6. Essas gorduras são necessárias para a produção de energia, bem como para ajudar na absorção de vitaminas e proteger o coração, o cérebro e os ossos.

As gorduras saudáveis são essenciais para o equilíbrio hormonal e também para a redução da inflamação e a manutenção da densidade óssea. Elas têm um efeito positivo na estabilização dos níveis de açúcar no sangue, além de reduzir a resistência à insulina e minimizar o desejo por açúcar, tendo a capacidade de contribuir para o controle de peso durante a menopausa.

As doenças cardiovasculares em mulheres são mais prevalentes após a menopausa; contudo, uma boa ingestão de gorduras saudáveis pode reduzir o risco de doenças cardíacas e acidente vascular encefálico (AVE).

As pesquisas atuais mostram que uma dieta que inclua gorduras saudáveis, como os ácidos graxos ômega-3, pode favorecer a redução da intensidade das ondas de calor e a frequência dos suores noturnos. As gorduras saudáveis também contribuem para a preservação da memória e da função cognitiva e podem ajudar a melhorar o humor, o que é muito importante na menopausa.

As gorduras saudáveis são ótimos lubrificantes e podem favorecer a atenuação dos efeitos decorrentes da redução dos níveis de estrogênio durante a menopausa, como secura vaginal, dores nas articulações e afinamento da pele.

O QUE ELAS FAZEM

As gorduras saudáveis diminuem a velocidade de esvaziamento do estômago, tornando mais lenta a liberação dos carboidratos, acelerando o metabolismo e reduzindo a resistência à insulina. Elas também reduzem o colesterol ruim (LDL) e aumentam o colesterol bom (HDL), bem como diminuem a pressão arterial e contribuem para a prevenção da aterosclerose.

BOAS FONTES

- **Peixes gordurosos**, como salmão, cavalinha, arenque, sardinha, peixe-espada e atum, são excelentes fontes de gorduras saudáveis.
- **Óleos** como azeite de oliva extravirgem, óleo de girassol, óleo de gergelim e óleo de abacate.
- **Abacates**, sementes e oleaginosas, incluindo sementes de linhaça, sementes de chia e nozes.

COMO AUMENTAR A INGESTÃO

- Consuma **peixes oleosos** pelo menos três vezes por semana.
- Adicione **abacate**, sementes e oleaginosas a uma salada.
- Misture **sementes de linhaça** ou de chia com mingau ou iogurte e saboreie no café da manhã.

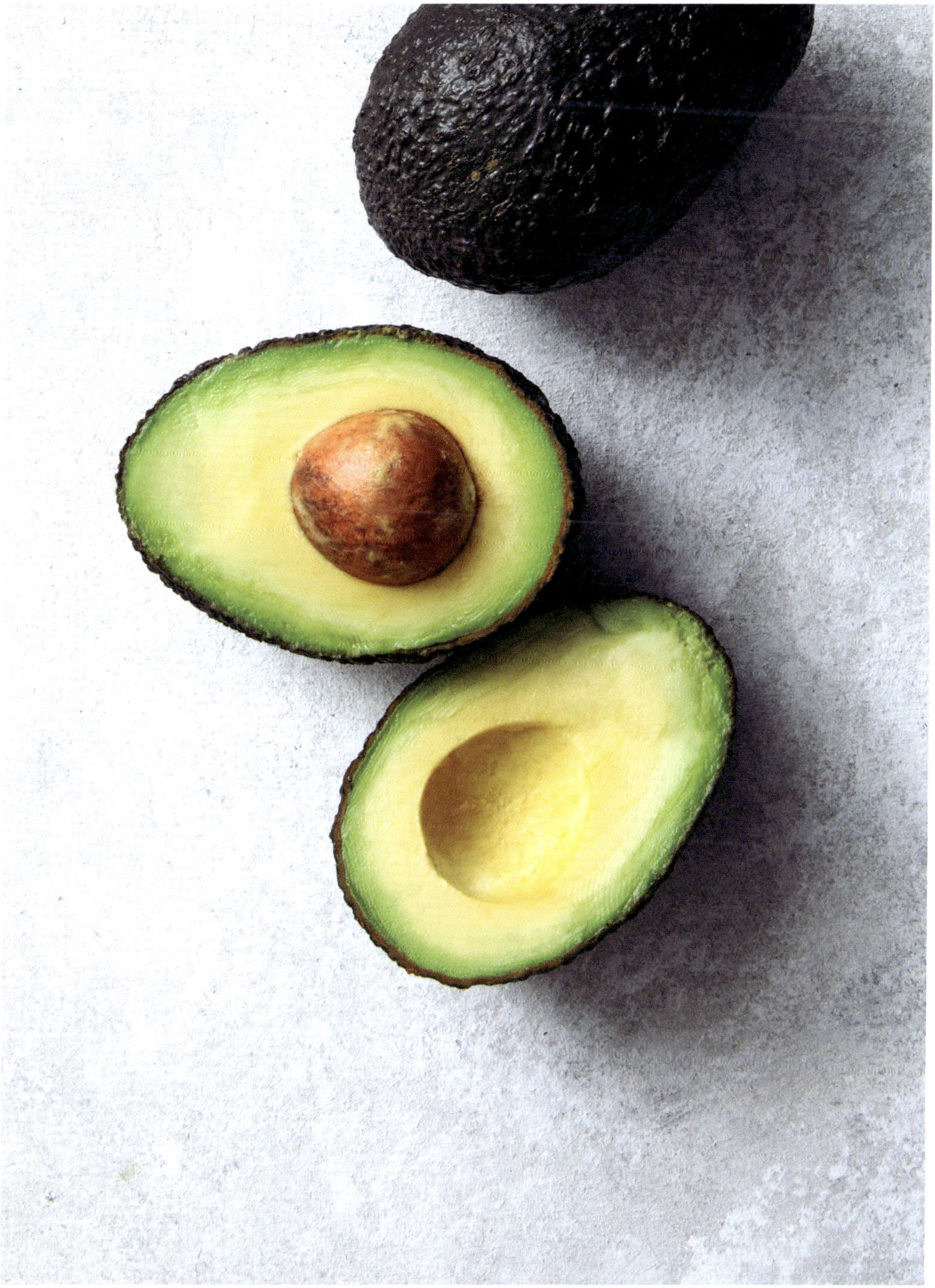

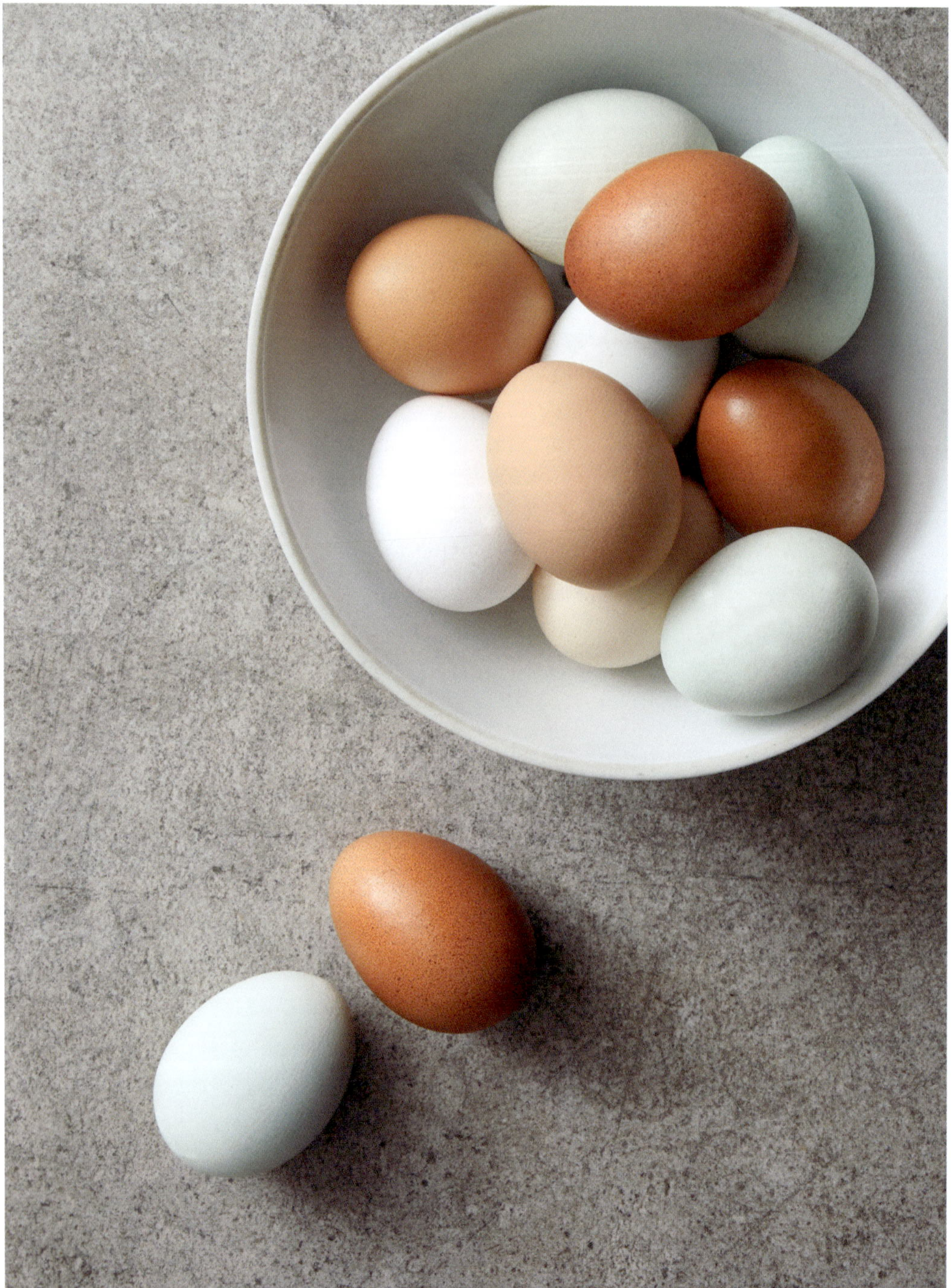

PROTEÍNAS DE ALTA QUALIDADE

FORTALECEM OS OSSOS E OS MÚSCULOS | EQUILIBRAM O AÇÚCAR NO SANGUE | BENEFICIAM A PELE

A maioria dos processos do corpo depende das proteínas, que fazem parte de todas as células do corpo e são essenciais para uma boa saúde. A ingestão suficiente de proteína de alta qualidade – proteína completa com todos os aminoácidos necessários – trará benefícios para seu sistema imunológico, bem como para ossos, músculos, níveis hormonais, pele e cabelos durante a menopausa.

As proteínas são essenciais para o crescimento celular, a restauração dos tecidos, um sistema imunológico forte, a desintoxicação e o equilíbrio dos níveis de açúcar no sangue. Elas também são fundamentais para a formação e a manutenção de músculos e ossos, além de contribuírem para a preservação da massa muscular e da força óssea, que diminuem em decorrência do declínio do estrogênio na menopausa.

Os hormônios que regulam o sistema digestivo e a tireoide necessitam das proteínas. Elas também são importantes para os hormônios sexuais. Como estes últimos diminuem durante a menopausa, se você não ingerir proteínas e gorduras saudáveis em quantidade suficiente (página 132), seu corpo terá dificuldade para produzir os hormônios sexuais necessários e manter um bom equilíbrio hormonal.

O QUE ELAS FAZEM

As proteínas são compostas de aminoácidos, os elementos constitutivos básicos de todas as células, e são necessárias para a manutenção e o fortalecimento da massa muscular e da densidade óssea, bem como para a restauração dos tecidos. As proteínas também são usadas pelas enzimas no processo de quebra, digestão e absorção dos alimentos. O consumo de proteínas ajuda a equilibrar os níveis de açúcar no sangue, reduz o desejo incontrolável por doces e mantém a sensação de saciedade, o que é importante para o controle de peso durante a menopausa.

BOAS FONTES

- **Frango**, **peru**, **carne**, **ovos**, peixes, frutos do mar, queijo *cottage* e iogurte grego.
- **Existem muitas fontes** vegetais de proteína, entre elas lentilha, grão-de-bico, grãos integrais, leguminosas, oleaginosas, algas marinhas, quinoa, sementes de cânhamo, sementes de chia, tofu e tempê.

COMO AUMENTAR A INGESTÃO

- Consuma **proteínas** ao longo do dia para se sentir saciada. Coma petiscos como um punhado de oleaginosas, barras de proteína com sementes ou ovos cozidos.
- Troque o iogurte tradicional por **iogurte grego**, pois este tem duas vezes mais proteína.
- Adicione às **saladas**: frango, atum, salmão, tofu, camarão, nozes, quinoa ou sementes de abóbora.
- Bata um ***shake*** de proteína com: bananas, manteiga de amêndoa, aveia em flocos, leite de soja e gelo.

BONS CARBOIDRATOS

FORNECEM ENERGIA | ESTIMULAM E EQUILIBRAM O HUMOR | AJUDAM NO CONTROLE DO PESO

Os carboidratos são a principal fonte de energia do corpo em uma dieta saudável e equilibrada. Os carboidratos complexos, ou de liberação lenta, são considerados "carboidratos bons". Eles são essenciais porque uniformizam o fluxo de glicose, o que pode contribuir para a minimização dos sintomas da menopausa, como ganho de peso e oscilações de humor.

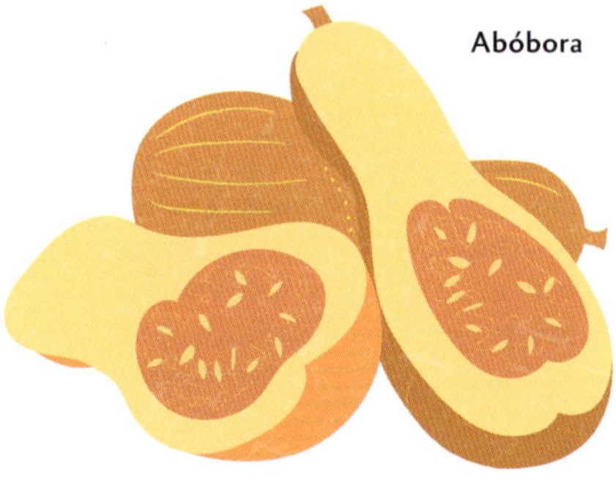

Abóbora

O consumo de carboidratos não refinados ajuda a manter um fluxo constante de energia e a evitar a montanha-russa dos níveis de açúcar no sangue. Com isso, é possível que sejam evitados ou amenizados muitos dos sintomas da menopausa, como as oscilações de humor, o desejo por alimentos doces e o ganho de peso. Os bons carboidratos também beneficiam a função intestinal em virtude do seu alto teor de fibras, o que reduz o risco de constipação, um problema comum durante a menopausa.

O QUE ELES FAZEM

O consumo de carboidratos não refinados gera um suprimento de energia de liberação lenta ao longo do dia. Escolha carboidratos complexos (como grãos integrais, frutas e vegetais) no lugar de carboidratos simples refinados (como alimentos processados, bolos e doces), pois estes últimos são rapidamente digeridos e absorvidos pelo organismo. Por sua vez, os carboidratos complexos levam tempo para serem digeridos e são uma fonte estável de energia. Também é possível retardar a liberação de glicose dos carboidratos ingerindo-os com proteínas de alta qualidade (página 135).

BOAS FONTES

- **Grãos integrais**, como quinoa, arroz integral, trigo-sarraceno, aveia e milho.
- **Frutas e vegetais**, incluindo abóbora, batata-doce, brócolis, banana, mirtilo, maçã e frutas cítricas.
- Alimentos ricos em **fibras e amido**, incluindo leguminosas e sementes de leguminosas.

COMO AUMENTAR A INGESTÃO

- Escolha **grãos integrais** no lugar de grãos refinados.
- Consuma mais **leguminosas**, como feijões, ervilhas e lentilhas. Adicione-as a ensopados, sopas e hambúrgueres.

ÁGUA

REIDRATA | MELHORA O HUMOR | ALIVIA A CONSTIPAÇÃO | AMENIZA DORES DE CABEÇA

A manutenção da hidratação é essencial para a saúde geral em qualquer época da vida, mas é especialmente importante na perimenopausa e na menopausa, porque nessa fase pode parecer que seu corpo está "secando" em decorrência da redução dos níveis de estrogênio. Beber água em quantidade suficiente pode ajudar a melhorar a pele, o humor, a digestão e os níveis de energia.

A desidratação é consequência da ingestão insuficiente de água, e ela pode provocar oscilações de humor, secura da pele, cãibras musculares, dores de cabeça, desejo incontrolável por comida, constipação, problemas de bexiga e de memória, além de fadiga. O simples ato de beber uma quantidade suficiente – cerca de oito copos de água por dia – pode ajudar a aliviar esses sintomas.

Durante a menopausa, a pele das mulheres costuma ficar mais seca em razão da redução dos níveis de estrogênio; porém, bebendo bastante água, a pele parecerá mais macia, a rigidez e o desconforto nas articulações podem diminuir e, provavelmente, haverá melhora das ondas de calor e dos suores noturnos, pois a água também ajuda a regular a temperatura corporal.

O QUE ELA FAZ

A água é essencial para a vida e tem muitas funções, participando da digestão, do transporte e da absorção de nutrientes, assim como da circulação e da eliminação de produtos residuais. Ela também é essencial para a produção de saliva e lubrificação das articulações, além de atuar como amortecedor de choque para o cérebro.

BOAS FONTES

- **Água sem gás** é o ideal, mas experimente também água de coco.
- Tome **chás de ervas**, como urtiga ou erva-doce.
- Consuma **alimentos ricos em água**, como melancia, morango, pêssego, laranja e também caldos.

COMO AUMENTAR A INGESTÃO

- Beba um copo de **água morna com limão** pela manhã para colocar seu metabolismo em funcionamento.
- Mantenha uma **garrafa** de água à mão para que você adquira o hábito de beber água regularmente.
- **Para variar**, faça uma infusão de água com ervas frescas, frutas e vegetais (veja o quadro abaixo).

ÁGUA AROMATIZADA

Desfrute de uma bebida hidratante e refrescante.

- Adicione fatias de limão e o suco de meio limão a um copo de água pura. Acrescente pepino e hortelã, deixe em infusão e sirva fria.

Água cítrica e mentolada

FIBRAS

AUXILIAM A DIGESTÃO | AJUDAM NO CONTROLE DO PESO | BENEFICIAM A SAÚDE INTESTINAL

A ingestão de uma quantidade suficiente de fibras é essencial para a manutenção da saúde do sistema digestivo. As bactérias intestinais boas se alimentam de fibras, e, assim, uma dieta com quantidade suficiente de fibras pode ajudar a afastar os sintomas da menopausa, como constipação, flatulência, distensão abdominal e desejo por alimentos não saudáveis.

As fibras ajudam a equilibrar os níveis de açúcar no sangue, evitando a ocorrência de picos e quedas e podendo, assim, reduzir a vontade incontrolável por doces, que é um problema para muitas mulheres na menopausa. As fibras favorecem a perda de peso, pois estimulam a sensação de saciedade e fazem com que você permaneça saciada por mais tempo. O consumo de alimentos ricos em fibras ajuda o corpo a se livrar dos dejetos orgânicos e reduz o risco de doenças, como o diabetes tipo 2, as doenças cardíacas e o câncer de intestino.

A redução dos níveis de estrogênio durante a menopausa pode provocar aumento dos níveis de colesterol ruim; no entanto, as fibras solúveis contribuem para a eliminação do colesterol ruim do corpo antes da absorção.

MINGAU DE QUINOA E FRUTAS VERMELHAS

O café da manhã é o momento perfeito para adicionar mais fibras à sua dieta.

- Misture 40 g de quinoa com 100 mL de leite de coco e uma pitada de canela. Cozinhe por 5 a 10 minutos.
- Cubra com framboesas, amêndoas picadas, sementes de abóbora e sementes de linhaça e sirva.

O QUE ELAS FAZEM

Existem dois tipos de fibra: solúvel e insolúvel. As fibras solúveis são decompostas pelo intestino e ajudam a amolecer as fezes e aumentar sua frequência, o que pode amenizar a constipação. Elas se ligam ao colesterol dos alimentos e ajudam a excretá-lo.

As fibras insolúveis atuam como uma vassoura nos intestinos, auxiliando na eliminação dos resíduos sólidos e incorporando volume às fezes. Contribuem, assim, para o fim da constipação e a manutenção da regularidade dos movimentos intestinais.

BOAS FONTES

- **Frutas e legumes**, como cenoura, brócolis, maçã, pera e frutas vermelhas.
- **Lentilha**, grão-de-bico e feijão.
- **Grãos integrais**, aveia, cevada, oleaginosas e sementes.

COMO AUMENTAR A INGESTÃO

- Consuma os vegetais com a **casca**.
- Coma **cereais ricos em fibras** com sementes de chia.
- Adicione **lentilhas** e feijões a ensopados ou caril (molho com especiarias).

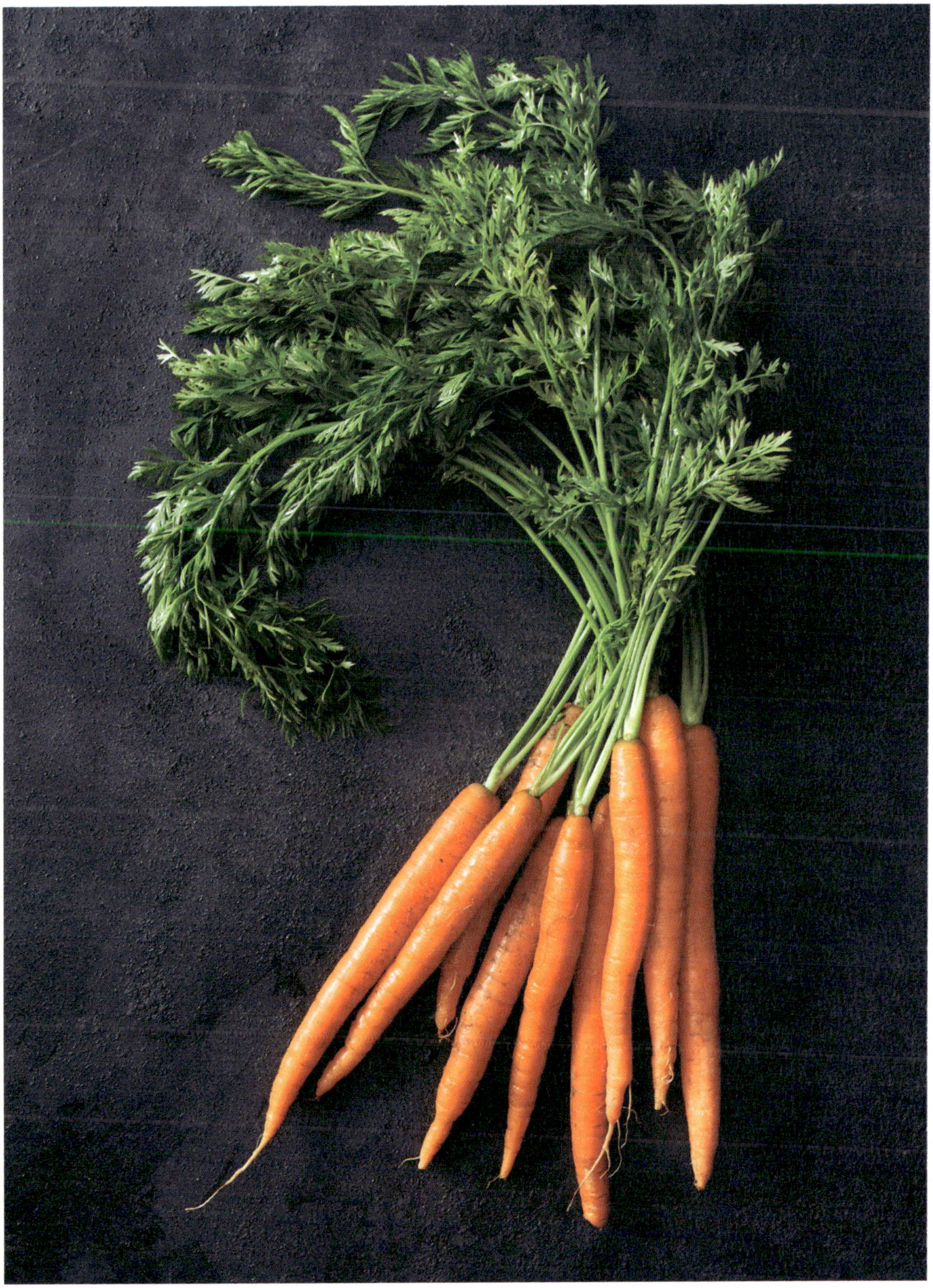

VITAMINAS B

PROTEGEM O CORAÇÃO I AJUDAM NO CONTROLE DO PESO I AUXILIAM A DIGESTÃO I ACALMAM

Para muitas mulheres, os níveis de estresse podem aumentar drasticamente durante a menopausa. Fatores emocionais, físicos e fisiológicos concorrem para o estresse da menopausa; contudo, seja qual for a causa, as vitaminas B desempenham um papel fundamental no controle desse estresse, mas o nível dessas vitaminas pode se reduzir rapidamente.

As vitaminas B fazem parte de uma variada classe de vitaminas solúveis em água, que inclui B1 (tiamina), B9 (ácido fólico) e B12 (cobalamina). Elas estão envolvidas na produção de energia, na digestão e no metabolismo da gordura; portanto, uma ingestão adequada pode contribuir para manutenção dos níveis de energia e do peso. As vitaminas B são essenciais para o controle do estresse, o bom funcionamento do fígado e a saúde cardíaca.

Durante a menopausa, as mulheres costumam apresentar deficiência da vitamina B12, necessária para a função cognitiva. Essa deficiência tem sido associada a um aumento da irritabilidade, da dificuldade de controlar o estresse e da insônia.

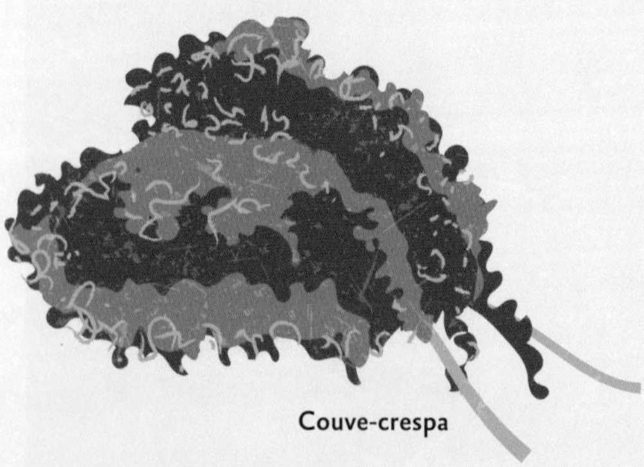

Couve-crespa

O QUE ELAS FAZEM

As vitaminas B desempenham um papel complexo em seu corpo. Elas contribuem para o controle do estresse, estimulam a produção de estrogênio e reforçam o sistema nervoso, além de serem necessárias para a boa saúde suprarrenal.

BOAS FONTES

- **Carne bovina**, aves, fígado, peixe e ovos.
- **Pães fortificados**, grãos integrais, leguminosas, oleaginosas, sementes, cereais, levedura nutricional e leites vegetais são fontes veganas e vegetarianas de B12 particularmente boas.
- **Vegetais**, em especial os de folhas verde-escuras, como espinafre e couve, além de abacate e cogumelos.

COMO AUMENTAR A INGESTÃO

- Cozinhe **ovos *poché*** sobre tomates, com pimentões, coentro e queijo feta.
- Faça um **patê de vegetais** com sementes de girassol, cenoura, páprica defumada, sal de alho, cebola em pó, coentro fresco e salsinha.
- Tome um **suplemento** (página 150).

VITAMINA D

BENEFICIA A SAÚDE DOS OSSOS E MÚSCULOS **|** MELHORA O HUMOR **|** FAVORECE A IMUNIDADE

A vitamina D é produzida principalmente na pele em resposta à ação da luz solar, que a converte em sua forma ativa; mas também pode ser obtida por meio de alimentos e suplementos. Ela desempenha um papel fundamental em muitos processos do corpo, e é particularmente imprescindível durante a menopausa, pois pode ajudar a melhorar o humor e a manter a densidade óssea.

A vitamina D ajuda na absorção da quantidade certa de cálcio, que é vital para ossos fortes e saudáveis, principalmente quando se aproxima a menopausa, ocasião em que ocorre diminuição da densidade óssea. Ela também é essencial para a manutenção da massa muscular e da saúde do sistema imunológico.

Muitas pessoas, em especial aquelas que vivem em climas com pequena incidência de sol ou que passam pouco tempo ao ar livre, têm deficiência de vitamina D. Um dos motivos pelos quais algumas pessoas se sentem deprimidas no inverno pode ser a falta de vitamina D; portanto, a elevação dos níveis dessa vitamina também é capaz de melhorar o humor.

COMO OBTER VITAMINA D

- A maioria das pessoas consegue produzir vitamina D suficiente nos meses de verão ao se exporem ao sol diariamente por períodos curtos. No caso de exposição por períodos mais longos, é sempre necessário cobrir o corpo ou usar protetor solar para evitar queimaduras.
- Tome um suplemento nos meses de inverno (página 150).
- Cerca de 10% da ingestão de vitamina D provém dos alimentos; portanto, escolha alimentos ricos nessa vitamina.

O QUE ELA FAZ

A vitamina D tem uma função mais parecida com a de um hormônio do que a de uma vitamina. Ela ajuda na absorção de cálcio, e sua deficiência pode desestabilizar o equilíbrio hormonal geral.

BOAS FONTES

- **Peixes gordurosos**, como sardinha, arenque, cavalinha e salmão.
- Ovos orgânicos e de galinhas **criadas ao ar livre**.
- **Cogumelos**, inclusive morel, shitake e cantarelo, cultivados ao ar livre com luz solar natural ou em ambientes fechados com luz UV.
- **Alimentos enriquecidos com vitamina D**, como laticínios, cereais e suco de laranja.

COMO AUMENTAR A INGESTÃO

- Consuma **sardinhas** e abacate em uma torrada.
- **Frite** cogumelos e adicione-os a saladas ou massas.

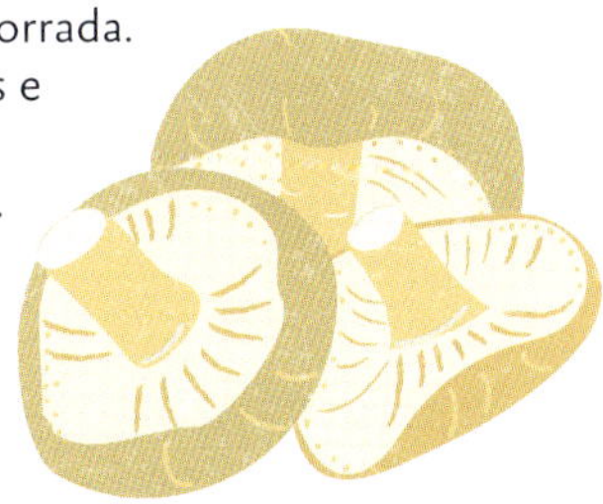

Cogumelo shitake

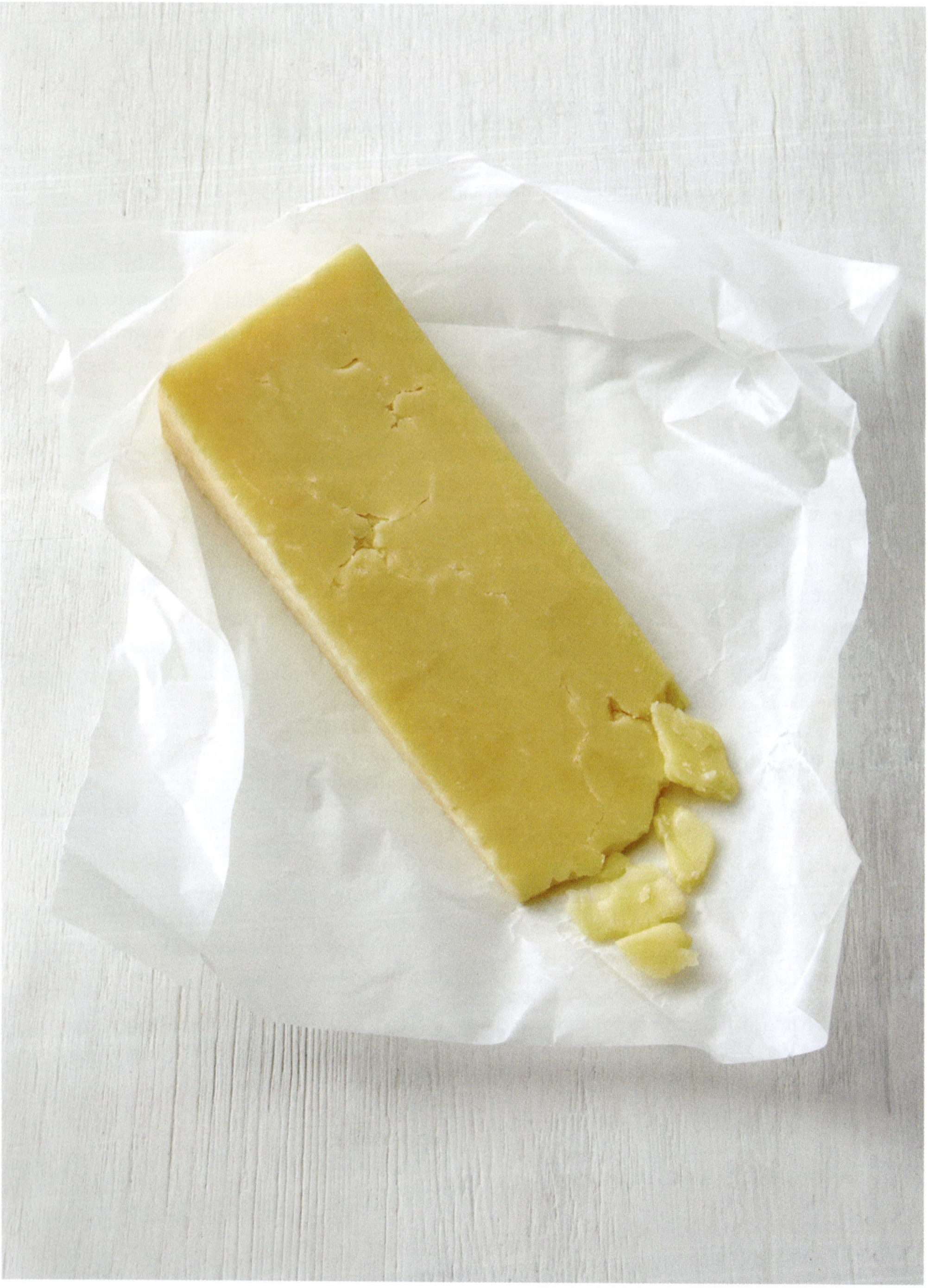

CÁLCIO

DESENVOLVE OSSOS E MÚSCULOS | MELHORA O HUMOR | PROTEGE O CORAÇÃO

As mulheres na pós-menopausa respondem por 80% de todos os casos de osteoporose, porque a produção de estrogênio diminui rapidamente na menopausa. Elas podem perder até 20% de sua densidade óssea nos cinco a sete anos após a menopausa, mas a ingestão de quantidade suficiente de cálcio tem potencial para ajudar na manutenção da saúde óssea.

Quando seu corpo não tem cálcio suficiente para realizar suas funções, ele é retirado dos ossos. Se essa situação for continuada, você pode acabar desenvolvendo osteopenia ou osteoporose, o que aumenta o risco de fraturas ósseas. Ao garantir uma quantidade suficiente de cálcio em sua dieta, você contribui para a proteção de seus ossos durante a menopausa.

Níveis baixos de cálcio também podem concorrer para a ansiedade, o estresse, as alterações de humor, a depressão e os distúrbios do sono, que são sintomas problemáticos observados na menopausa. Portanto, o aumento da ingestão pode ajudar a melhorar seu humor.

O QUE ELE FAZ

O cálcio é necessário para o desenvolvimento e a manutenção de ossos saudáveis. Ele auxilia na coagulação do sangue, na contração dos músculos e nos batimentos do coração. Além disso, é necessário para uma comunicação saudável entre o cérebro e outras partes do corpo, bem como desempenha um papel importante no funcionamento muscular e cardiovascular.

BOAS FONTES

- **Produtos lácteos**, como leite e queijo.
- **Vegetais de folhas verdes**, como brócolis, espinafre, couve, repolho e acelga chinesa (*bok choy*).
- **Produtos derivados da soja**, como tofu e tempê.
- **Feijões, lentilhas**, oleaginosas, sementes e frutas secas.
- **Sardinhas** e salmão enlatado.

COMO AUMENTAR A INGESTÃO

- Faça um **lanchinho** com um punhado pequeno de oleaginosas ricas em cálcio, como castanhas-do-pará ou amêndoas.
- Consuma uma **variedade** de vegetais de folhas verdes.
- Tome um **suplemento** (página 151).

SMOOTHIE VERDE

Smoothies verdes são naturalmente boas fontes de cálcio, além de serem repletos de vitaminas e minerais.

- Prepare uma combinação de dois ou três dos seguintes alimentos ricos em cálcio: vegetais de folhas verdes, como couve ou espinafre; laranjas; figos; salsão; amêndoa ou leite de soja; e água de coco pura.

MAGNÉSIO

AJUDA NO FUNCIONAMENTO DE MÚSCULOS E NERVOS | ELEVA O HUMOR | MELHORA O SONO | ACALMA

O magnésio é vital para a saúde e o bem-estar e é encontrado em todas as células do corpo. Entretanto, a carência de magnésio é uma das deficiências nutricionais mais comuns em mulheres na menopausa. Um nível insuficiente de magnésio pode provocar ou piorar a fadiga, os problemas de sono, o humor deprimido e as dores musculares na fase da meia-idade.

O magnésio ajuda a garantir o bom funcionamento dos nervos, dos músculos e do coração. Ele regula a pressão arterial, a glicose no sangue e os níveis de energia, fatores que podem ser afetados pela diminuição do estrogênio na menopausa.

O magnésio também contribui para o alívio do estresse, porque reduz a produção de cortisol, o principal hormônio do estresse, de nosso corpo. Ele é rapidamente consumido durante períodos de estresse, daí a importância de ser reposto. A adição de alimentos ricos em magnésio à sua dieta pode, portanto, melhorar os níveis de ansiedade e estresse, bem como o sono, o que é particularmente importante para mulheres na menopausa, que costumam sofrer com distúrbios do sono.

O QUE ELE FAZ

O magnésio está envolvido em mais de 300 reações bioquímicas do corpo e é indispensável para o funcionamento adequado de todos os órgãos. Ele ajuda a manter níveis apropriados de nutrientes importantes, como potássio, zinco e cálcio (página 143), nutrientes estes que são necessários para a força e a densidade dos ossos. Além disso, ele ativa a vitamina D (página 141), que é importante para a regulação do cálcio e a manutenção da saúde óssea.

A deficiência de magnésio pode provocar dormência, cãibras musculares e insônia.

BOAS FONTES

- **Frutas e vegetais**, incluindo bananas, abóbora, abacate e vegetais de folhas verde-escuras, como couve e espinafre.
- **Arroz integral**, quinoa, lentilha e feijão.
- **Castanhas-de-caju**, amêndoas, nozes e sementes de abóbora, de girassol e de chia.
- **Chocolate amargo** – escolha um que tenha pelo menos 70% de cacau.

COMO AUMENTAR A INGESTÃO

- Faça uma **salada** com salmão, folhas verdes e sementes de abóbora.
- Misture **oleaginosas**, sementes e cacau natural para fazer bolinhas de proteína.
- Bata **banana**, morango, espinafre e leite de amêndoas para fazer um *smoothie*.
- Tome um **suplemento** (página 151).

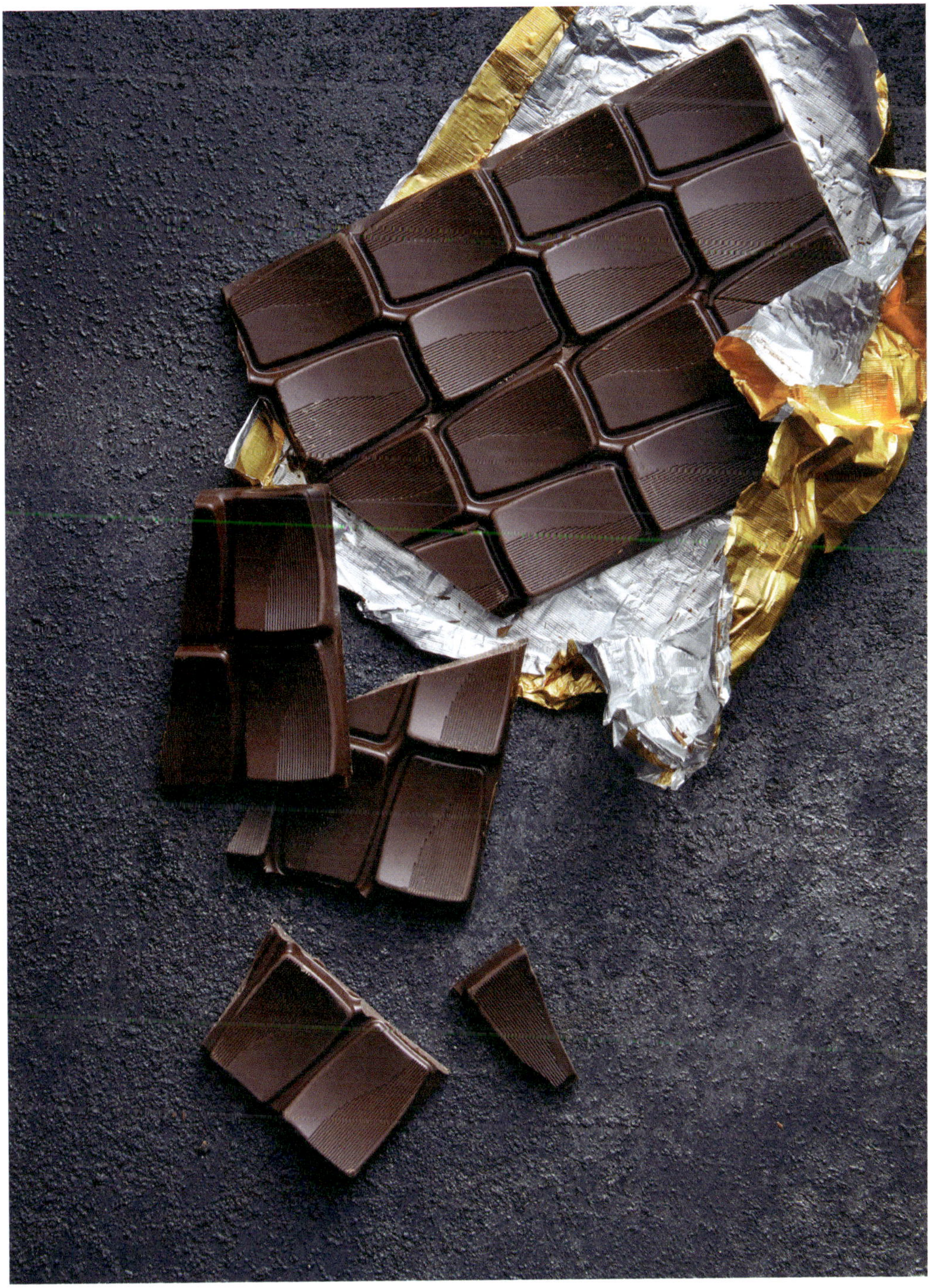

PREBIÓTICOS E PROBIÓTICOS

AUXILIAM A DIGESTÃO | FORTALECEM A IMUNIDADE | ESTIMULAM E EQUILIBRAM O HUMOR

Os prebióticos promovem o crescimento de microrganismos benéficos no intestino. Os probióticos são microrganismos considerados os anticorpos da natureza. Ambos são essenciais para um intestino saudável, o que, por sua vez, é vital para a saúde geral e a imunidade. Prebióticos e probióticos podem minimizar os sintomas comuns da menopausa, como as oscilações de humor e os problemas digestivos.

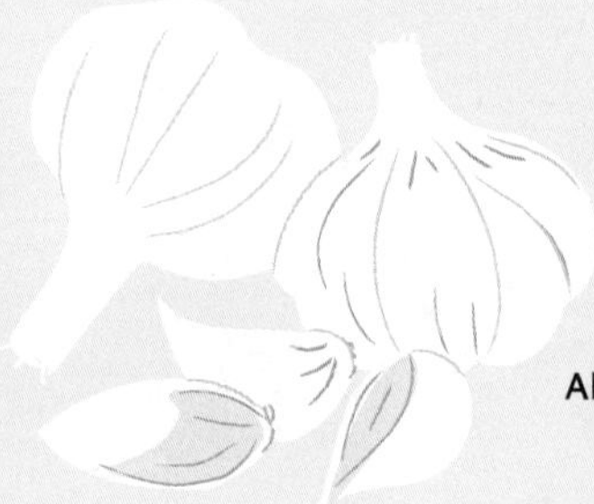

Alho

Os prebióticos são alimentos fibrosos não digeríveis que promovem muitos benefícios, desde a melhora do controle do açúcar no sangue e da regulação do apetite até o fortalecimento da saúde dos ossos e da pele – fatores que podem ser fonte de problemas durante a menopausa.

Os probióticos são bactérias e leveduras vivas (encontradas em alimentos fermentados). Eles têm uma ação benéfica sobre o sistema imunológico, a saúde digestiva, o sono, o metabolismo e a reciclagem de hormônios, podendo também minimizar a distensão abdominal e o mau humor presentes na menopausa.

O ganho de peso abdominal pode ser um problema para muitas mulheres na menopausa; porém, um número cada vez maior de pesquisas tem associado a diversidade e a composição das bactérias intestinais ao peso e mostrado como as bactérias benéficas podem contribuir para a perda de peso.

O QUE ELES FAZEM

Os prebióticos alimentam as bactérias boas do intestino, enquanto os probióticos aumentam a quantidade delas.

BOAS FONTES

- **Prebióticos:** alho, cebola, alho-poró, aspargo, damasco, alcachofra, grão-de-bico, beterraba, ameixa seca e couve-de-bruxelas.
- **Probióticos:** iogurte não pasteurizado, chucrute, tempê, kombucha, missô, kimchi, kefir, vinagre de sidra de maçã não pasteurizado e picles.

COMO AUMENTAR A INGESTÃO

- Consuma iogurte **orgânico natural** com frutas.
- Adicione **chucrute** a saladas ou hambúrgueres ou misture-o com queijo cremoso para fazer um molho saboroso.
- Tome um **suplemento** (página 151).

ALIMENTOS DESINTOXICANTES

REGULAM OS HORMÔNIOS | AUXILIAM NO CONTROLE DO PESO | FAVORECEM A DIGESTÃO

O fígado, o estômago, os rins, as glândulas suprarrenais e os sistemas linfáticos trabalham para manter o corpo saudável e livre de toxinas. A toxicidade pode ser problemática especialmente para as mulheres que enfrentam as alterações hormonais durante a menopausa; portanto, é importante o consumo de alimentos que contribuam para a desintoxicação e a preservação da saúde.

Um fígado saudável é essencial para o processo de desintoxicação, bem como para a perda de peso. Quando o fígado está sobrecarregado, ele força o funcionamento excessivo de outros órgãos ligados à desintoxicação, como a pele e os linfonodos, o que gera desequilíbrios hormonais, distensão abdominal e problemas de saúde.

O QUE ELES FAZEM

Os alimentos desintoxicantes ajudam a garantir que o fígado – o principal órgão de desintoxicação do corpo – esteja funcionando em níveis adequados. É fundamental que o fígado trabalhe de forma eficaz, porque ele desempenha mais de 500 funções: produz aminoácidos e enzimas para metabolização de gorduras, proteínas e carboidratos, além de contribuir para a normalização dos níveis de açúcar no sangue. Ele também participa da sintetização de hormônios e do armazenamento de vitaminas.

BOAS FONTES

- **Água** (página 137).
- **Frutas**, como limão, frutas vermelhas, mamão e abacaxi.
- **Vegetais**, como repolho, brócolis, couve-flor, couve, beterraba e rabanete.
- **Alimentos fermentados**, entre eles kefir, iogurte não pasteurizado, chucrute e kimchi.
- **Ervas e temperos**, incluindo salsinha, gengibre, alecrim, capim-limão e hortelã.

COMO AUMENTAR A INGESTÃO

- Beba *smoothies* feitos com frutas e vegetais frescos.
- Faça uma **salada desintoxicante** de beterraba, cenoura, nozes e salsinha com molho de azeite de oliva, suco de limão e vinagre de sidra de maçã.
- Beba **chás de ervas** – experimente camomila, limão, dente-de-leão, trevo-vermelho, urtiga ou chá verde.

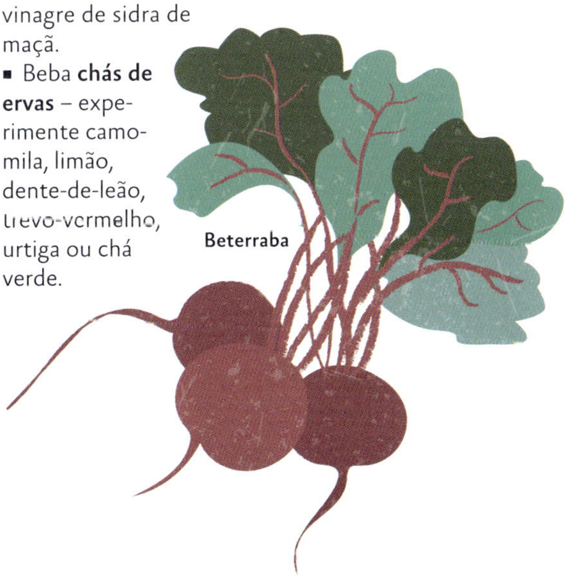

Beterraba

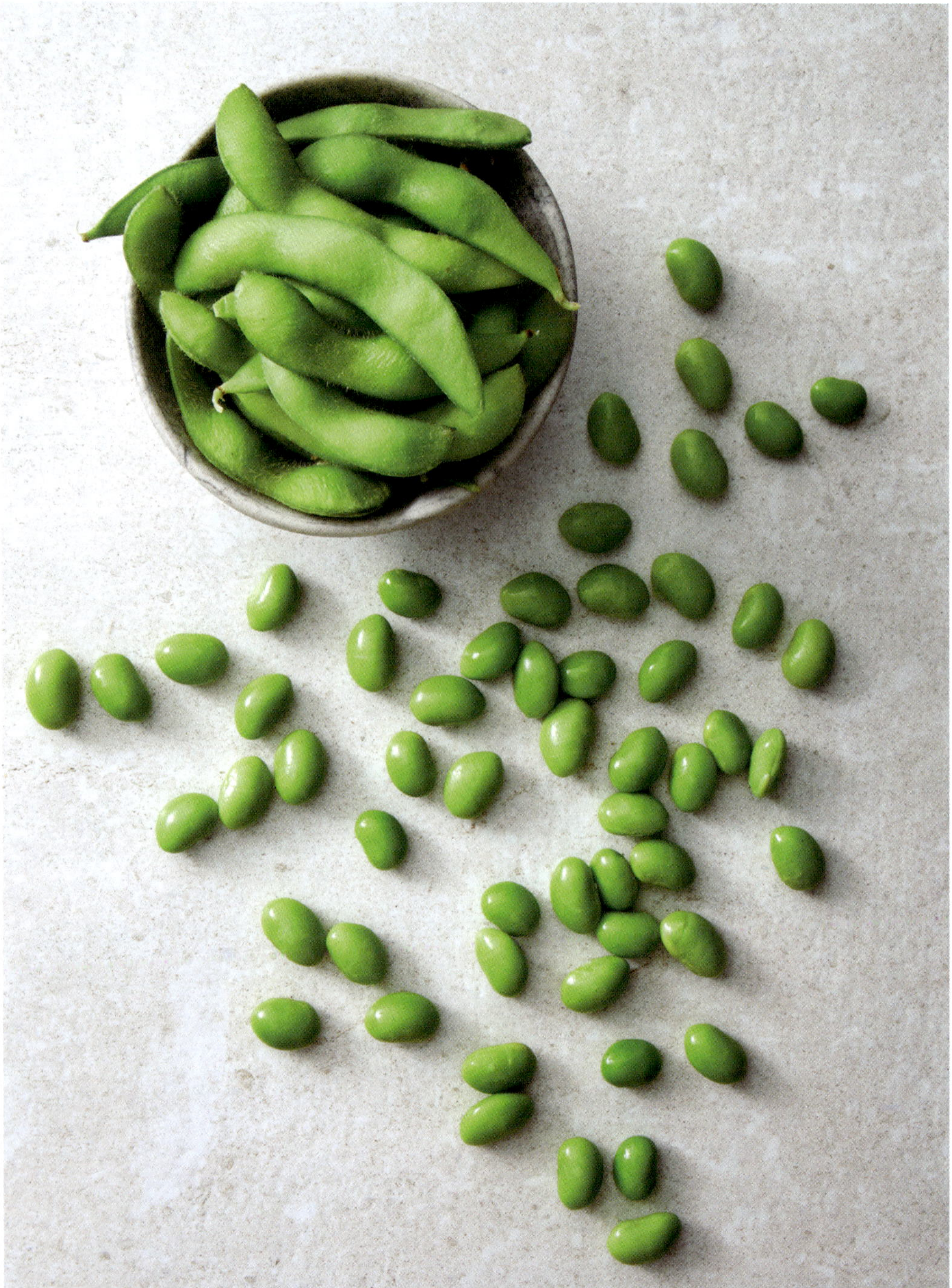

FITOESTROGÊNIOS

REDUZEM AS ONDAS DE CALOR | MELHORAM O HUMOR | REGULAM OS HORMÔNIOS

Os fitoestrogênios (estrogênios vegetais) são compostos naturais encontrados em uma grande variedade de alimentos vegetais, principalmente na soja. Existem pesquisas demonstrando que as mulheres de países como o Japão, que têm uma dieta rica em soja, são menos sujeitas aos sintomas da menopausa – em especial as ondas de calor – do que as mulheres de culturas ocidentais.

Os alimentos vegetais que contêm fitoestrogênios equilibram os níveis hormonais e proporcionam o benefício nutricional adicional de fornecer proteínas, fibras, vitaminas e minerais. As pesquisas indicam que a ingestão regular de fitoestrogênios pode contribuir para o controle ou a amenização dos sintomas da menopausa, como fogachos e suores noturnos, bem como afastar o risco de diminuição do humor e da energia, melhorar a função cognitiva e a memória e proteger contra doenças cardíacas. Os fitoestrogênios também podem ajudar a reduzir o risco de osteoporose e câncer de mama.

O QUE ELES FAZEM

Os fitoestrogênios fazem parte de um grupo de substâncias químicas chamadas isoflavonas. Eles reproduzem a ação do estrogênio, porque têm uma estrutura química semelhante à do estrogênio do corpo – porém mais fraca que este. Os fitoestrogênios se ligam aos receptores de estrogênio e, de alguma forma, alteram a ação desses receptores, estimulando-os em algumas áreas do corpo e bloqueando-os em outras áreas. Consulte também a página 40.

BOAS FONTES

Os produtos derivados da soja e as sementes de linhaça têm os níveis mais altos de fitoestrogênios – os produtos de soja contêm isoflavonas; as sementes de linhaça contêm lignanas.

- **Produtos derivados da soja**, como tofu, leite de soja, tempê, grãos de soja e edamame.
- **Oleaginosas e sementes**, como sementes de linhaça, sementes de gergelim, sementes de girassol, nozes e amêndoas.
- **Leguminosas**, como lentilha, grão-de-bico, feijão moyashi, feijão azuki e feijão-vermelho.
- **Frutas e vegetais**, especialmente inhame, vegetais de folhas verdes e frutas vermelhas.

COMO AUMENTAR A INGESTÃO

- Adicione **tofu** a ovos mexidos, *smoothies*, frituras, sopas ou saladas. Use-o junto com a carne ou no lugar dela.
- Faça uma **mistura de sementes** combinando duas partes de sementes de linhaça, uma parte de sementes de girassol e uma parte de sementes de gergelim. Adicione a *smoothies* ou polvilhe no mingau, no iogurte ou nas saladas.
- Incremente um **molho à bolonhesa** adicionando lentilha, grão-de-bico, espinafre ou tofu.

SUPLEMENTOS

Os suplementos podem atuar como um acréscimo importante à sua dieta durante a menopausa, ajudando a suprir as deficiências de vitaminas e minerais essenciais, bem como melhorando o bem-estar físico, mental e a saúde em geral. No entanto, os suplementos não substituem uma dieta saudável, e é fundamental o consumo de uma boa variedade de alimentos nutritivos.

A menopausa pode gerar muito estresse ao corpo, o que, com frequência, tem como efeito deficiências de vitaminas e minerais. Os suplementos são potenciais fontes de reforço extra para ajudar você a passar sem percalços por essa fase da vida.

Os suplementos listados aqui podem contribuir para a melhora da saúde hormonal, óssea, cerebral e intestinal durante a menopausa. O aumento da ingestão de nutrientes como cálcio, zinco, vitamina D, magnésio, gorduras ricas em ômega-3 e vitamina E, pode fazer uma grande diferença para a saúde de seus ossos e seu coração no futuro. Consulte também a página 219.

Observação: sempre procure a orientação de seu médico antes de tomar suplementos se estiver fazendo algum tratamento com medicamentos.

SUPLEMENTOS DE VITAMINAS

VITAMINAS B

As vitaminas B são úteis em momentos de estresse. Elas trabalham em conjunto, portanto a deficiência de uma pode afetar a eficiência das outras. Procure manter uma boa ingestão de todas as vitaminas B. Consulte também a página 140.

VITAMINA C

A vitamina C é um importante antioxidante e um poderoso estimulante do sistema imunológico. Ela contribui para a formação do colágeno, que dá elasticidade à pele e aos tecidos, e é essencial para a saúde e solidez dos ossos.

VITAMINA D

A vitamina D reforça o sistema imunológico e é essencial para a saúde dos ossos. Ela é obtida principalmente por meio da luz solar; portanto, é aconselhável o uso de um suplemento durante o inverno, quando a exposição ao sol é menor. Consulte também a página 141.

VITAMINA E

A vitamina E ajuda a melhorar a função imunológica e a controlar a inflamação. Ela pode aliviar o estresse no corpo. Escolha uma família completa de compostos e tome, de preferência, com vitamina C e Coenzima Q10.

SUPLEMENTOS MINERAIS

CÁLCIO

O cálcio é essencial para uma boa saúde óssea, ajudando a minimizar a diminuição natural da densidade óssea, cuja consequência pode ser a osteoporose. Ele também contribui para a estabilidade dos níveis de açúcar no sangue. Tome cálcio com vitamina D para aumentar a resistência óssea, mas fique atenta para não tomar em excesso. Consulte também a página 143.

MAGNÉSIO

O magnésio é vital para a saúde dos ossos, do coração e para a pressão arterial. Ele converte a vitamina D em sua forma ativa, o que permite a absorção do cálcio. O magnésio produz efeito calmante, aliviando os sintomas da menopausa, como irritabilidade e ansiedade, além de ajudar na insônia. Consulte também a página 144.

ZINCO

O zinco é essencial para diversos sistemas reguladores do corpo, inclusive para a produção saudável dos hormônios da tireoide. Ele também tem um papel importante no controle do apetite, podendo, portanto, ajudar na manutenção do peso. O zinco atua com a vitamina D, contribuindo para o aumento da absorção de cálcio e a preservação da densidade óssea.

OUTROS SUPLEMENTOS

ISOFLAVONAS

Há algumas evidências de que fitoestrogênios / isoflavonas tomados como suplemento podem ajudar a controlar os sintomas da menopausa, como as ondas de calor. No entanto, consulte seu médico antes de tomar, em especial se você tiver tido uma doença reativa a hormônios. Consulte também a página 149.

GORDURAS ÔMEGA-3

As gorduras ômega-3 produzem diversos efeitos anti-inflamatórios benéficos para o coração, o cérebro, os ossos e as articulações. Elas ajudam a manter a maciez e maleabilidade da pele e do cabelo, além de poderem contribuir para melhora da cognição e amenização dos sintomas da menopausa, como fogachos e oscilações do humor. Consulte também a página 132.

PROBIÓTICOS

Os probióticos podem ajudar a corrigir o desequilíbrio de bactérias no intestino. A má digestão decorrente de desequilíbrios hormonais afeta o equilíbrio das bactérias no intestino, e os probióticos podem contribuir para a manutenção da saúde intestinal, o que, por sua vez, favorece a saúde hormonal e o bem-estar geral. Consulte também a página 146.

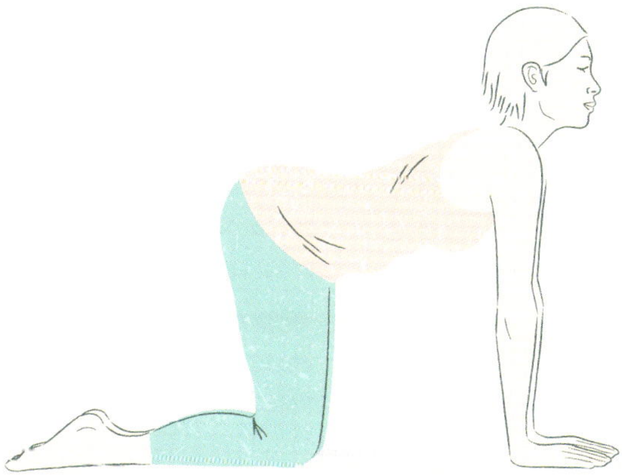

EXERCÍCIOS

INTRODUÇÃO

O exercício é um dos recursos mais poderosos que você tem em sua caixa de ferramentas para aliviar e, em alguns casos, reverter os impactos fisiológicos mais sérios da menopausa. Todos os tipos de exercício promovem benefícios para a saúde; contudo, algumas formas são particularmente vantajosas na fase da menopausa.

BENEFÍCIOS DO EXERCÍCIO

Você provavelmente sabe que a prática de exercícios traz benefícios para sua saúde, mas pode ser que não saiba muito bem quais são eles. Por meio de exercícios regulares, você consegue desacelerar e até mesmo reverter a perda de massa muscular e de densidade óssea, bem como diminuir o risco de osteoporose e doenças cardiovasculares, além de perder peso, inclusive a renitente gordura da barriga. Os exercícios também podem melhorar seu humor e fortalecer a saúde mental, proporcionando, simultaneamente, a chance de você apreciar a natureza e se socializar.

SAÚDE MUSCULAR E ÓSSEA

Com a idade, tanto os homens quanto as mulheres perdem gradualmente a massa muscular e a densidade óssea. No caso das mulheres, os níveis de estrogênio começam a oscilar e se tornam imprevisíveis durante a perimenopausa, para depois atingir um nível baixo na menopausa, o que costuma acelerar a deterioração da saúde óssea e do volume e da força musculares. A consequência pode ser a osteoporose e a sarcopenia (perda de músculos), que acabam causando imobilidade e fragilidade com o avanço da idade. Embora seja uma parte natural do processo de envelhecimento, sabe-se agora que os exercícios adequados, combinados com uma boa alimentação (especialmente a ingestão de proteína de alta qualidade em quantidade suficiente – página 135), podem não apenas interromper o declínio natural, mas também revertê-lo. Nesse sentido, a prática de exercícios pode ajudar você a permanecer jovem.

SAÚDE DO CORAÇÃO

A doença cardiovascular é a maior causa de morte no mundo desenvolvido. A pressão arterial elevada e o enrijecimento das artérias (às vezes exacerbado em situação de sobrepeso) se combinam para a ocorrência de acidente vascular encefálico, infarto e cardiopatia coronariana. O estrogênio tem um efeito protetor que é reduzido conforme seus níveis diminuem na menopausa, resultando em risco elevado para a cardiopatia. Exercícios adequados, particularmente quando combinados com a manutenção de um peso saudável, podem melhorar a pressão arterial e diminuir os fatores de risco para doenças cardíacas.

MANUTENÇÃO DE UM PESO SAUDÁVEL

Uma das decorrências comuns da menopausa é o ganho de peso, principalmente o

“ ”

Nunca é tarde demais para começar a se exercitar ou experimentar novos tipos de exercícios. Seja por meio de yoga, natação, Pilates, corrida, ciclismo ou treinamento de força, por que não tentar e perceber a diferença que a prática regular pode produzir em seu corpo, humor e bem-estar geral?

aumento de gordura na região central do corpo. Se não for controlado, o ganho de peso pode causar obesidade, e as consequências da obesidade para a saúde são bem conhecidas – um risco substancialmente maior de doenças cardíacas e muitos tipos de câncer. Se você estiver acima do peso, emagrecer é uma etapa importante para evitar doenças e viver mais.

O ritmo da perda de peso pode variar de pessoa para pessoa em virtude da diferença de metabolismo, genética e outros fatores, mas todos nós conseguimos perder peso quando a quantidade de calorias que queimamos excede aquela que consumimos. As pessoas costumam superestimar o número de calorias que queimam por meio de exercícios, e subestimar a quantidade que queimam com movimentos e atividades cotidianas. Se você quiser aumentar o consumo calórico, a melhor maneira de consegui-lo é simplesmente se movimentar mais. Caminhe em vez de pegar o ônibus. Suba escadas em vez de usar o elevador.

Embora os exercícios queimem calorias, essa queima normalmente representa 10% ou menos do gasto calórico diário de uma pessoa comum. De qualquer forma, exercite-se mais para queimar mais calorias, mas não se esqueça de que sua dieta precisa estar adequada (consulte também o Capítulo 4). Se você perder peso sem se exercitar, perderá também gordura e músculos. A menopausa é um período da vida em que você deve procurar preservar sua massa muscular. A única maneira de perder gordura sem perder músculos é associar o treinamento de força com a ingestão de uma boa quantidade de proteínas de alta qualidade como parte de uma dieta bem balanceada.

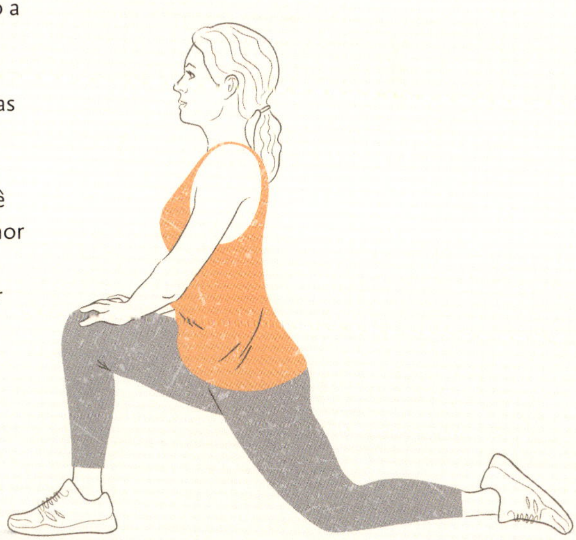

SAÚDE MENTAL

Muitas mulheres relatam a ocorrência de aumento da ansiedade, humor deprimido e perda da autoconfiança durante a menopausa. Há fortes evidências de que o exercício melhora o bem-estar geral e contribui positivamente para a saúde mental e a felicidade. Sabe-se também que ele promove a liberação de metabólitos no corpo, como a serotonina e as endorfinas, que são responsáveis pela sensação de bem-estar e revigoram o humor. Além disso, existe uma correlação entre a prática regular de exercícios e a redução da ansiedade e da depressão, bem como o aumento da autoconfiança, embora as razões científicas ainda não sejam totalmente compreendidas.

Diversas formas de yoga (páginas 186-197) são relaxantes e costumam ser combinadas com meditação ou introspecção, gerando assim um efeito geral calmante e redutor do estresse.

ONDAS DE CALOR E SUORES NOTURNOS

E o que se sabe dos chamados sintomas vasomotores da menopausa – fogachos e suores noturnos? Algumas mulheres relatam que a prática de exercícios parece amenizar seus sintomas, e há pesquisas científicas que sugerem uma correlação entre o exercício e a redução desses sintomas. Entretanto, ainda não há evidências científicas suficientes que permitam concluir de forma definitiva que o exercício contribui.

DIFERENTES TIPOS DE EXERCÍCIOS

Se você já se exercita, analise quais são os tipos de exercícios que pratica e o impacto deles na sua saúde e no seu bem-estar, pois pode ser benéfica para você a inclusão de diferentes tipos de exercícios na sua rotina semanal. Se você não se exercita (ou não se exercita tanto quanto sabe que deveria), fornecemos dicas para um começo, assim como programas simples que você pode seguir (páginas 162-197). Descubra o que atende aos seus interesses e varie os exercícios praticados.

Você pode tirar mais proveito de seu regime de exercícios se misturá-los e torná-los divertidos. Se não gosta de levantar pesos, experimente uma aula com dinâmica de circuito que inclua treinamento de força. Se não gosta de correr na esteira, pense na possibilidade de caminhar em ladeiras, fazer aulas de *spinning* ou experimentar uma nova forma de dança.

EXERCÍCIOS CARDIOVASCULARES

Os exercícios cardiovasculares aumentam a frequência cardíaca e são os mais eficazes para melhorar o condicionamento físico e reduzir o risco de doença cardíaca, risco este que aumenta durante a menopausa em razão do declínio do estrogênio protetor (página 154). Consulte o quadro (ao lado) onde são apresentados bons exemplos de exercícios cardiovasculares que você pode praticar ao ar livre ou em ambientes fechados.

“ ”

O treinamento de força é o tipo de exercício mais eficaz para manutenção da massa muscular magra e prevenção da perda de força muscular, à medida que envelhecemos e os níveis de estrogênio diminuem durante a menopausa.

MELHORES TIPOS DE EXERCÍCIO

PARA A FLEXIBILIDADE

Pilates, yoga, dança, natação e artes marciais, como tai chi, judô e caratê, podem aumentar a sua elasticidade, mantendo você flexível e evitando a rigidez decorrente da menopausa.

PARA O HUMOR

A prática de yoga ou de exercícios na companhia de amigos – por exemplo, correr ou fazer uma aula de dança juntos – pode melhorar o humor. Experimente também esportes coletivos, como vôlei ou futebol – o resultado é ainda melhor se o esporte for praticado ao ar livre.

PARA A FORÇA

Levantamento de peso, treinamento com peso corporal ou faixas elásticas e aulas de circuito são excelentes maneiras para desenvolvimento de ossos e músculos, e ajudam a manter a força durante a menopausa.

PARA O CORAÇÃO

Corrida lenta, corrida em velocidade, ciclismo, caminhada em ladeiras, caiaque, dança, aulas de circuito, boxe, tênis, squash, natação e exercício em esteira ou máquina de remo são boas formas de exercício cardiovascular.

Alguns exercícios cardiovasculares são de alto impacto e exercem força sobre as articulações – como pular, correr ou fazer esportes que mobilizam essas articulações. Embora sejam uma ótima forma de se exercitar, os exercícios de alto impacto podem aumentar o risco de lesões, principalmente em decorrência da redução da densidade óssea durante e após a menopausa. Outros exercícios cardiovasculares, como a natação, são de baixo impacto e exercem pouca ou nenhuma pressão sobre as articulações.

EXERCÍCIOS DE MOBILIDADE E FLEXIBILIDADE

Mobilidade e flexibilidade são termos relacionados à capacidade dos músculos de se contraírem e estenderem e das articulações se adaptarem a uma amplitude completa de movimentos. Com o envelhecimento, nossa mobilidade e flexibilidade diminuem naturalmente, e essa diminuição costuma ser agravada pela dor nas articulações, um sintoma comum da menopausa. Embora toda forma de movimento possa melhorar a mobilidade, os exercícios que incluem alongamento estático e dinâmico ajudam mais (consulte o quadro acima).

TREINAMENTO DE FORÇA

O treinamento de força é o melhor exercício para compensação de alguns dos impactos fisiológicos mais profundos da menopausa. Ele retarda, evita ou até mesmo reverte a perda de densidade óssea e de massa muscular.

DICAS PARA MANTER A MOTIVAÇÃO

GOSTAR DO ESPORTE

Comece praticando uma atividade que você sabe que gosta, como yoga, dança, natação, tênis ou caminhadas ao ar livre.

ENTRAR EM SINTONIA

Ouça sua música favorita ou um bom *podcast* para não se preocupar com a passagem do tempo enquanto estiver se exercitando.

SOCIALIZAR-SE

Exercite-se com uma amiga ou participe de uma aula de ginástica onde possa conhecer mulheres que pensam como você. A socialização torna o exercício mais divertido.

AGENDAR

Matricule-se em uma academia, um centro de lazer ou estúdio de *fitness*, ou contrate um profissional de *fitness*. Se você agendar a atividade, é mais provável que a pratique.

CONVERSAR A RESPEITO

Fale a seus colegas e familiares sobre seus planos de exercícios para que eles possam lhe dar o espaço e o apoio de que você precisa.

VER PROGRESSO

Monitore seu progresso. Tire fotos para ver como seu corpo está mudando. A percepção da diferença pode ser um poderoso fator de motivação.

Esse tipo de exercício trabalha músculos específicos, impondo resistência à contração muscular a fim de fortalecê-los e melhorar sua resistência. O levantamento de peso é o exemplo mais comum; contudo, o treinamento de força também inclui exercícios com uso do peso corporal (página 162) e de apetrechos simples, como as faixas elásticas (página 170) ou um conjunto de alças ajustáveis presas a uma âncora (TRX, na sigla em inglês).

MUDANÇA DE PERCEPÇÃO

Um número cada vez maior de mulheres de meia-idade vem reconhecendo a importância do treinamento de força para sua saúde durante a perimenopausa, a menopausa e a pós-menopausa. No passado, a ideia de frequentar um ambiente de academia comercial desencorajava algumas mulheres, mas essas academias podem ser lugares aconchegantes, agradáveis e acolhedores, onde uma novata é acolhida, auxiliada e estimulada. Há também muitas alternativas às academias comerciais, como centros de lazer, pequenos estúdios *fitness* ou o trabalho com acompanhamento de um *personal trainer*. Além disso, você pode praticar o treinamento de força em sua própria casa, fazendo treinos de peso corporal sem equipamento (página 162) ou usando apetrechos como faixas elásticas (página 170).

Um equívoco comum é que o levantamento de peso aumenta o volume dos músculos. Nada poderia estar mais longe da verdade. Em comparação com os homens, as mulheres produzem naturalmente apenas uma fração da quantidade de hormônios responsáveis pela formação da musculatura; portanto, ao treinarem força, elas apenas preservam ou aumentam discretamente a massa muscular e a força.

QUAL VOLUME DE EXERCÍCIO É SUFICIENTE?

Embora não exista um padrão de recomendação, a maioria das diretrizes governamentais no mundo desenvolvido indica um mínimo de 2,5 a 5 horas por semana de exercícios moderados ou 1,5 a 2,5 horas por semana de exercícios vigorosos para obtenção de benefícios à saúde. Mais é melhor, mas só até certo ponto. O objetivo mais importante é começar e fazer da prática de atividade física um hábito sustentável e constante em seu estilo de vida. É melhor começar aos poucos do que não começar.

DANDO OS PRIMEIROS PASSOS

Se você está começando a se exercitar, a primeira coisa a saber é que a menopausa não é um obstáculo, mas sim um ótimo motivo para começar. Caso tenha sofrido uma lesão ou cirurgia recente, ou se estiver adoentada ou, ainda, se enfrentar certos problemas de saúde, como pressão alta, doença cardíaca, artrite ou diabetes, consulte seu médico antes de iniciar um programa de exercícios. Se estiver pronta para começar, há muitas formas de atividade física que você pode praticar por conta própria, como caminhada rápida ou ciclismo. Também é possível participar de uma aula ministrada por um profissional do esporte qualificado e fazer yoga, dança, CrossFit ou treinamento intervalado. Muitas pessoas têm dificuldade para começar, ou já tentaram no passado e não conseguiram. A criação de novos hábitos que passem a fazer parte permanente e sustentável de seu estilo de vida pode ser um desafio. Em geral, a chave para o sucesso é conseguir encontrar uma motivação pessoal para se exercitar. Um parceiro insistente não desperta motivação duradoura e raramente contribuirá para novos comportamentos. Faça de si mesma o centro de sua motivação. "Quero estar em forma e saudável para poder praticar esportes/brincar com meus netos." Sem dúvida, o objetivo final é tornar o exercício parte de sua vida – "Eu me exercito porque quero levar uma vida saudável e feliz".

Se você se exercita regularmente, mas sente que está presa a uma rotina ou seguindo um regime de exercícios cujos benefícios já não são perceptíveis, talvez chegue à conclusão de que a adaptação de sua rotina com a incorporação de novos tipos de atividade física contribuirá para que você consiga atravessar a transição da menopausa.

SEGURANÇA EM PRIMEIRO LUGAR

Se você está começando a praticar um tipo de exercício, como o treinamento de força, precisa ter certeza de que a técnica e o posicionamento do corpo estejam corretos e seguros, para minimizar qualquer risco de lesão. A melhor maneira de consegui-lo é participar de uma aula ministrada por um profissional de *fitness* qualificado ou contratar um *personal trainer* experiente, pelo menos para dar os primeiros passos.

Com o tempo, quase todo mundo que se exercita regularmente passa a gostar de fazê-lo. É possível que você também descubra que o hábito de seguir um regime de exercícios a ajudará a se sentir mais dona de sua vida, o que acaba contribuindo para o seu bem-estar mental.

Comece dando pequenos passos. Se você gostaria de tentar correr, mas não tem experiência, comece caminhando por dois minutos, depois corra devagar por 30 segundos e repita por um total de 15 minutos. A cada poucos dias, aumente a quantidade de tempo da corrida lenta. Em algumas semanas, é provável que você se torne uma corredora regular que espera ansiosamente pela próxima corrida. Você pode aplicar a mesma abordagem gradual a qualquer novo tipo de exercício que decidir praticar.

OS PROGRAMAS DE EXERCÍCIOS

Os três treinos de força apresentados aqui foram elaborados com o objetivo de proporcionar o máximo de benefícios à saúde durante a menopausa. O foco é o desenvolvimento da força para manter ossos e músculos saudáveis. Você pode começar a praticá-los bem antes da menopausa ou durante a perimenopausa ou menopausa.

Os treinos incluem um programa simples de peso corporal para o qual você não precisa de nenhum equipamento (página 162), além de um treino com faixas elásticas (página 170) e um de ginástica com pesos (página 178).

Para a sequência de yoga (página 186), apresentamos um programa misto de Yang e Yin. Ele promove a flexibilidade e, ao mesmo tempo, aquieta e equilibra a mente e o corpo. Os programas podem servir como ponto de partida para sua jornada de atividades físicas ou complementar seu regime de exercícios atual. Embora você possa querer priorizar um tipo de exercício para atingir suas metas pessoais ou combater suas inquietações, é importante incluir diferentes formas de atividade física em sua rotina.

O ideal é fazer o treino de força escolhido e a sequência de yoga duas vezes por semana cada um, combinados com dias de outros exercícios de que você goste, e permitindo-se dias de descanso.

AQUECIMENTO

É importante fazer um aquecimento antes de iniciar os exercícios, pois um aquecimento eficaz faz com que você saia de um estado sedentário e esteja preparada para a atividade (veja à direita). Ele mobiliza as articulações, os ligamentos e os músculos circundantes, ativa os principais músculos e permite que você se movimente o mais livremente possível, minimizando o risco de lesões.

TERMINOLOGIA

Repetições = um movimento completo de um exercício.
Descanso = tempo gasto em repouso após uma série.
Série = grupo completo de repetições consecutivas ou tempo gasto em um exercício.
Série combinada (*super-set*) = alternância de dois exercícios para aumentar a eficiência do treino.
Tempo = tempo gasto na execução de cada repetição em seus diferentes estágios.

EXERCÍCIOS DE AQUECIMENTO

Esses exercícios foram desenvolvidos para serem realizados antes daqueles apresentados nas páginas 162 a 185. Eles abrangem as áreas do corpo em que a maioria das pessoas tem alguma limitação de movimento: tornozelos, quadris, coluna e ombros.

Tornozelos. Em uma posição semiajoelhada, leve o joelho dianteiro para a frente sobre o pé. Pressione a canela para baixo, mantendo o calcanhar no chão. Faça uma pausa. Repita 8 vezes de cada lado.

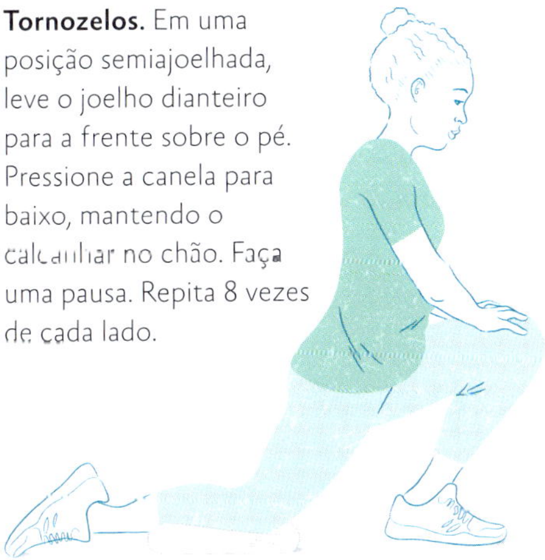

Coluna vertebral. Ajoelhe-se, com os joelhos separados e as nádegas junto aos calcanhares. Coloque uma mão no chão e a outra atrás da cabeça. Gire totalmente o cotovelo para baixo e depois para cima. Repita 8 vezes para cada lado.

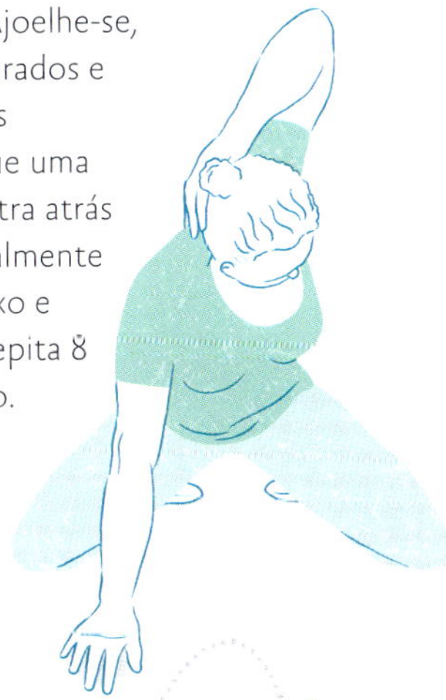

Quadris. Comece ajoelhada. Levante e gire uma perna para o lado, com o pé apontando para fora. Mantendo-se ereta, empurre o joelho e o corpo para o lado. Faça uma pausa. Repita 8 vezes para cada lado.

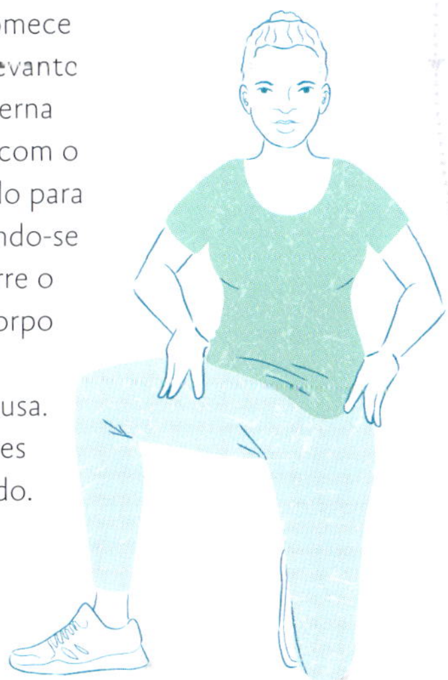

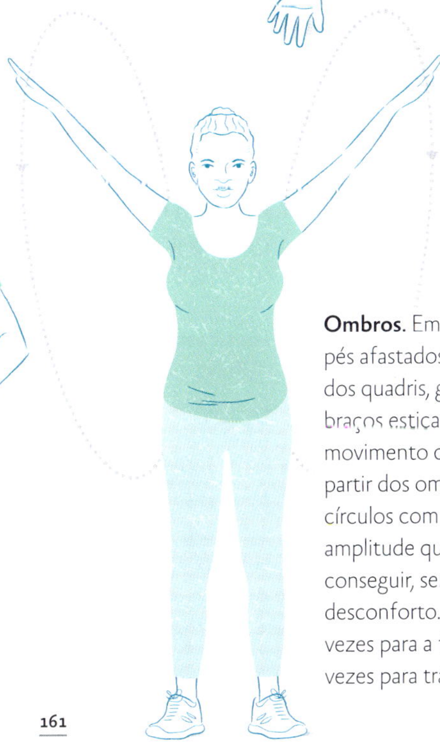

Ombros. Em pé, com os pés afastados na largura dos quadris, gire os braços esticados em um movimento circular a partir dos ombros. Faça círculos com a maior amplitude que você conseguir, sem sentir desconforto. Repita 8 vezes para a frente e 8 vezes para trás.

TREINO COM O PESO DO CORPO (CALISTENIA)

Esse treino é de baixo impacto, tecnicamente simples e consome pouco tempo, por isso é ideal para ser feito durante a menopausa, em especial se você for iniciante nesse tipo de exercício. Ele exercita todos os principais grupos musculares com a mesma atenção, o que o torna equilibrado e abrangente. O fato de ser um exercício que requer apenas o peso do corpo significa que você não precisa de equipamentos especiais e pode executá-lo em qualquer lugar: em casa, no jardim ou no parque.

O QUE VOCÊ PRECISA

A **única coisa necessária** para execução desse treino é espaço suficiente, embora você possa querer usar um tapete de yoga para os exercícios no chão, e almofadas para aqueles em que você precisa se ajoelhar.

COMO REALIZAR O TREINO

Para obter **melhores resultados**, execute este treino – que leva cerca de 45 minutos, incluindo o aquecimento – pelo menos duas vezes por semana, e no máximo três vezes, com, pelo menos, um dia de descanso entre as sessões. Alguns exercícios têm mais de uma versão ou uma progressão sugerida – comece com a versão mais fácil até se sentir confiante.

- **Faça 12-15 × Agachamento com o peso do corpo**. Descanse 30 segundos e, em seguida, faça 15-45 segundos de Prancha a partir dos joelhos ou Prancha a partir dos dedos dos pés. Descanse 45-60 segundos. Repita 2-3 séries combinadas.
- **Faça 8-10 × Flexões com mãos elevadas.** Descanse 30 segundos e, em seguida, faça 12-15 Pontes de glúteos. Descanse 45-60 segundos. Repita 2-3 séries combinadas.
- **Faça 8-10 × Agachamento unilateral com apoio ou Avanço reverso** para cada perna. Descanse 30 segundos e depois faça 10-15 × Posição de cobra em decúbito ventral. Descanse 45-60 segundos. Repita 2-3 séries combinadas.

ALERTA DE SEGURANÇA

Para **minimizar** o risco de lesões, comece com o aquecimento (página 161). Se algum dos exercícios lhe causar dor, pare imediatamente

AGACHAMENTO COM O PESO DO CORPO

O agachamento é um dos exercícios mais importantes para manutenção da força na parte inferior do corpo. Durante a menopausa, a força muscular diminui naturalmente; contudo, a execução regular de agachamentos contribuirá para desenvolvimento dos músculos da coxa, em particular auxiliando nas atividades e nos movimentos do dia a dia.

Repetições: 12-15

Tempo: 3 segundos para baixo, 1 pausa de 1 segundo, 1 segundo para cima

Progressão: aumente a pausa na posição de agachamento

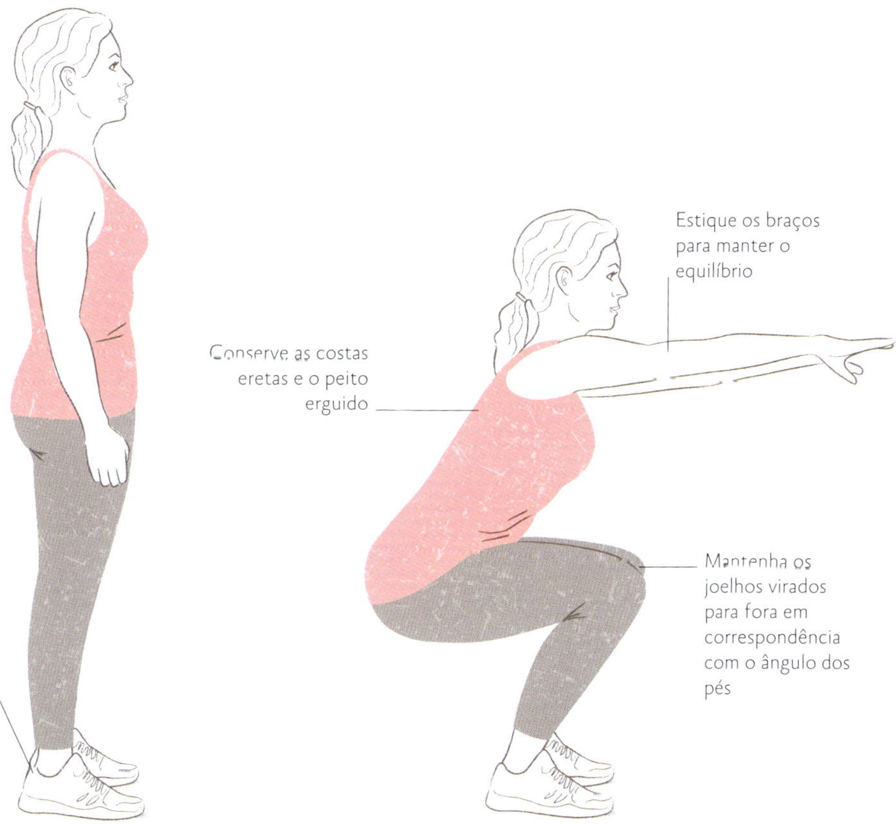
Estique os braços para manter o equilíbrio
Conserve as costas eretas e o peito erguido
Mantenha os joelhos virados para fora em correspondência com o ângulo dos pés
Mantenha os pés apontando ligeiramente para fora

1 Fique em pé ereta com os pés afastados na largura dos ombros. Vire os pés para fora, de modo a coincidir aproximadamente com a posição de 10 horas e 2 horas dos ponteiros de um relógio. Mantenha o peito erguido para que a coluna esteja reta, evitando que a região lombar fique encurvada.

2 Agache-se, dobrando simultaneamente os joelhos e os quadris. Mantenha os joelhos para fora, na direção dos dedos dos pés. Abaixe o máximo que conseguir sem curvar as costas. Fique nessa posição por alguns instantes e, em seguida, dê impulso com o meio do pé para levantar.

PRANCHA

Quando executada corretamente, a prancha é um excelente exercício para o *core*, na fase da menopausa e pós-menopausa, porque fortalece os músculos abdominais, os músculos internos que envolvem a região lombar e os glúteos. Os músculos do *core* ajudam a manter o seu equilíbrio e sua estabilidade, bem como a segurança da coluna vertebral.

Repetições: 2-3

Tempo de retenção: 30-45 segundos

Progressão: prancha a partir dos dedos dos pés

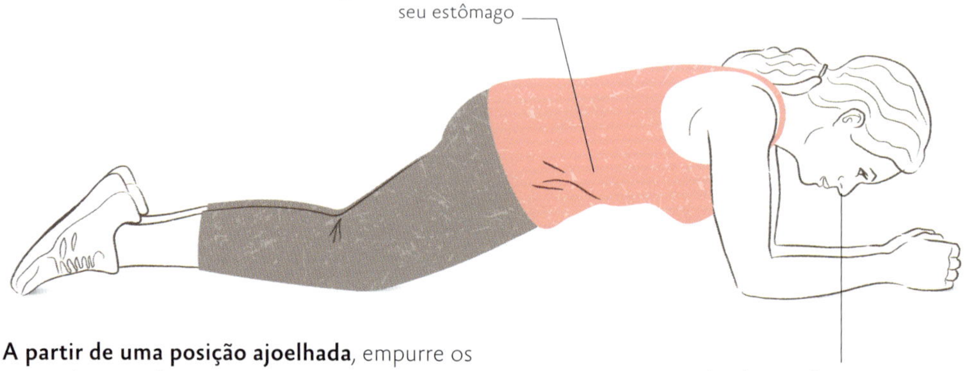

A partir de uma posição ajoelhada, empurre os cotovelos com firmeza contra o tapete, diretamente abaixo dos ombros. Contraia os glúteos e force a pelve em direção ao umbigo até que a região lombar fique plana. Mantenha a posição, tensionando os músculos abdominais e os glúteos.

PRANCHA A PARTIR DOS DEDOS DOS PÉS

Essa variação da prancha é mais desafiadora, pois exige que seu *core* suporte um peso maior do corpo do que na versão a partir dos joelhos. Siga as instruções acima, porém apoiando-se nos dedos dos pés e não nos joelhos.

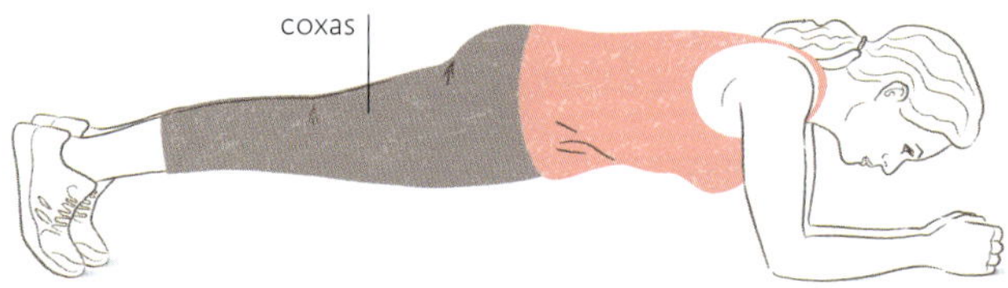

FLEXÃO COM MÃOS ELEVADAS

Esse tipo de flexão é essencialmente uma prancha (veja ao lado) com o incremento de um movimento de empurrar com a força da parte superior do corpo. Ele trabalha os peitorais, a parte frontal dos ombros e os tríceps, além de contribuir para a manutenção da massa muscular magra e da força na parte superior do corpo, que podem diminuir durante a menopausa.

Repetições: 8-10

Tempo: 2 segundos para baixo, 1 segundo de pausa, 1 segundo para cima, 1 segundo de pausa

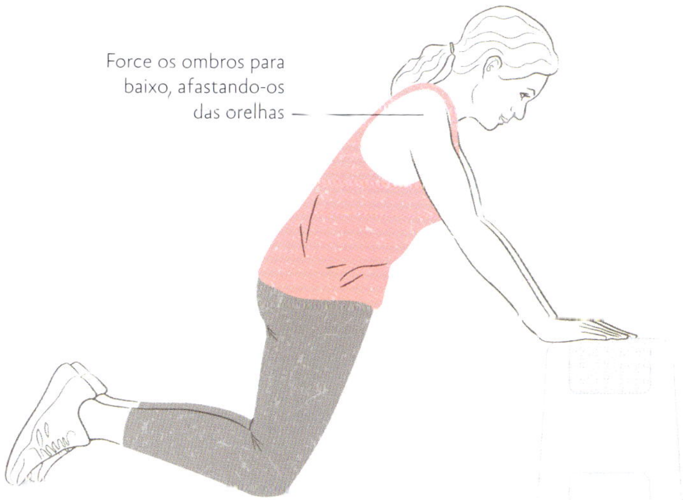
Force os ombros para baixo, afastando-os das orelhas

1 Ajoelhe-se no chão e posicione as mãos além da largura dos ombros, apoiadas sobre uma superfície elevada segura. Coloque o tronco em posição de prancha, mantendo os glúteos e os músculos abdominais contraídos e as escápulas totalmente separadas.

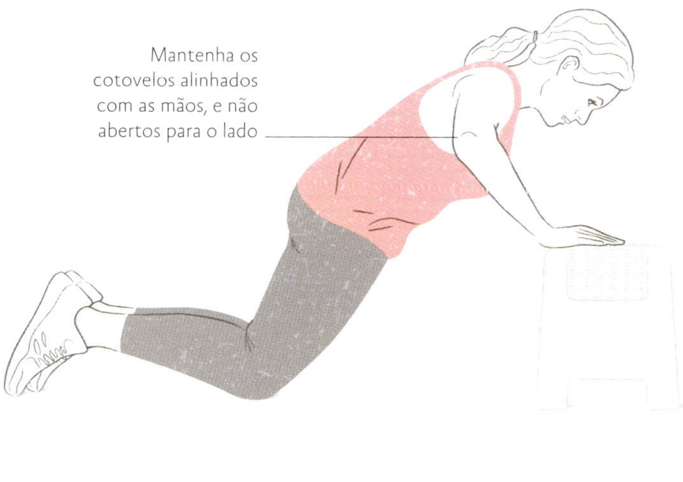
Mantenha os cotovelos alinhados com as mãos, e não abertos para o lado

2 Flexione os braços e abaixe o peito até uma altura a partir da qual você tenha força suficiente para empurrar de volta ao ponto inicial, formando um ângulo de 45 a 60 graus entre a parte superior dos braços e o tronco. Fique nessa posição por alguns instantes e, em seguida, empurre de volta para cima, mantendo uma prancha estável durante todo o movimento.

PONTE DE GLÚTEOS

A ponte de glúteos fortalece a parte posterior da porção inferior do corpo. Quando executada da maneira correta, ela deve ser sentida principalmente nos glúteos, não na região lombar. Glúteos fortes garantem a mobilidade, ajudando a evitar problemas na região lombar, porque eles sustentam a coluna vertebral, que pode sofrer impacto negativo da menopausa.

Repetições: 12-15

Tempo: 1 segundo para cima, 1 segundo de pausa, 1 segundo para baixo

Progressão: aumente o tempo de pausa para 2-3 segundos

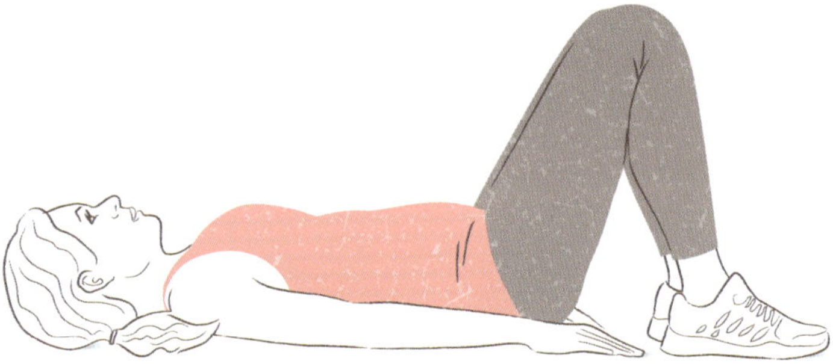

1 Deite-se de costas e dobre os joelhos. Apoie a planta dos pés no chão, com eles afastados na largura entre os ombros e o quadril, e os dedos dos pés voltados para a frente ou ligeiramente virados para fora. Contraia os músculos abdominais.

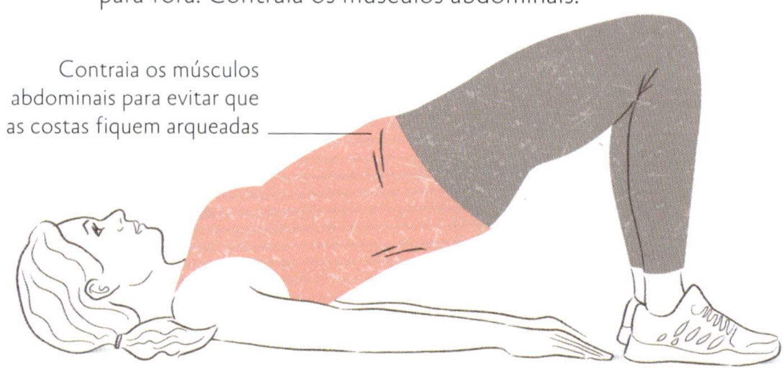

2 Force os calcanhares para empurrar os quadris em direção ao teto até formar uma linha reta entre ombros, quadris e joelhos. Na posição elevada, contraia os glúteos com a maior força possível e, em seguida, abaixe lentamente até o chão.

AGACHAMENTO UNILATERAL COM APOIO

Repetições: 8-10 por perna

Tempo: 1 segundo para cima, 1 segundo de pausa, 2 segundos para baixo, 1 segundo de pausa

Progressão: faça sem a cadeira. Em seguida, o Avanço reverso (página 168)

Os exercícios de perna com apoio dividido equilibram a força e a coordenação entre os lados esquerdo e direito, o que pode contribuir para a manutenção do equilíbrio e da mobilidade durante a menopausa, período em que o desempenho muscular diminui. Você deve primeiro dominar bem esse exercício antes de fazer o Avanço reverso (página 168).

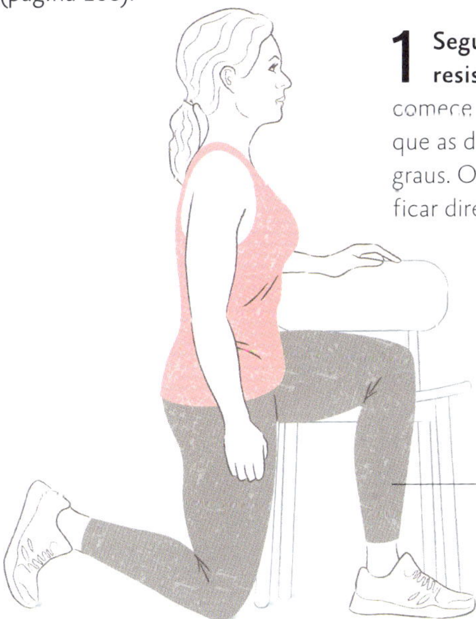

1 Segurando-se em uma cadeira resistente posicionada ao seu lado, comece em uma posição semiajoelhada em que as duas pernas formem um ângulo de 90 graus. O joelho da perna que está atrás deve ficar diretamente abaixo do quadril.

A canela de sua perna da frente deve estar perfeitamente vertical

Se você achar mais confortável, coloque uma almofada sob o joelho

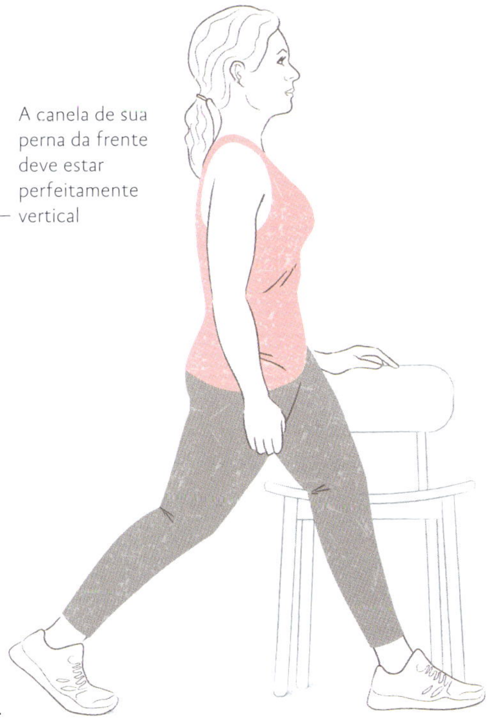

2 Usando a cadeira para compensar o peso do corpo, levante-se apoiando-se na parte anterior da planta do pé que está atrás. Coloque mais atenção na perna da frente, pressionando o pé dianteiro no chão com a maior força possível.

AVANÇO REVERSO

O Avanço reverso é um exercício dinâmico de perna em posição dividida e é a progressão mais segura do Agachamento unilateral (página 167). Ele é um exercício muito benéfico para ser feito durante a menopausa, porque pode melhorar a força e a potência dos músculos das pernas, bem como a mobilidade geral.

Repetições: 8-10 por perna

Tempo: 1 segundo para trás, 1 segundo para baixo, 1 segundo de pausa, 1 segundo para a frente, 1 segundo de pausa

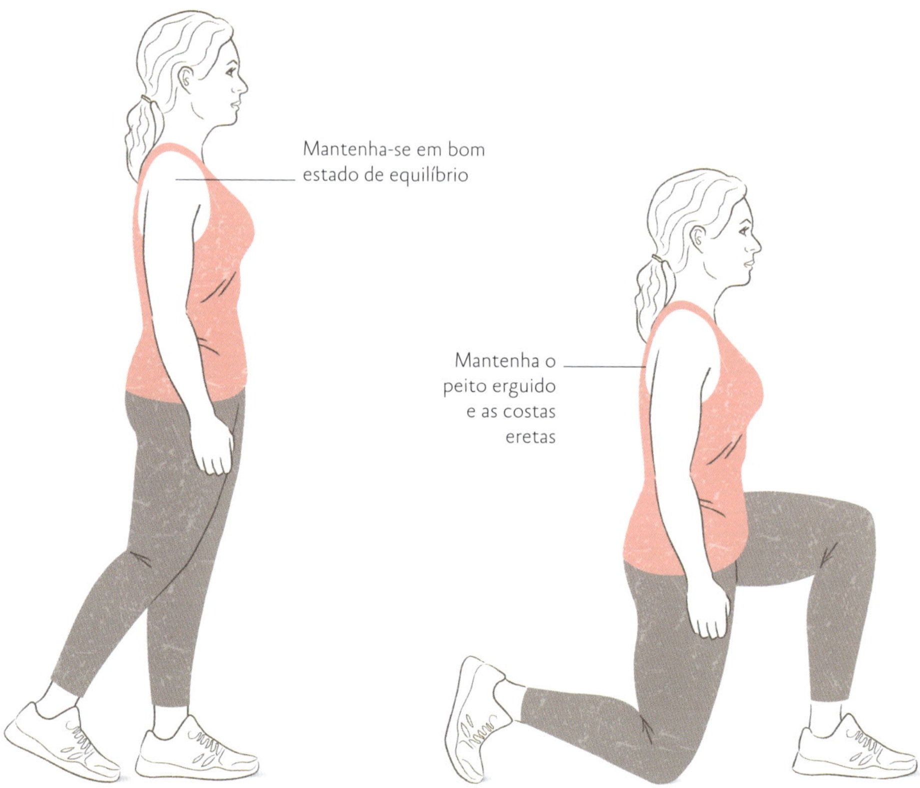
Mantenha-se em bom estado de equilíbrio
Mantenha o peito erguido e as costas eretas

1 **Fique em pé** com os pés firmes e separados na largura do quadril; em seguida, cuidadosamente, dê um passo largo para trás, como se estivesse passando por cima de uma vala. Apoie a perna com firmeza na parte anterior da planta do pé.

2 **Abaixe o joelho** lentamente, de forma controlada, até que ele toque o chão. Faça uma pausa e, em seguida, dê um impulso com o pé dianteiro para "passar de volta sobre a vala sem cair" e retornar ao início.

POSIÇÃO DE COBRA EM DECÚBITO VENTRAL

Esse exercício de fortalecimento da parte superior das costas é excelente para melhorar sua postura. O estresse decorrente da menopausa pode fazer com que seus ombros fiquem encolhidos, mas esse exercício fundamental relaxa os ombros e contribui para a prevenção ou melhora de qualquer problema nos ombros que você possa ter.

Repetições: 10-15

Tempo: 2 segundos para cima, 1 segundo de pausa, 1 segundo para baixo

Progressão: aumente o tempo de pausa para 2-3 segundos

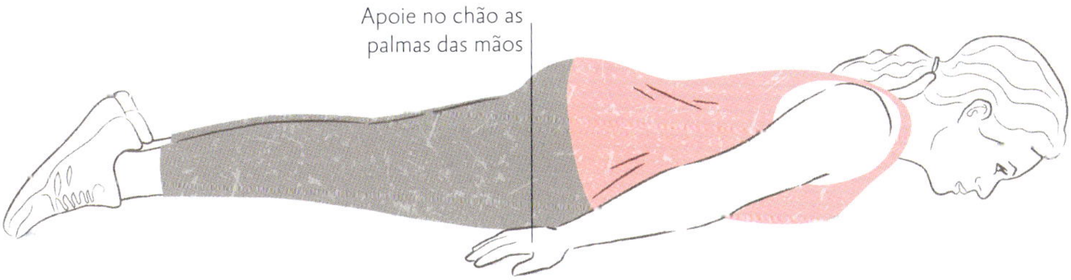

1 **Deite-se no chão** de bruços, com o corpo em forma de seta, tendo as palmas das mãos voltadas para baixo e apoiadas no chão. Afaste lentamente o peito do chão, levantando-o o máximo que você conseguir e mantendo os pés no chão e os glúteos o mais relaxados possível.

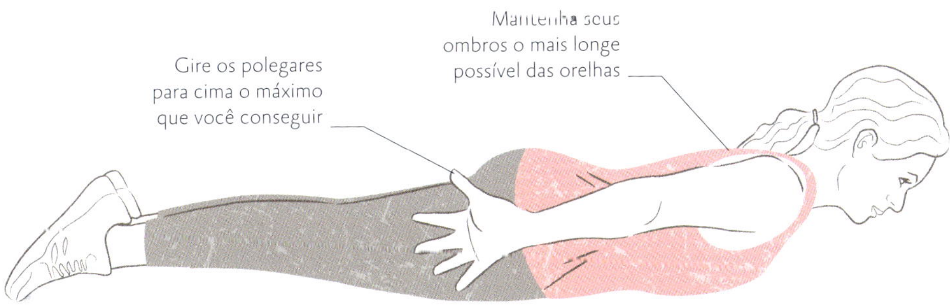

2 **Mantendo os ombros para baixo**, gire os polegares em direção ao teto. Contraia as escápulas, criando tensão nos músculos das partes superior e média das costas. Mantenha a posição durante um segundo pelo menos, e depois volte ao início.

TREINO COM FAIXAS ELÁSTICAS

Esse tipo de treino, simples porém eficaz, é a maneira ideal de se exercitar durante a menopausa, porque, além de todos os excelentes recursos do treino com o peso do corpo (página 162), tem o benefício adicional do uso de faixas elásticas. A escolha da faixa correta permite que você adéque e desenvolva com precisão seu nível atual de força e técnica, o que contribui para o fortalecimento ainda maior dos principais músculos.

O QUE VOCÊ PRECISA

Um conjunto de faixas elásticas. Compre três faixas que correspondam aproximadamente a esses perfis: 2 a 4,5 kg de resistência (em geral amarela), 7 a 11 kg (em geral vermelha) e 13 a 27 kg (em geral preta).

Você também precisará de uma âncora de porta para exercícios com elástico ou de uma barra fixa onde possa prender a faixa.

COMO REALIZAR O TREINO

Para obter resultados melhores, faça este treino – que leva cerca de 45 minutos, incluindo o aquecimento – pelo menos duas vezes por semana, e no máximo três vezes, tendo, pelo menos, um dia de descanso entre as sessões.

Para avançar, use uma faixa com maior resistência.

- **Faça 12-15 × Agachamento goblet com faixa elástica.** Descanse 30 segundos e, em seguida, faça 10-12 Puxada (*press*) Pallof em posição semiajoelhada. Descanse 45-60 segundos. Repita por 2-3 séries combinadas.
- **Faça 10-12 × Supino no chão com faixa elástica.** Descanse 30 segundos e, em seguida, faça 12-15 × Bom-dia com faixa elástica ou Levantamento terra romeno com faixa elástica. Descanse 45-60 segundos. Repita por 2-3 séries combinadas.
- **Faça 8-10 × Agachamento unilateral com faixa elástica** para cada perna. Descanse 30 segundos e, em seguida, faça 10-12 × Remada com faixa elástica em posição semiajoelhada. Descanse 45-60 segundos. Repita por 2 a 3 séries combinadas.

ALERTA DE SEGURANÇA

Para **minimizar** o risco de lesões, comece com o aquecimento (página 161). Se algum dos exercícios lhe causar dor, pare imediatamente.

AGACHAMENTO GOBLET COM FAIXA ELÁSTICA

Nessa adaptação do Agachamento com o peso do corpo (página 163), o aumento da tensão na faixa à medida que você fica em pé impõe um desafio maior à resistência das pernas. Como a densidade óssea diminui durante a menopausa, é fundamental a prática de exercícios destinados a manter os músculos e ossos das pernas fortes e saudáveis.

Repetições: 12–15

Tempo: 3 segundos para baixo, 1 segundo de pausa, 1 segundo para cima

Progressão: use uma faixa de maior resistência

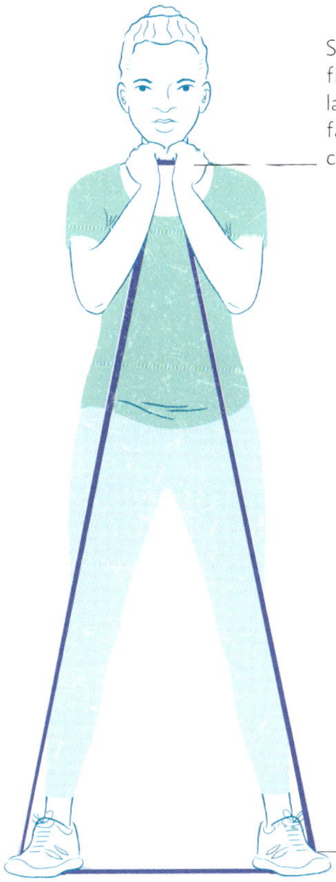

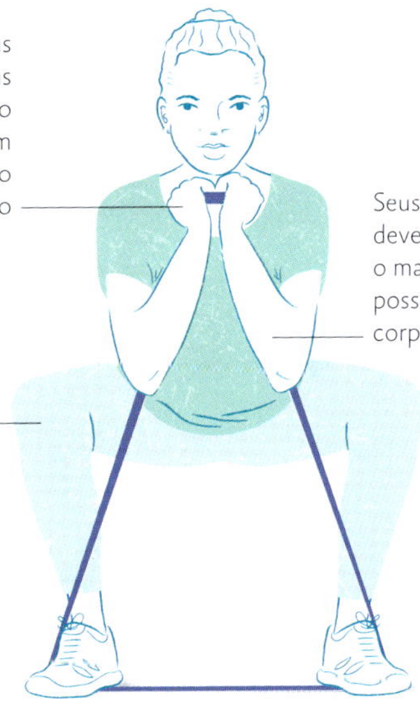

1 **Fique em pé com os pés** afastados na largura dos ombros e a ponta deles nas posições de 10 horas e 2 horas. Passe a faixa sob os pés e segure a alça com as mãos cerradas. Pressione os punhos para aproximá-los logo abaixo do queixo, com os cotovelos dobrados para dentro.

2 **Agache-se, dobrando** os joelhos e os quadris ao mesmo tempo. Mantenha os braços e as mãos travados na posição. Desça o máximo que você conseguir sem curvar as costas. Fique nessa posição por uns instantes e, em seguida, impulsione o meio do pé para ficar em pé.

PUXADA (*PRESS*) PALLOF EM POSIÇÃO SEMIAJOELHADA

Esse é um ótimo exercício para fortalecimento dos músculos internos do *core*, que sustentam a coluna, bem como os músculos abdominais e oblíquos. Esses músculos enfraquecem naturalmente durante a menopausa, mas são fundamentais para a manutenção de uma boa postura. O desafio é opor resistência à força que puxa para fora da posição.

Repetições: 10-12

Tempo: 2 segundos para fora, 1 segundo de pausa, 2 segundos de volta

Progressão: use uma faixa de maior resistência

1 Prenda a faixa com firmeza ao seu lado, na altura do esterno, em uma posição semiajoelhada. Segure a faixa com os punhos e puxe as mãos em direção ao esterno. Ajuste a distância de modo a criar uma tensão suficiente para demandar seus músculos do *core*.

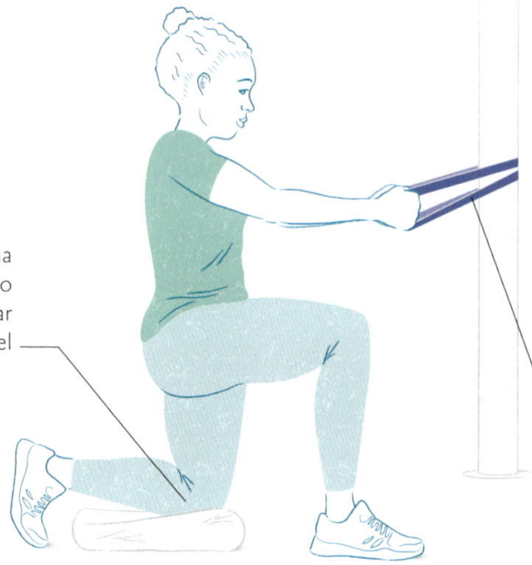

2 Agache-se dobrando os joelhos e os quadris ao mesmo tempo. Mantenha os braços e as mãos travados na posição. Desça o máximo que você conseguir sem curvar as costas. Fique nessa posição por uns instantes e, em seguida, impulsione o meio do pé para ficar em pé.

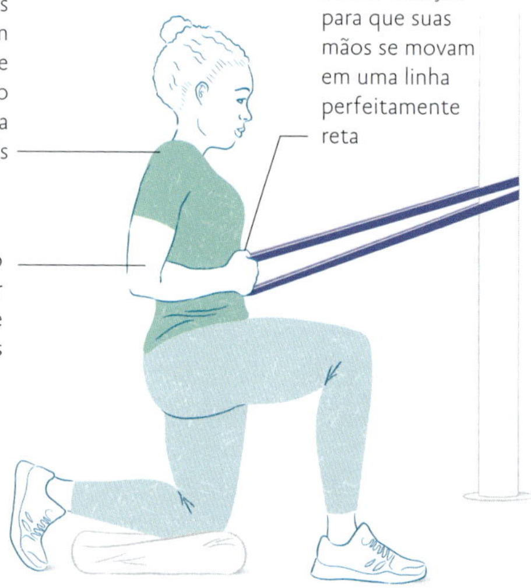

SUPINO NO CHÃO COM FAIXA ELÁSTICA

Esse é um ótimo exercício para trabalhar a parte superior do corpo durante a menopausa, porque fortalece peito, ombros e tríceps. A escolha de uma faixa apropriada facilita a adaptação ao seu nível de força atual em vez de se limitar ao trabalho com o peso do corpo.

Repetições: 10–12

Tempo: 1 segundo para cima, 1 segundo de pausa, 1 segundo para baixo, 1 segundo de pausa

Progressão: use uma faixa de maior resistência

1 **Faça um laço** duplo em uma faixa ao redor da parte superior das costas, passando os cotovelos por ela e segurando as extremidades. Deite-se de costas com os joelhos para cima e os pés apoiados. Forme um ângulo de 45 a 60 graus entre a parte superior dos braços e o tronco. Mantenha os antebraços na vertical.

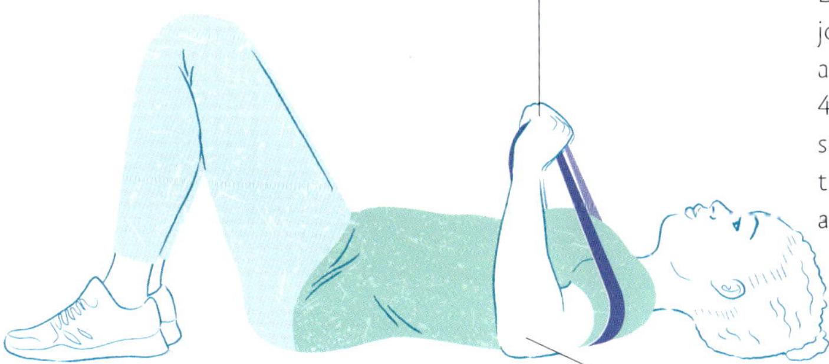

2 **Empurre os punhos** em direção ao teto até que estejam diretamente acima dos ombros. Você perceberá que a distância entre suas mãos ficará menor. Fique nessa posição por alguns instantes e, em seguida, volte ao início.

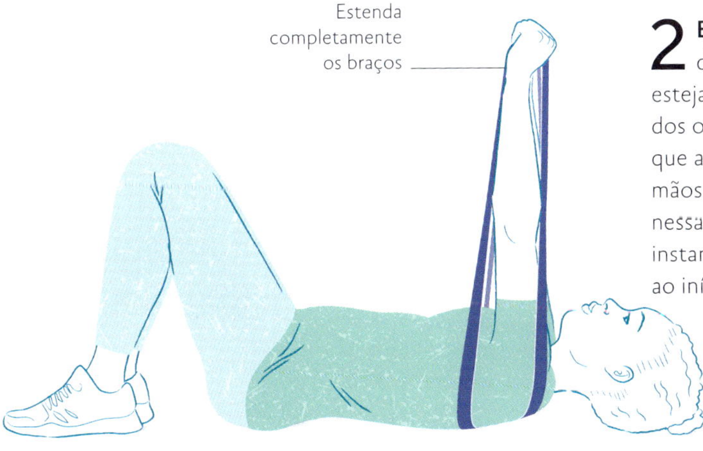

BOM-DIA COM FAIXA ELÁSTICA

Esse movimento de flexão de quadril com baixo risco fortalece principalmente os glúteos e os posteriores da coxa, além de ajudar a melhorar ou evitar problemas na região lombar, que costumam começar durante a menopausa. O movimento repetido deve se assemelhar à dinâmica de um arco e flecha, com as nádegas movendo-se para a frente e para trás.

Repetições: 12-15

Tempo: 2 segundos para baixo, 1 segundo de pausa, 1 segundo para cima, 1 segundo de pausa

Progressão: Levantamento terra romeno com faixa elástica (veja ao lado)

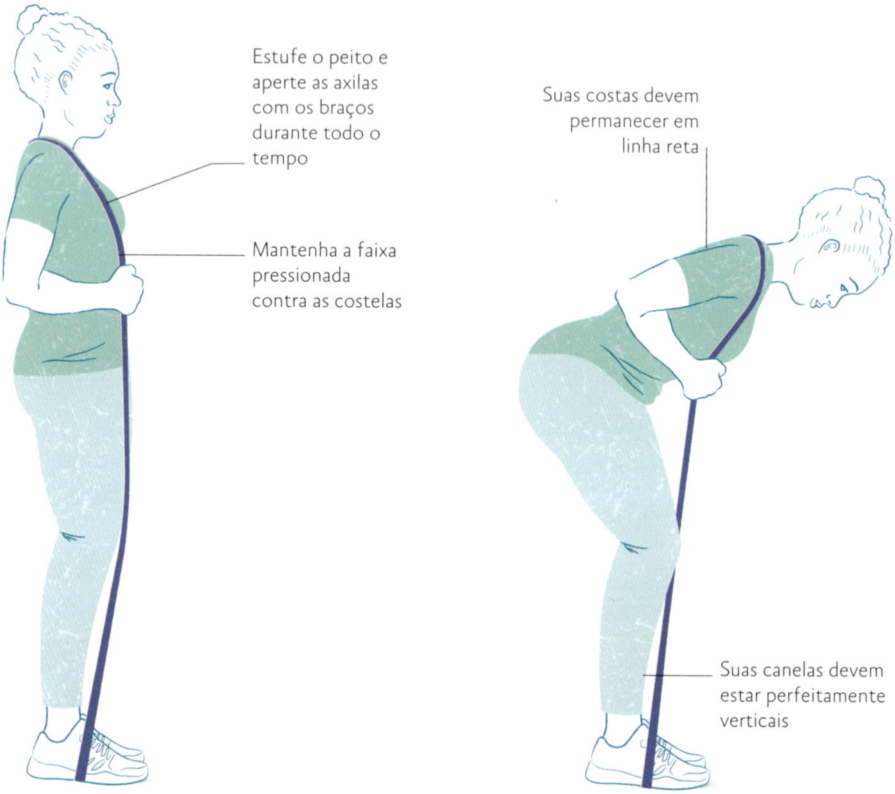

1 Faça uma volta com uma faixa esticada passando sob o meio dos dois pés e ao redor da nuca. Os pés devem ficar separados na largura do quadril e os dedos dos pés ligeiramente virados para fora. Segure a faixa contra o peito, como se fosse um apoio.

2 Empurre o bumbum para trás o máximo que conseguir, e incline-se para a frente com as costas retas e os joelhos dobrados, como se estivesse olhando de cima de um penhasco. Fique nessa posição por alguns instantes e, em seguida, empurre os quadris para a frente, contraia os glúteos e fique em pé.

LEVANTAMENTO TERRA ROMENO COM FAIXA ELÁSTICA

Esse exercício trabalha os mesmos músculos que o Bom-dia com faixa elástica (veja ao lado), porém permite o emprego de maior resistência com a faixa dobrada. Com isso, existe um potencial maior para evitar a perda muscular nos glúteos e posteriores da coxa, que enfraquecem naturalmente durante a menopausa.

Repetições: 12-15

Tempo: 1 segundo para cima, 1 segundo de pausa, 2 segundos para baixo, 1 segundo de pausa

Progressão: use uma faixa de maior resistência

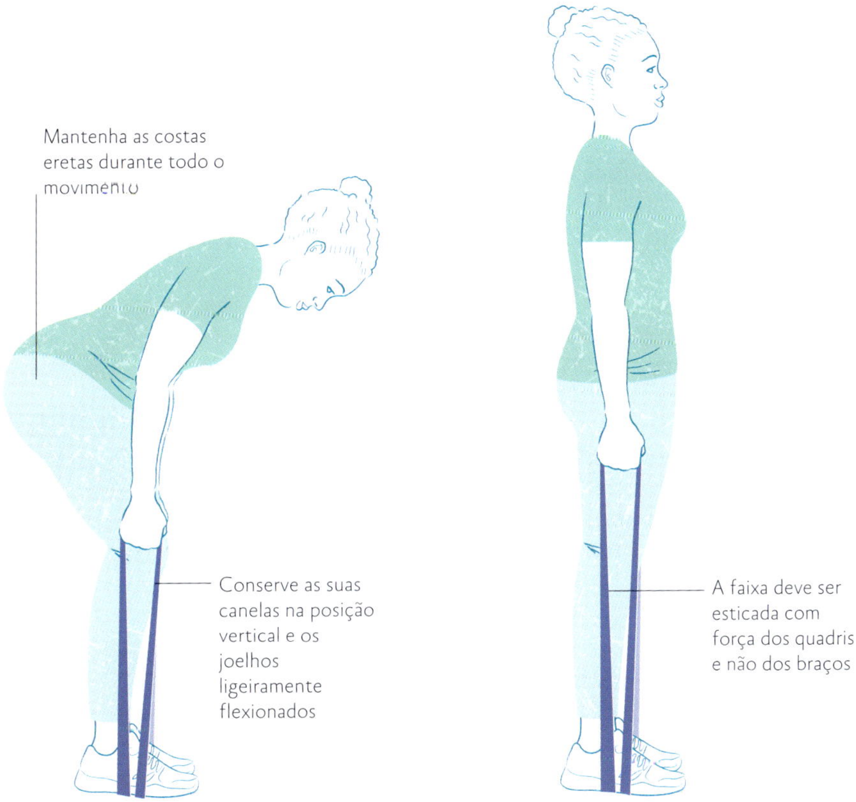

1 **Faça uma volta dupla com uma faixa** e posicione-a com firmeza sob o meio dos dois pés, com os dedos ligeiramente virados para fora e os pés separados na largura dos quadris. Segure com firmeza as extremidades da faixa e empurre o bumbum para trás o máximo que você conseguir.

2 Partindo de uma posição inclinada para a frente, com as costas retas – como se estivesse olhando de cima de um penhasco –, empurre os quadris para a frente, contraia os glúteos e fique ereta. Fique nessa posição por alguns instantes e, em seguida, retorne lentamente ao início.

AGACHAMENTO UNILATERAL COM FAIXA ELÁSTICA

A exemplo do agachamento unilateral com apoio (página 167), esse exercício equilibra as diferenças de força, mobilidade, coordenação e equilíbrio entre as pernas esquerda e direita. Como há redução da massa muscular durante a menopausa, esse exercício é benéfico para reequilibrar seu corpo e melhorar sua estabilidade.

Repetições: 8-10

Tempo: 2 segundos para baixo, 1 segundo de pausa, 1 segundo para cima, 1 segundo de pausa

Progressão: use uma faixa de maior resistência

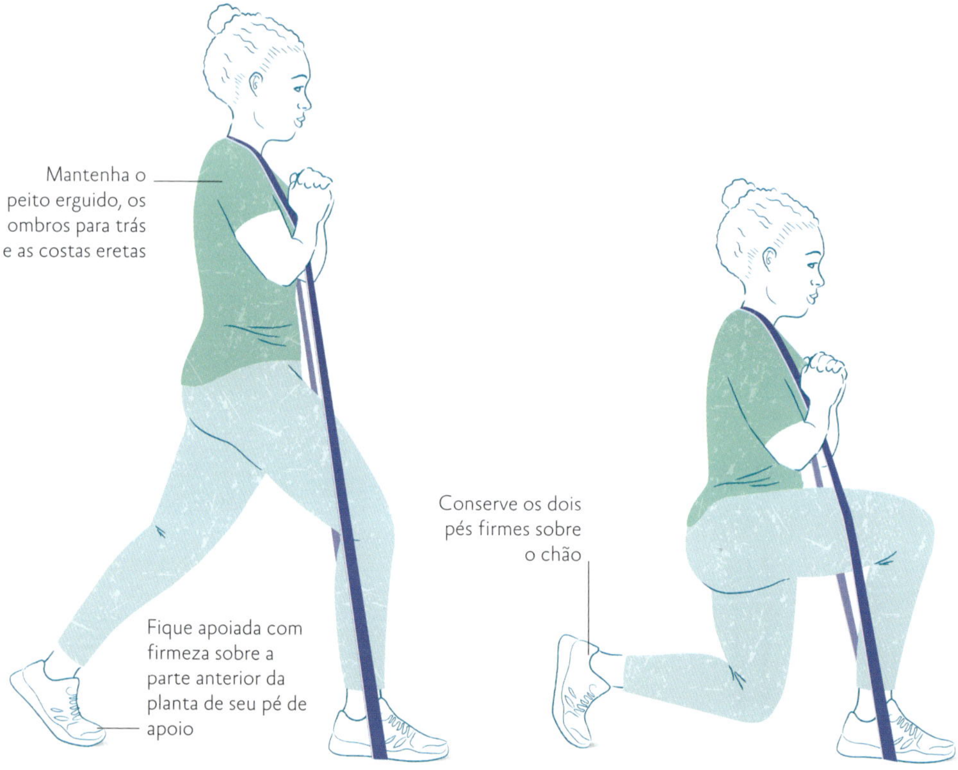

1 Passe uma faixa por baixo do pé da frente e da parte de trás do pescoço, com os pés a uma distância que exija que você dobre ligeiramente o joelho da frente. Posicione as mãos na frente do peito com os cotovelos dobrados para dentro.

2 Mantendo o equilíbrio, desça em linha reta, levando o joelho da perna de apoio até o chão. Ele pode tocar o chão ou ficar um pouco acima. Fique nessa posição por alguns instantes e, em seguida, dê um impulso apoiando-se no pé dianteiro para ficar em pé.

REMADA SEMIAJOELHADA COM FAIXA ELÁSTICA

Esse exercício permite que você treine de maneira eficaz desde a parte superior até a porção média das costas, realizando um movimento simples de puxada. Além de fortalecer as costas e mobilizar os bíceps, ele aumenta a força de preensão e é ótimo para melhorar a postura – ambos podem sofrer declínio durante a menopausa.

Repetições: 10-12

Tempo: 1 segundo para dentro, 1 segundo de pausa, 1 segundo para fora, 1 segundo de pausa

Progressão: use uma faixa de maior resistência

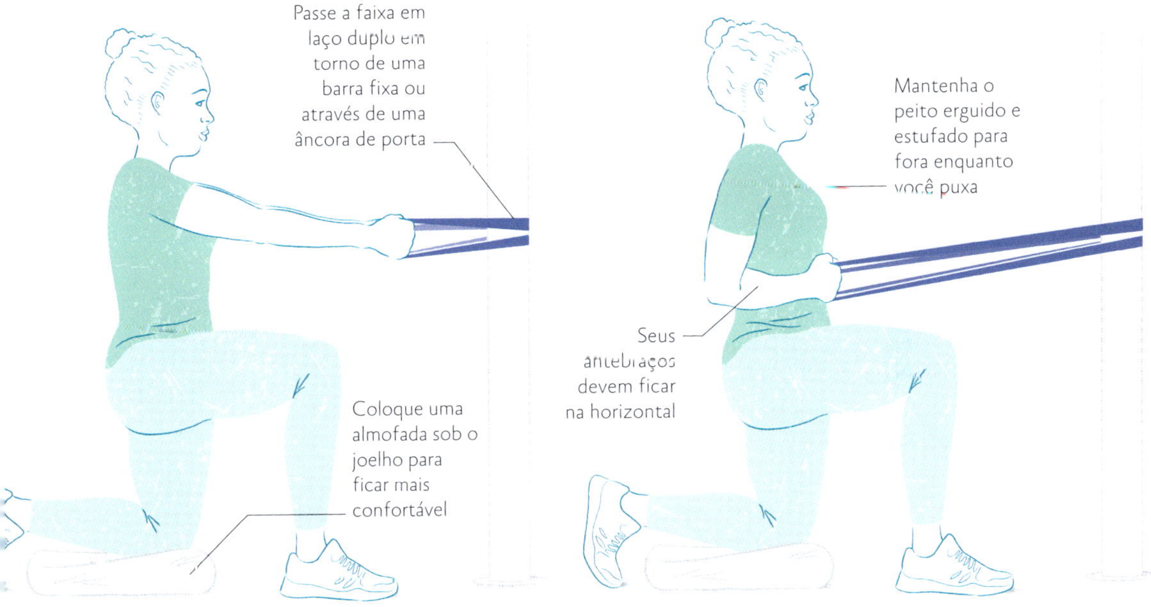

1 **Fixe a faixa de forma estável** na altura do esterno, em uma posição semiajoelhada, e faça um laço duplo uniforme. Segure a faixa e se posicione de forma a haver uma leve tensão na faixa quando seus braços estiverem esticados.

2 **Controlando com os cotovelos**, puxe as mãos até o estômago enquanto encolhe as escápulas, como se estivesse espremendo o suco de um limão. Fique nessa posição por alguns instantes e, em seguida, volte à posição inicial.

TREINO DE ACADEMIA

Com movimentos simples e equipamentos fáceis de usar, este treino é uma introdução perfeita ao treinamento feito em uma academia e ao levantamento de peso. Ele é particularmente benéfico durante a menopausa, porque contribuirá para o desenvolvimento de sua força e ajudará a evitar a perda de músculos que costuma ocorrer nessa fase. Você pode progredir para este exercício a partir do Treino com o peso do corpo ou do Treino com faixas elásticas (páginas 162-177), ou, ainda, iniciá-lo diretamente.

O QUE VOCÊ PRECISA

Para um treino completo, você precisa ter acesso a uma academia que disponibilize halteres, bancos e aparelhos de resistência por cabos.

COMO REALIZAR O TREINO

Para obter melhores resultados, faça este treino – que leva cerca de 45 minutos, incluindo o aquecimento – pelo menos duas vezes por semana, e no máximo três vezes, com, pelo menos, um dia de descanso entre as sessões.

Alguns exercícios têm mais de uma versão ou uma progressão sugerida. Comece com as versões mais fáceis até adquirir confiança.

- **Faça 12-15 × Agachamento goblet com halter.** Descanse 30 segundos e, em seguida, faça 10-12 × Abdominal com cabo. Descanse 45-60 segundos. Repita 2-3 séries combinadas.
- **Faça 12-15 × Tração para trás com cabo.** Descanse 30 segundos e, em seguida, faça 10-12 × Desenvolvimento de ombros com halteres em posição sentada. Descanse 45-60 segundos. Repita 2-3 séries combinadas.
- **Faça 6-8 × Agachamento unilateral com halteres** para cada perna. Descanse 30 segundos. Em seguida, faça 10-12 × Remada com cabo em posição sentada. Descanse 45-60 segundos. Repita 2-3 séries combinadas.

ALERTA DE SEGURANÇA

Para minimizar o risco de lesões, comece com o aquecimento (página 161). Se algum dos exercícios lhe causar dor, pare imediatamente. Peça a orientação de um profissional de *fitness* para aprender a usar os equipamentos.

AGACHAMENTO GOBLET COM HALTER

Essa adaptação do Agachamento com o peso do corpo (página 163) usa um halter para mobilizar a força de suas pernas durante todo o movimento. Como a força muscular diminui durante a menopausa, os agachamentos são importantes para manutenção dos músculos das coxas e melhora da mobilidade.

Repetições: 12-15
Tempo: 2 segundos para baixo, 1 segundo de pausa, 1 segundo para cima
Progressão: use o halter seguinte na ordem crescente de peso

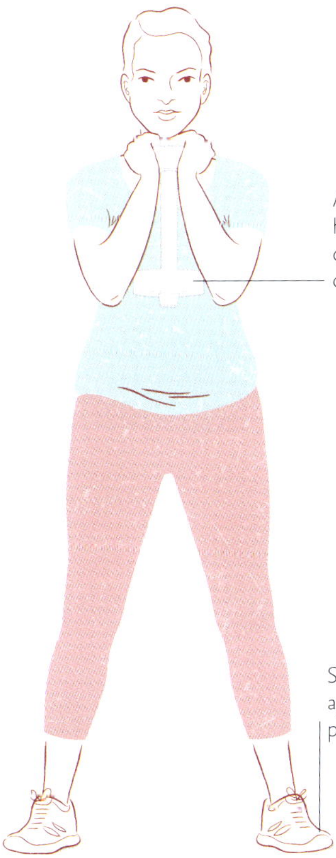

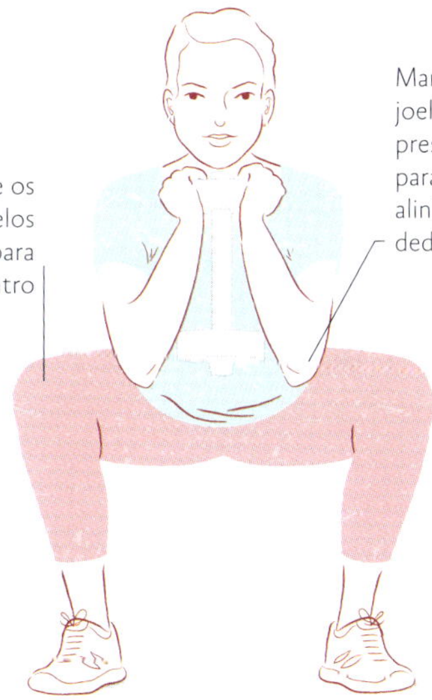
Conserve os cotovelos dobrados para dentro
Mantenha os joelhos pressionados para fora e alinhados com os dedos dos pés

1 **Fique em pé com o corpo ereto** e os pés afastados na largura dos ombros. Segure as laterais da extremidade de cima do halter, fazendo com que a parte superior fique em contato com a parte superior do seu peito. Pressione os antebraços firmemente contra o halter.

2 **Mantendo as mãos e os braços** travados na posição, agache-se, dobrando os joelhos e os quadris ao mesmo tempo. Desça o mais baixo que você conseguir sem curvar as costas. Fique nessa posição por alguns instantes e, em seguida, dê um impulso com a planta do pé para ficar em pé.

ABDOMINAL COM CABO EM POSIÇÃO DE JOELHOS

Esse exercício usa uma estação de cabos para fortalecer os músculos abdominais, que podem enfraquecer durante a menopausa e causar problemas na região lombar. Para obter o melhor efeito, comprima os músculos do abdome o máximo que você conseguir ao levantar o peso – como se as extremidades inferiores de uma sanfona estivessem sendo pressionadas ao mesmo tempo.

Repetições: 10-12

Tempo: 1 segundo para baixo, 1 segundo de pausa, 1 segundo para cima

Progressão: use o halter seguinte na ordem crescente de peso

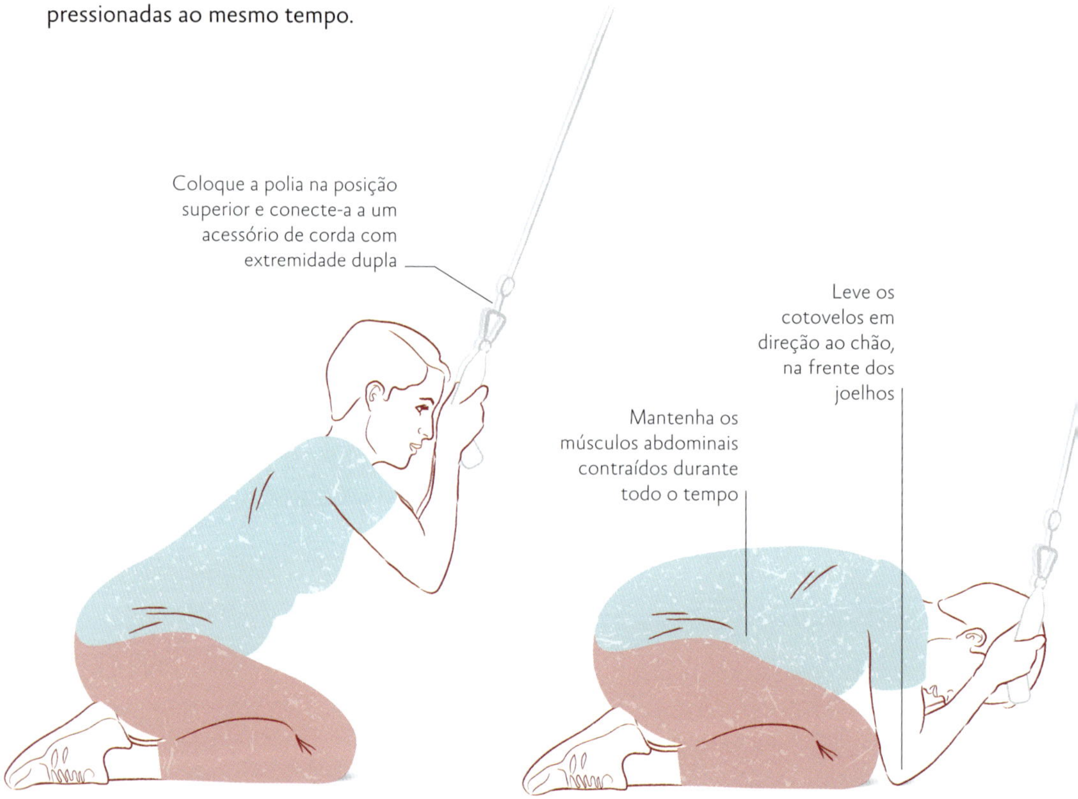

1 **Ajuste a polia e o peso.** Ajuste a polia e o peso. Segure as duas extremidades da corda e ajoelhe-se. Sente-se sobre os calcanhares deixando espaço suficiente para que, no final do movimento, sua cabeça fique a cerca de 30 cm de distância da pilha de pesos.

2 **Mantendo o bumbum** sobre os calcanhares, contraia os músculos abdominais e incline-se para a frente. Use a força dos músculos abdominais para levantar o peso em vez de puxar a corda. Fique nessa posição por alguns instantes e, em seguida, volte ao início.

TRAÇÃO PARA TRÁS COM CABO

Este é um excelente exercício para os glúteos e os posteriores da coxa. Ele fortalece esses músculos, que podem ficar enfraquecidos em razão das alterações da menopausa. Para ter certeza de estar na posição correta, imagine que está olhando de cima de um penhasco, com o bumbum forçado para trás e a metade superior do corpo inclinada para a frente.

Repetições: 12-15

Tempo: 1 segundo para cima, 1 segundo de pausa, 2 segundos para baixo

Progressão: levantamento terra romeno com halteres (página 182)

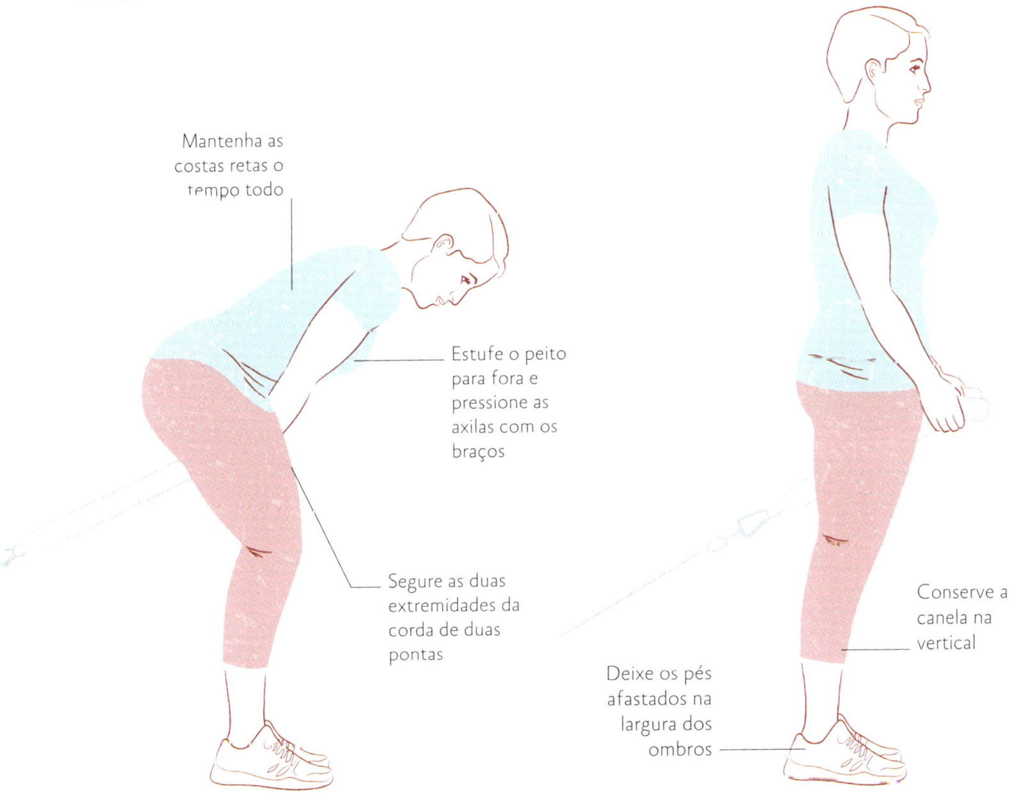

1 **Ajuste a polia e o peso.** De frente para a pilha de pesos, segure a corda e dê um passo adiante. Empurrando o bumbum para trás, incline-se para a frente, mantendo os joelhos ligeiramente flexionados. Com os braços retos, passe suas mãos entre as pernas.

2 **Faça uma pausa – o peso** não deve encostar na pilha – e, em seguida, empurre os quadris para a frente e endireite as pernas a fim de ficar em pé. O esforço deve vir dos glúteos, não dos braços. O movimento deve ser semelhante ao de um arco e flecha.

LEVANTAMENTO TERRA ROMENO COM HALTERES

Essa progressão da Tração para trás com cabo (página 181) é um excelente exercício de força para esculpir e desenvolver a parte posterior das pernas e as nádegas, regiões sujeitas a perda de firmeza durante a menopausa. Para fazer o posicionamento correto, imagine que seu corpo está reproduzindo o movimento de um arco e flecha.

Repetições: 10-12

Tempo: 2 segundos para baixo, 1 segundo de pausa, 1 segundo para cima

Progressão: use o par de halteres seguinte na ordem crescente de peso

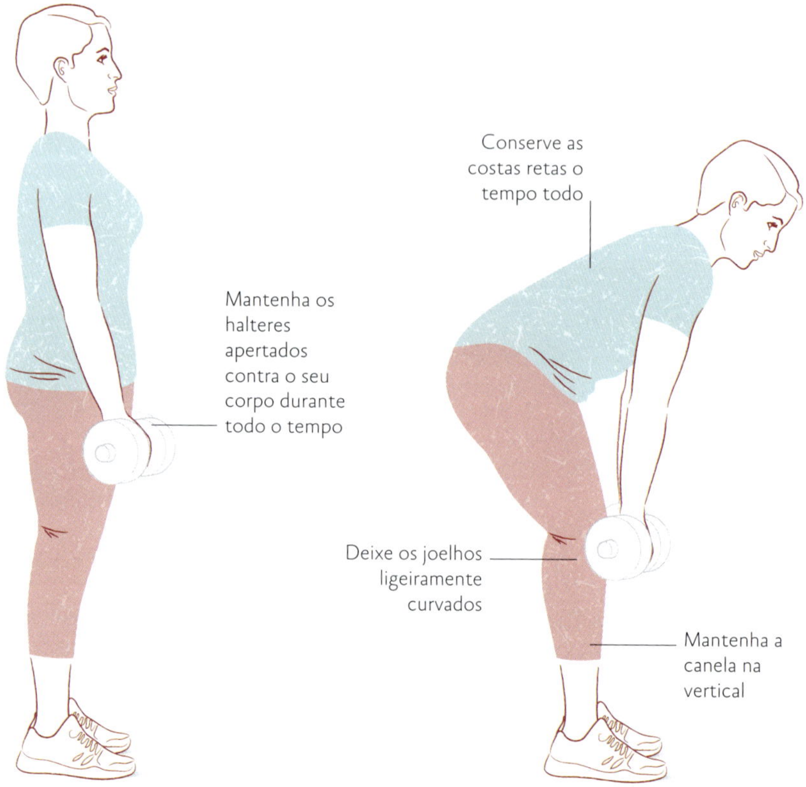

1 **Com os braços** totalmente esticados, segure um par de halteres, mantendo os ombros para trás e o peito erguido. Contraia os músculos abdominais para manter reta a parte inferior das costas durante todo o movimento.

2 **Empurre o bumbum** para trás o máximo que você conseguir e, em seguida, incline-se para a frente, mantendo as costas retas. Os halteres devem se mover em uma linha vertical em direção ao chão. Antes de as costas começarem a se curvar, empurre os quadris para a frente a fim de ficar em pé.

DESENVOLVIMENTO DE OMBROS COM HALTERES EM POSIÇÃO SENTADA

Esse movimento de empuxo acima da cabeça fortalece os ombros e o tríceps. Durante a menopausa, é importante a manutenção da força muscular de braços, ombros e costas, porque a massa muscular diminui; contudo, o levantamento frequente de pesos acima da cabeça contribui para a prevenção da perda muscular e ajuda nas atividades diárias.

Repetições: 10-12

Tempo: 1 segundo para cima, 1 segundo de pausa, 2 segundos para baixo, 1 segundo de pausa

Progressão: use o par de halteres seguinte na ordem crescente de peso

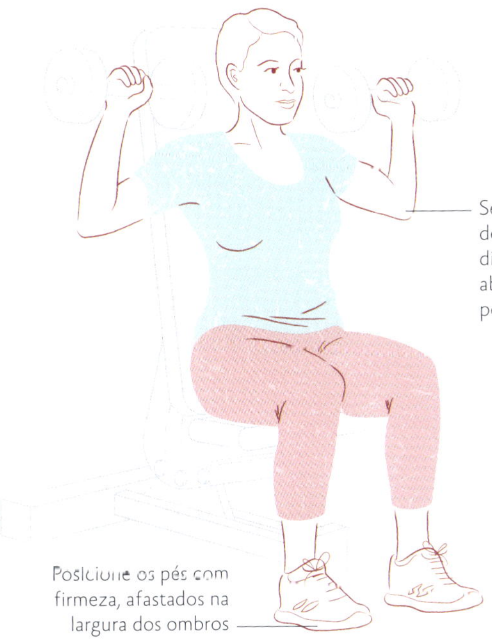

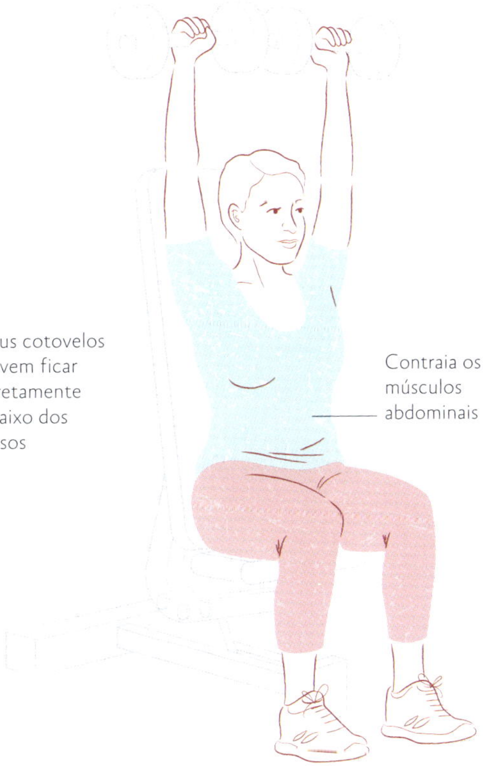

1 **Prepare um banco ajustável.** Sente-se ereta com as costas apoiadas na almofada. Segure um halter em cada mão logo acima da altura dos ombros, mantendo as palmas das mãos voltadas para a frente. Seus cotovelos devem ficar abaixo dos pesos.

2 **Pressione as costas** contra a almofada, mantendo os músculos abdominais contraídos para que as costas não fiquem curvadas. Empurre os halteres em direção ao teto até que seus braços estejam retos e paralelos; em seguida, volte ao início.

AGACHAMENTO UNILATERAL COM HALTERES

Esse exercício é semelhante ao Agachamento unilateral com faixa elástica (página 176), porém com uso de halteres. É um ótimo exercício durante a menopausa, porque fortalece os principais músculos das pernas, ajudando na movimentação diária. Apesar de os halteres imporem um desafio de força maior, é possível que você ache mais fácil chegar ao equilíbrio.

Repetições: 6-8 por perna

Tempo: 2 segundos para baixo, 1 segundo de pausa, 1 segundo para cima

Progressão: use o par de halteres seguinte na ordem crescente de peso

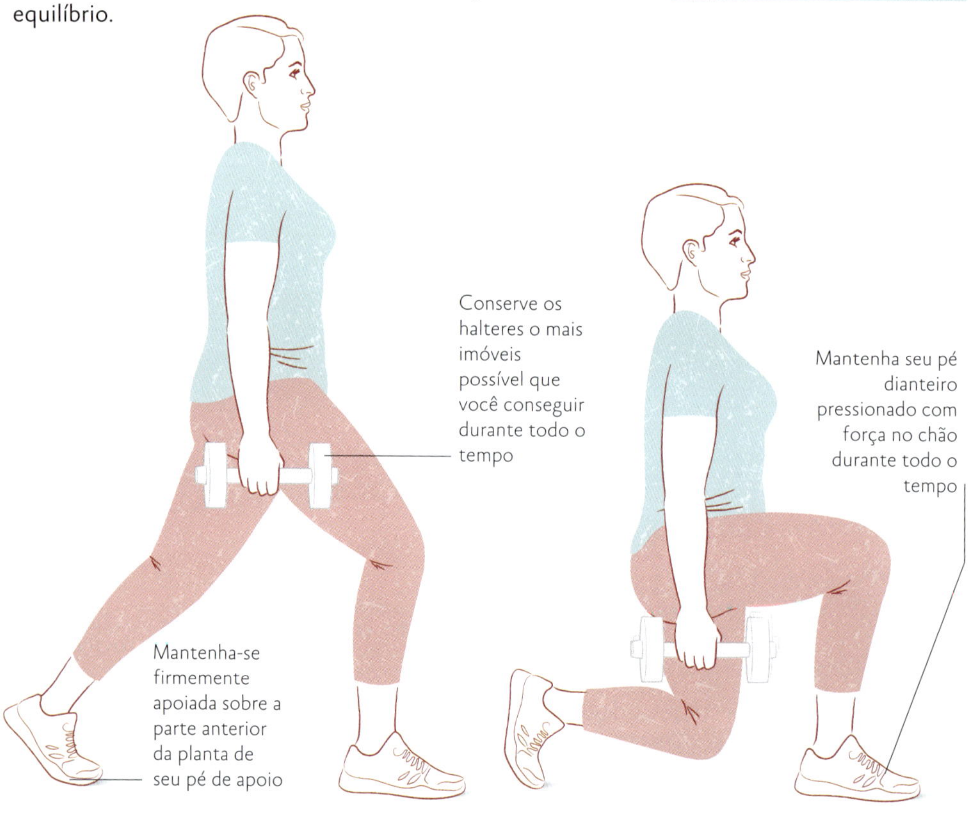

1 **Segure um par de halteres** ao lado do seu corpo como se fossem sacolas de compras. Mantenha o peito erguido, os ombros para trás e as costas retas. Posicione os pés a uma distância tal que você precise dobrar ligeiramente o joelho da frente.

2 **Mantendo-se em equilíbrio**, abaixe-se lentamente em linha reta, levando o joelho da perna de trás até o chão. Ele pode tocar o chão ou parar um pouco acima. Fique nessa posição por alguns instantes e, em seguida, dê um impulso com o pé da frente para ficar em pé.

REMADA COM CABO EM POSIÇÃO SENTADA

Movimentos de puxada, como este, fortalecem as partes média e superior das costas e conservam ou até melhoram a postura. Uma coluna forte e ereta não é apenas esteticamente desejável; ela é essencial para as atividades cotidianas e pode ajudar a evitar a dificuldade de movimentação decorrente do enfraquecimento dos músculos das costas na fase da menopausa.

Repetições: 10-12

Tempo: 1 segundo de puxada, 1 segundo de pausa, 1 segundo de liberação

Progressão: use o par de halteres seguinte na ordem crescente de peso

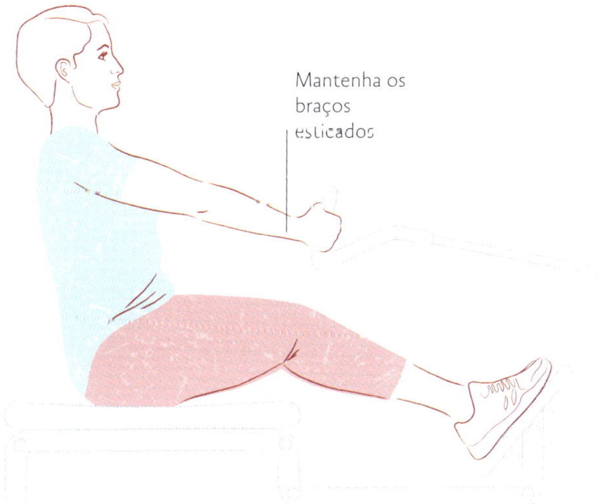

1 **Sente-se com os joelhos** ligeiramente dobrados, as costas retas e o peito erguido. Seus pés devem ficar firmemente apoiados contra a planta dos pés e separados na largura do quadril. Segure as alças com firmeza e permita que o peso force a separação das escápulas.

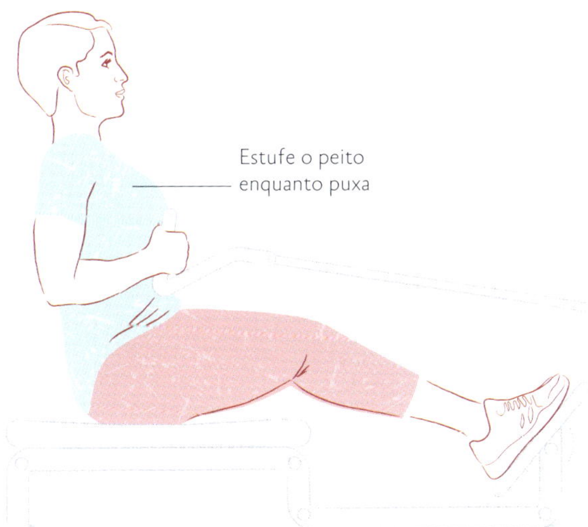

2 **Puxe delicadamente** as alças em direção ao seu estômago, controlando o movimento com os cotovelos, sem se inclinar para trás. Ao puxar, mantenha os ombros para baixo e comprima as escápulas com força. Em seguida, volte ao início.

YOGA

A prática regular de yoga – incluindo as posturas restauradoras e as de sustentação – não apenas ajuda a melhorar a flexibilidade nas articulações e nos tecidos como também pode amenizar os efeitos colaterais indesejáveis da menopausa. Desde os sintomas de fadiga e confusão mental até ansiedade e insônia, a sequência apresentada neste capítulo – inspirada tanto na yoga yang como na yoga yin – estimula o equilíbrio e a paz de espírito, proporcionando estabilidade física e mental.

O QUE VOCÊ PRECISA

Um espaço calmo e silencioso e um tapete de yoga. Talvez você também queira usar blocos de yoga e um suporte, mas pode também utilizar cobertores enrolados ou almofadas.

COMO REALIZAR AS SEQUÊNCIAS

O melhor é acompanhar a sequência apresentada aqui, mas você pode escolher apenas algumas posturas que lhe pareçam especialmente benéficas. Durante a prática, tente usar a respiração, alongando ao inspirar e suavizando e relaxando ao expirar. Mude de uma postura para outra de forma lenta e consciente, principalmente ao passar da posição sentada para a posição em pé e vice-versa. Encontre um nível de esforço que seja "perfeito"; vá até o ponto em que você sinta um alongamento e, em seguida, demore-se um pouco aí. Descontraia-se nesse alongamento. O tempo é mais importante do que a intensidade.

Se desejar, comece com a versão modificada da postura e, à medida que seu corpo for relaxando, remova o suporte e se entregue à postura. Sempre use a respiração para se fortalecer e relaxar progressivamente nas posturas de forma segura e eficaz – não force nada.

A sequência levará em torno de 30 a 45 minutos (ou mais, se você quiser). Pratique com a frequência que desejar – mas o ideal é, pelo menos, duas vezes por semana.

ALERTA DE SEGURANÇA

Fique atenta e escute seu corpo. Se sentir alguma dor ou desconforto, tente relaxar um pouco a postura. Se a dor for persistente, pare. Talvez seja necessário trabalhar com um professor para obter o alinhamento correto.

POSTURA DO GATO/POSTURA DA VACA

A alternância entre essas duas posturas promove uma amplitude de movimento capaz de beneficiar suas costas. Ao mover-se com fluidez entre a postura do gato e a da vaca, você massageia as articulações e os tecidos ao redor da coluna vertebral, regiões que costumam ficar rígidas durante a menopausa, mantendo-as maleáveis e flexíveis.

Asana (postura): *Bitilasana Marjaryasana*

Número de ciclos: 5-10

Progressão: pense que você está comprimindo um bloco invisível entre as coxas para mobilizar o assoalho pélvico

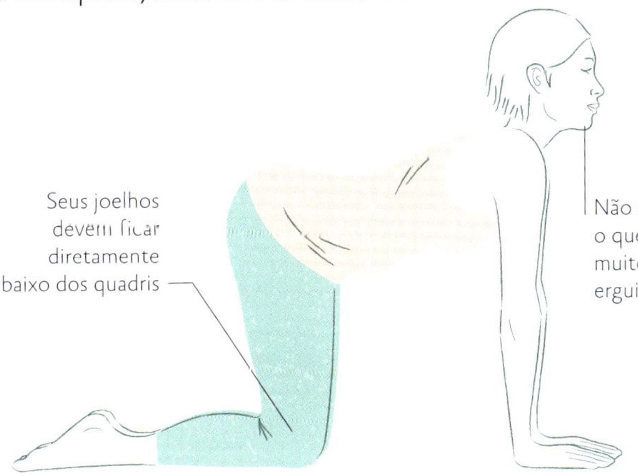

1 Comece em posição de quatro apoios. Ao inspirar, alargue a clavícula e deixe o peito invadir seus ombros. Arqueie ligeiramente as costas, mantendo mobilizados os músculos do abdome inferior. Pressione a cabeça para trás, mas não force o pescoço.

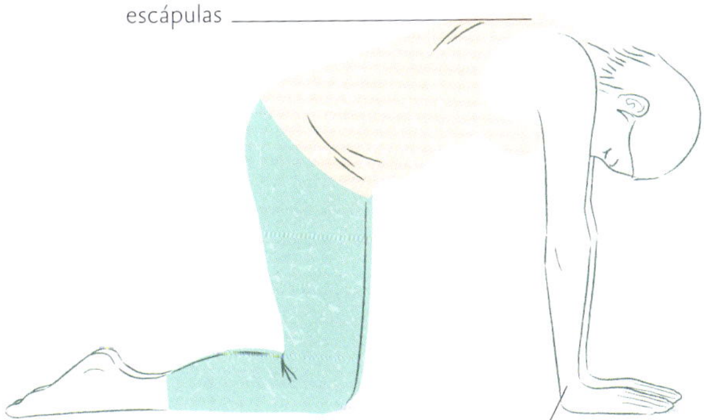

2 Ao expirar, comprima o cóccix e empurre o chão para arredondar as costas. Relaxe a cabeça e aproxime o queixo do peito. Continue alternando entre a postura do gato e a da vaca, trabalhando em seu próprio ritmo e coordenando os movimentos com a respiração.

AFUNDO BAIXO

Essa postura alonga os flexores do quadril e os músculos psoas, músculos profundos do *core* que conectam as vértebras lombares ao fêmur. A menopausa e seus efeitos variáveis podem tornar a respiração superficial, mas o alongamento dos músculos psoas consegue liberar sua respiração e aliviar a tensão reprimida.

Asana: *Anjaneyasana*

Tempo de retenção: cinco respirações lentas de cada lado

Progressão: faça vários ciclos, tentando ir mais fundo a cada vez

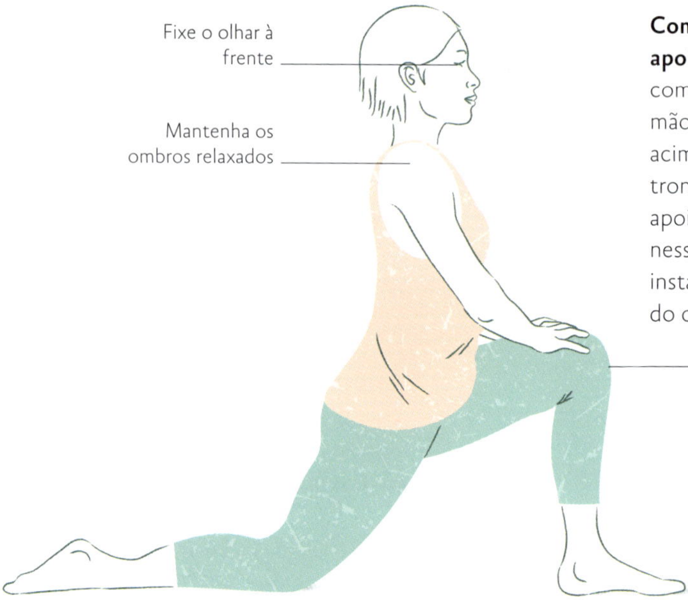
Fixe o olhar à frente
Mantenha os ombros relaxados
Tente reforçar bem a flexão do joelho

Comece na posição de quatro apoios. Dê um passo à frente com o pé esquerdo entre as mãos, e o joelho diretamente acima do tornozelo. Coloque o tronco em posição ereta e apoie as mãos na coxa. Fique nessa posição por alguns instantes e, em seguida, repita do outro lado.

MODIFICAÇÃO

Coloque blocos sob suas mãos para ficar mais confortável. Escute seu corpo e não se alongue muito profundamente nem abaixe demais os quadris.

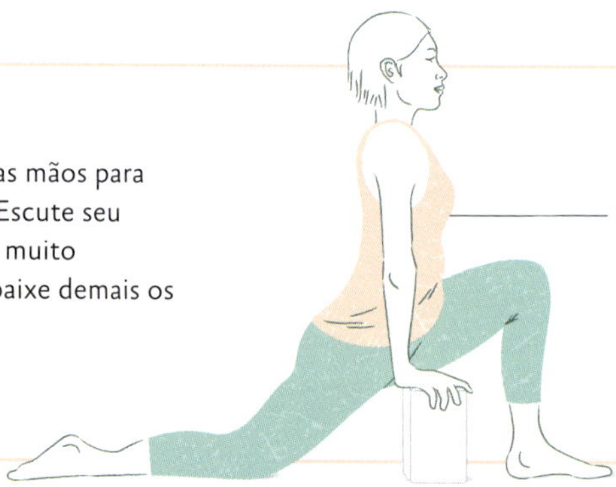
Abra o peito e respire profundamente

MEIO AGACHAMENTO

Esta fantástica postura de alongamento aumenta a consciência e a estabilidade através da pelve. Ela pode também contribuir para o alívio das dores nas articulações, que são sintomas comuns da menopausa. Você pode combinar essa postura com o Afundo baixo (ao lado), inspirando ao ir para a frente e depois expirando no alongamento.

Asana: *Ardha Hanumanasana*

Tempo de retenção: cinco respirações lentas de cada lado

Progressão: faça vários ciclos, tentando ir mais fundo a cada vez

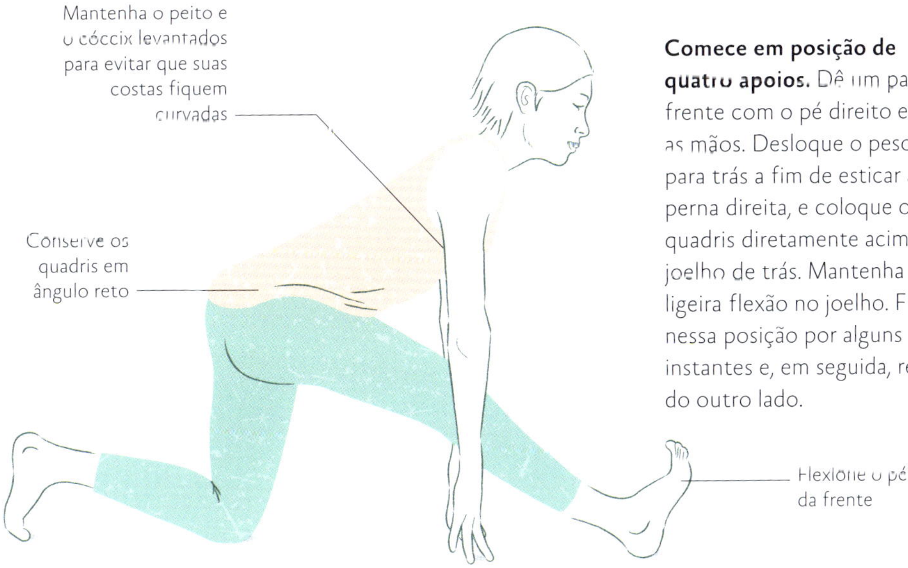

Comece em posição de quatro apoios. Dê um passo à frente com o pé direito entre as mãos. Desloque o peso para trás a fim de esticar a perna direita, e coloque os quadris diretamente acima do joelho de trás. Mantenha uma ligeira flexão no joelho. Fique nessa posição por alguns instantes e, em seguida, repita do outro lado.

MODIFICAÇÃO

Coloque blocos sob suas mãos para ajudar a manter o tronco ereto e a coluna alongada. Flexione mais o joelho da perna esticada a fim de aumentar o conforto.

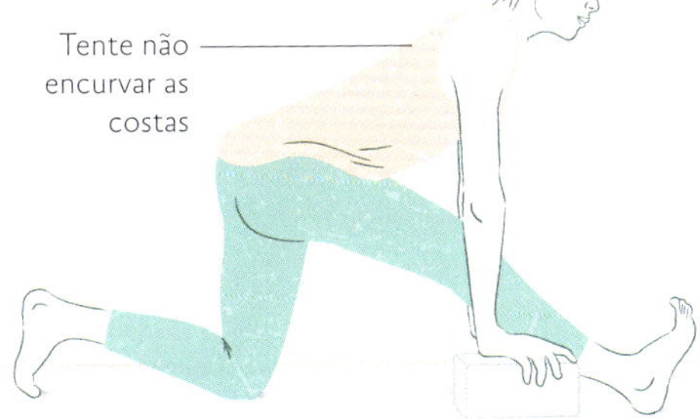

BONECA DE PANO

As curvaturas para a frente alongam a região lombar, os posteriores da coxa e as panturrilhas; e essa variação com os braços presos relaxa os músculos cansados da parte superior das costas. Esta postura também contribui para o alívio da tensão no pescoço, nos ombros e na região lombar – regiões que respondem por queixas comuns de muitas mulheres durante a menopausa.

Asana: *Baddha Hasta Uttanasana*

Tempo de retenção: 1-3 minutos

Progressão: mobilize seus quadríceps e levante o cóccix para endireitar as pernas

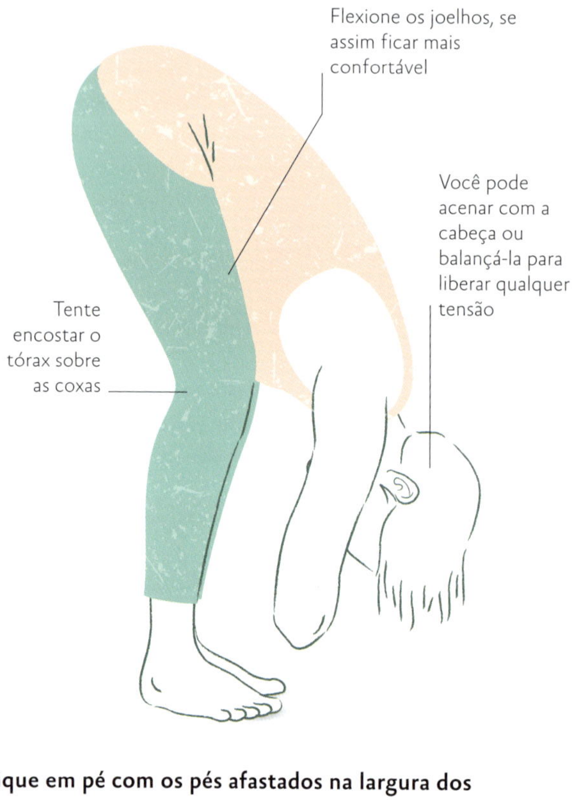

Fique em pé com os pés afastados na largura dos quadris. Ao expirar, aproxime o queixo do peito e dobre lentamente a coluna vertebral para baixo, vértebra por vértebra, em um movimento para a frente. Segure os cotovelos com as mãos opostas, mantendo o pescoço relaxado. Fique nessa posição por alguns instantes e, em seguida, desenrole lentamente até ficar em pé.

MODIFICAÇÃO

Se você sentir dificuldade para encostar o peito sobre as coxas, aumente a flexão dos joelhos. Você pode também apoiar a cabeça e os cotovelos com um bloco ou uma cadeira.

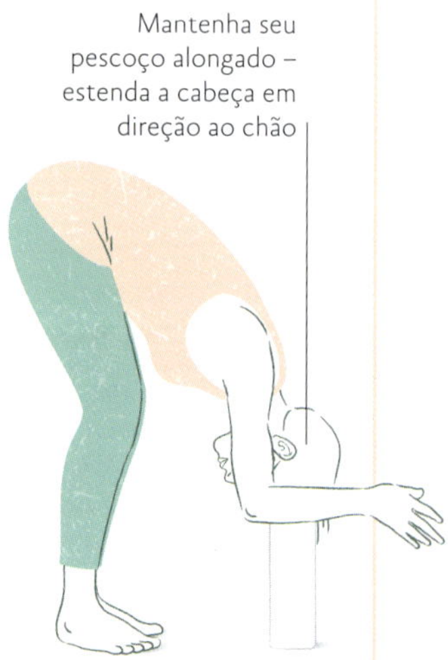
Mantenha seu pescoço alongado – estenda a cabeça em direção ao chão

POSTURA DE ÂNGULO ABERTO

Esta postura alonga a parte interna e posterior das pernas, além de estimular a bexiga, o fígado, os rins e o baço. Ela também ajuda a manter a integridade e a estabilidade das articulações sacroilíacas na pelve, que podem se tornar instáveis durante a menopausa como parte do processo natural de envelhecimento.

Asana: *Upavistha Konasana*

Tempo de retenção: 1-3 minutos

Progressão: coloque as mãos à sua frente e leve o peito até o chão

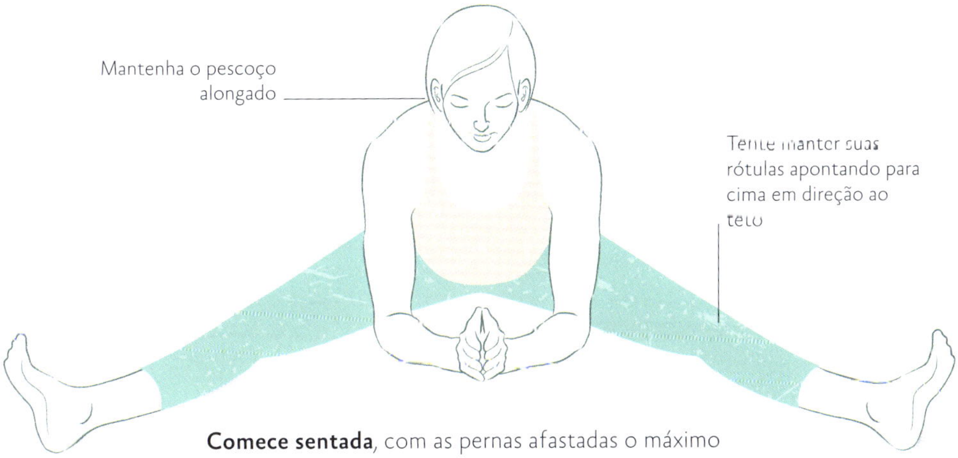
Mantenha o pescoço alongado
Tente manter suas rótulas apontando para cima em direção ao teto

Comece sentada, com as pernas afastadas o máximo possível. Flexione os pés e incline-se para a frente o mais baixo que você conseguir, mantendo a coluna neutra. Fique nessa posição por alguns instantes, em seguida use as mãos para empurrar o chão, e desenrole lentamente até ficar sentada. Junte as pernas e agite-as para liberar a tensão.

MODIFICAÇÃO

Se seus quadris estiverem tensos ou a região lombar excessivamente curvada, sente-se em um bloco ou uma almofada para que os quadris fiquem inclinados em uma posição melhor. Você pode também usar um suporte ou travesseiros para apoiar a cabeça, o peito e os cotovelos.

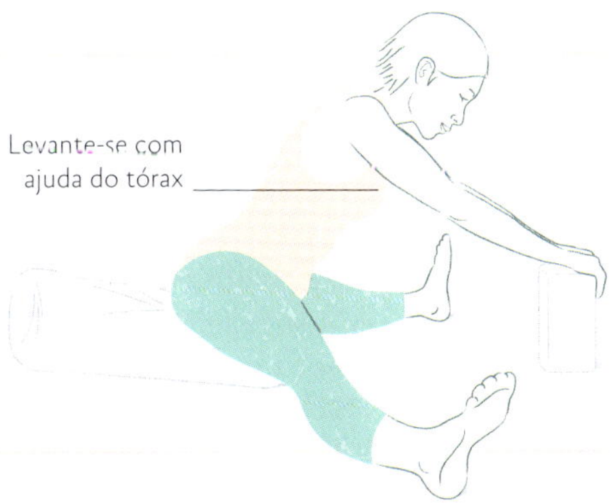

POSTURA DA PONTE

Esta postura fortalece a região lombar e estimula os órgãos abdominais, os pulmões e a tireoide. Ela contribui para o alívio do estresse, da fadiga e da insônia e, portanto, é um recurso terapêutico muito útil durante a menopausa. Para fortalecer os músculos do assoalho pélvico, você pode apertar um bloco de yoga entre as coxas.

Asana: *Setu Bandha Sarvangasana*

Tempo de retenção: 30-60 segundos

Progressão: movimente as escápulas unidas

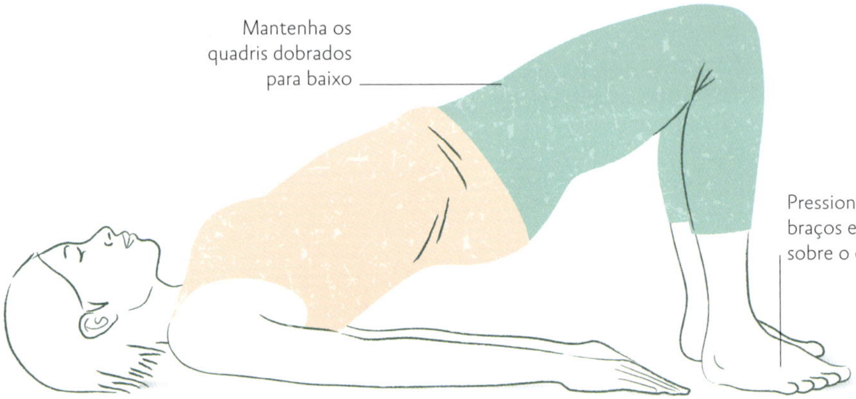

Deite-se de costas, com os joelhos dobrados e as solas dos pés afastadas na largura dos quadris. Aproxime os calcanhares dos ísquios (ossos de sentar). Eleve os quadris até que as coxas fiquem paralelas ao tapete. Inspire e expire enquanto mantém essa posição, depois expire e relaxe, desenrolando a coluna de volta para o chão.

MODIFICAÇÃO

Para conseguir maior apoio, coloque um bloco sob o sacro/lombar. Tente comprimir os quadris para cima, afastando-os do bloco, mas apoie-se no bloco quando sentir necessidade.

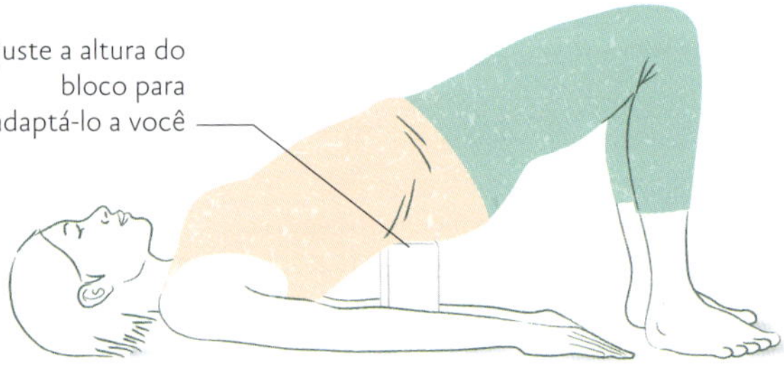

CORREÇÃO DA LOMBAR

Embora não seja uma postura oficial de yoga, este alongamento é excelente para ser feito depois de qualquer flexão para trás. Ele é também uma boa maneira de exercitar o assoalho pélvico durante a menopausa. Contraia os músculos pélvicos (como se estivesse tentando interromper o fluxo de urina) e, ao mesmo tempo, as nádegas (como se estivesse tentando impedir a passagem do vento).

Tempo de retenção: 30-60 segundos

Progressão: depois que estiver na posição, balance suavemente de um lado para o outro

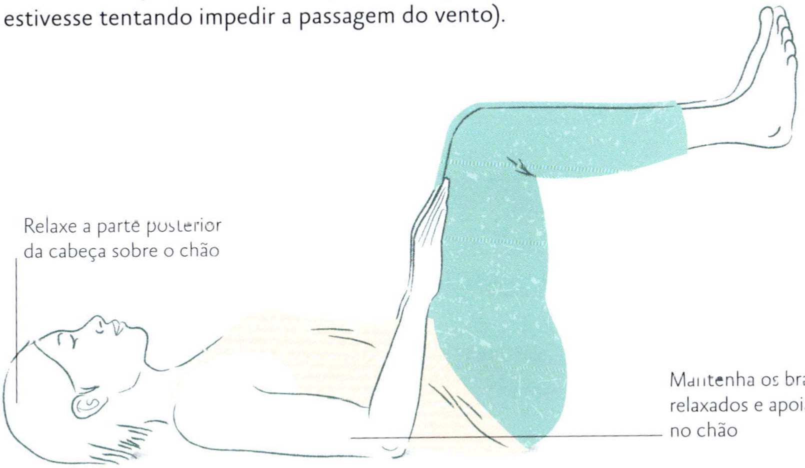

Comece de costas na posição de mesa. Pressione as mãos contra as coxas com cerca de 30% de pressão e, ao mesmo tempo, pressione as coxas contra as mãos com 30% de pressão. Mobilize os músculos do assoalho pélvico. Sinta a parte inferior das costas se alongar e pressionar o chão.

MODIFICAÇÃO

Se você não conseguir mobilizar totalmente o assoalho pélvico, aperte um bloco de yoga entre as coxas para ajudar. Se a posição estiver muito intensa, apoie ligeiramente os calcanhares em uma cadeira.

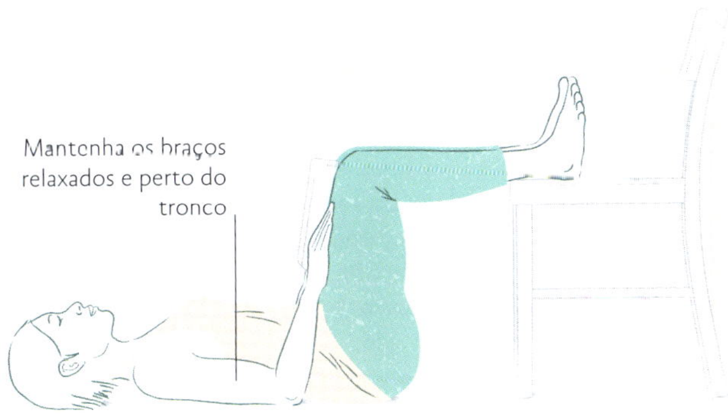

TORÇÃO CRUZADA DA COLUNA

As torções em decúbito dorsal são um recurso fantástico para o período da menopausa, porque melhoram a mobilidade da coluna e podem ajudar na digestão lenta. Também são um antídoto contra a rotina de ficar sentada por muito tempo, beneficiando a postura corporal. É melhor que sejam feitas no final dos exercícios, pois seu corpo estará mais flexível.

Asana: *Supta Matsyendrasana*

Tempo de retenção: 2 minutos de cada lado

Deite-se de costas, com as pernas estendidas. Leve o joelho esquerdo em direção ao peito. Coloque a mão direita sobre o joelho esquerdo e estenda o braço esquerdo para fora. Expire e gire lentamente o corpo. Olhe para a esquerda e fique nessa posição por alguns instantes. Inspire para voltar ao início. Repita do outro lado.

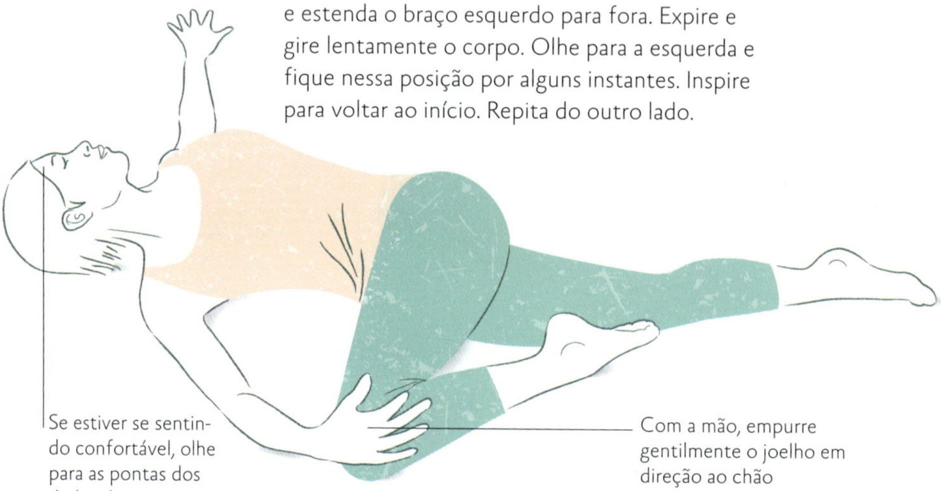
Se estiver se sentindo confortável, olhe para as pontas dos dedos da mão que está estendida
Com a mão, empurre gentilmente o joelho em direção ao chão

MODIFICAÇÃO

Use um suporte ou uma almofada grande sob o joelho dobrado para ficar mais confortável. Você pode também esticar os dois braços na forma de "T". Se sentir dor no pescoço por olhar para o lado, passe a olhar para a frente.

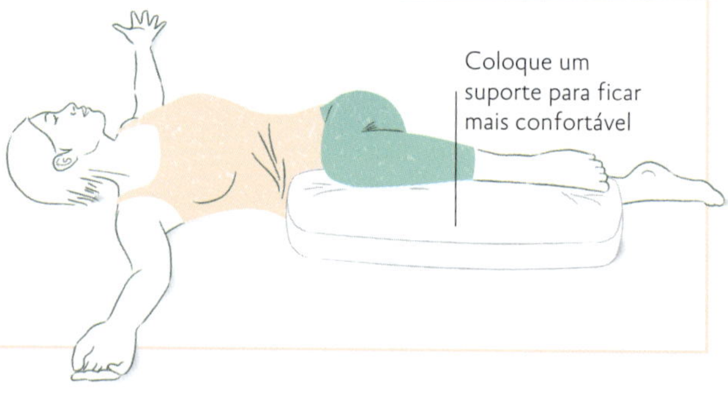

BORBOLETA

Esta postura é calmante e tranquilizadora. Ela relaxa e aquieta a mente; portanto, pode ser útil nos momentos de estresse ou das ondas de calor da menopausa. Além disso, ela alonga os flexores do quadril, que ficam tensos quando passamos muito tempo sentados, ajudando a aliviar e evitar a dor ciática e da região dorsal.

Asana: *Supta Baddha Konasana*

Tempo de retenção: até 10 minutos

Progressão: pressione a parte interna das coxas para alargar os quadris

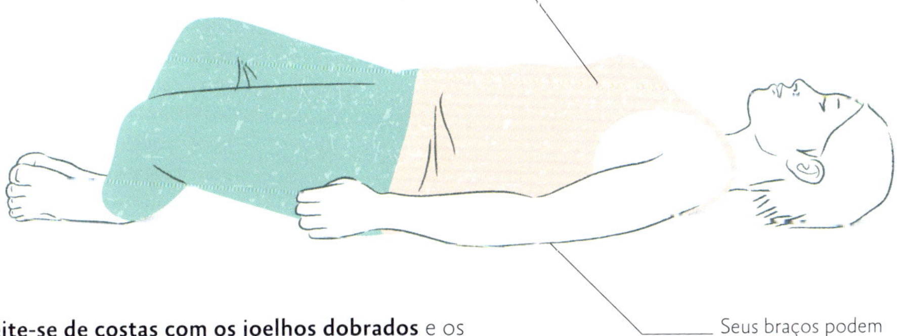

Deite-se de costas com os joelhos dobrados e os pés apoiados no chão. Deixe os joelhos penderem para os lados e junte as solas dos pés. Mantenha-se assim, deixando a gravidade intensificar o alongamento. Relaxe, feche os olhos e escute seu corpo. Quando estiver pronta, saia lentamente da postura.

MODIFICAÇÃO

Para ter mais apoio, use blocos ou cobertores enrolados sob os joelhos e/ou travesseiros sob as costas e o pescoço ou a cabeça.

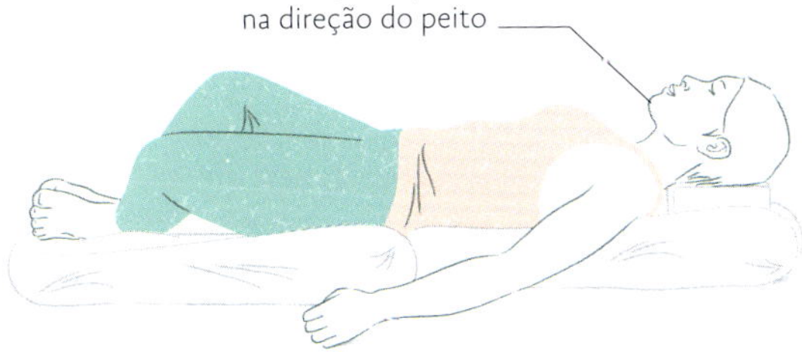

POSTURA DAS PERNAS NA PAREDE

Esta é uma postura maravilhosamente relaxante e tranquilizadora para ser feita no final de uma sessão de exercícios ou antes de ir deitar. Ela pode contribuir para o alívio do cansaço ou das cãibras de pernas e pés, além de acalmar o corpo e a mente, que muitas vezes ficam estressados na época da menopausa.

Asana: *Viparita Karani*

Tempo de retenção: 2-15 minutos

Progressão: estenda amplamente as pernas se você quiser um alongamento mais profundo da parte interna da coxa e do quadril

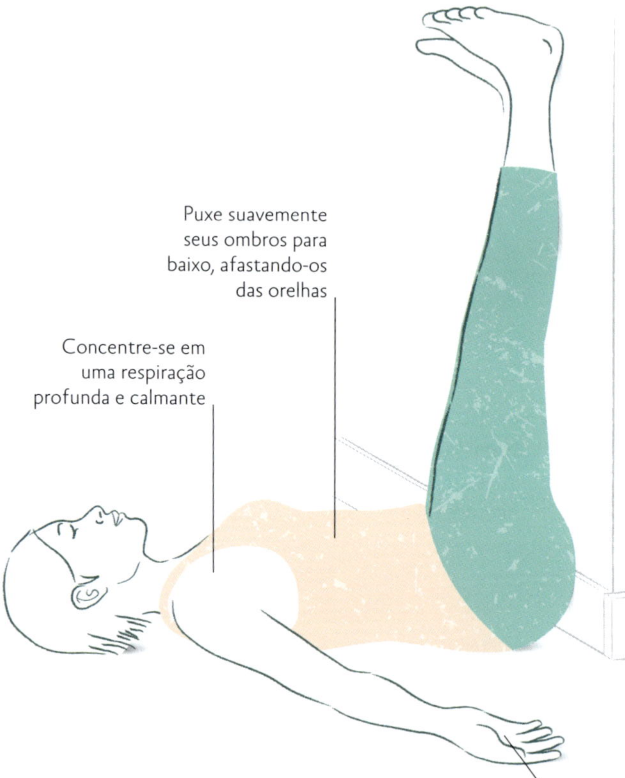

MODIFICAÇÃO

Use o apoio de um pequeno cobertor dobrado sob a cabeça/pescoço. Se for mais confortável, você pode também afastar um pouco mais o bumbum da parede, deixando as pernas ligeiramente flexionadas.

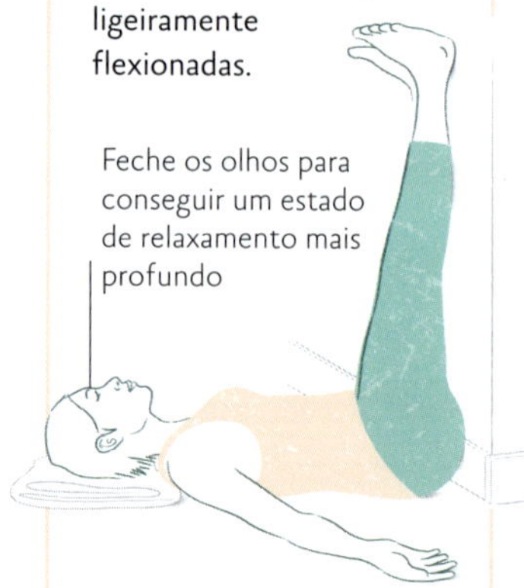
Feche os olhos para conseguir um estado de relaxamento mais profundo

Deite-se ao lado de uma parede. Gire para que suas pernas subam na parede enquanto a cabeça se afasta dela. Relaxe os ombros e deixe os braços soltos. Fique nessa posição por alguns instantes e, quando estiver pronta, dobre os joelhos em direção ao peito, role para o lado e saia lentamente da postura.

RESPIRAÇÃO NASAL ALTERNADA

Esta técnica de respiração calmante e revitalizante é perfeita para ser praticada na fase da menopausa, porque contribui para a redução da sensação de ansiedade e estresse, além de equilibrar o bem-estar físico, mental e emocional. Você pode praticá-la no final ou no início de uma série de exercícios de yoga, dependendo de sua preferência.

Asana: *Nadi Shodhana*
Número de ciclos: 5-10
Progressão: repita por mais de 10 ciclos

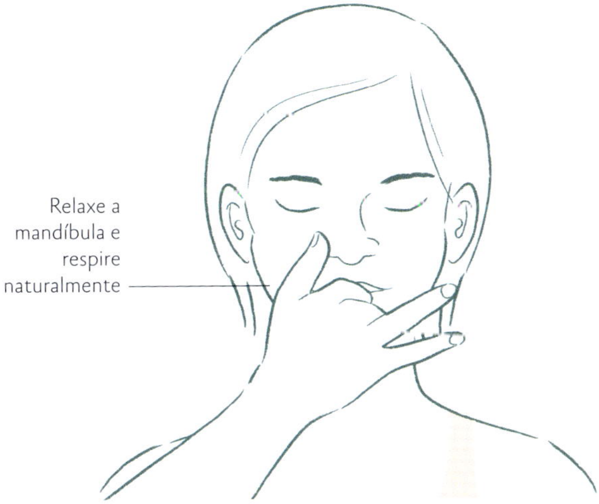

1 Sente-se confortavelmente, de preferência com as pernas cruzadas. Pressione suavemente o dedo médio e o indicador da mão direita contra a palma da mão. Mantenha estendidos o polegar, o anelar e o dedo mínimo. Usando o polegar direito, feche a narina direita e inspire pela narina esquerda o mais lentamente que você conseguir.

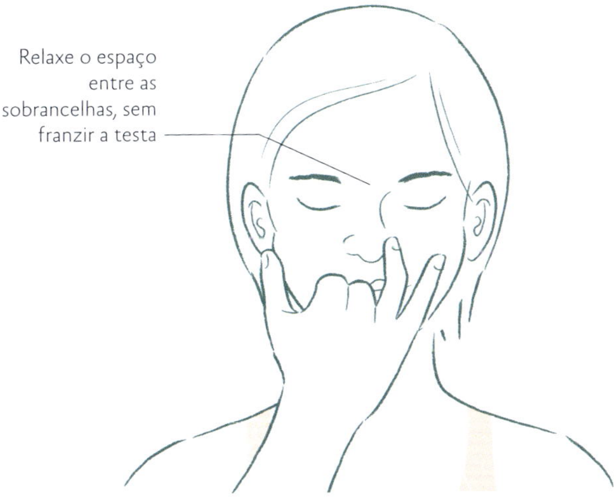

2 Feche a narina esquerda com o dedo anelar. Faça uma pausa; depois solte o polegar e expire lentamente pela narina direita. Inspire bem devagar pela narina direita e feche-a novamente com o polegar. Pausa. Expire pela narina esquerda. Isso é um ciclo.

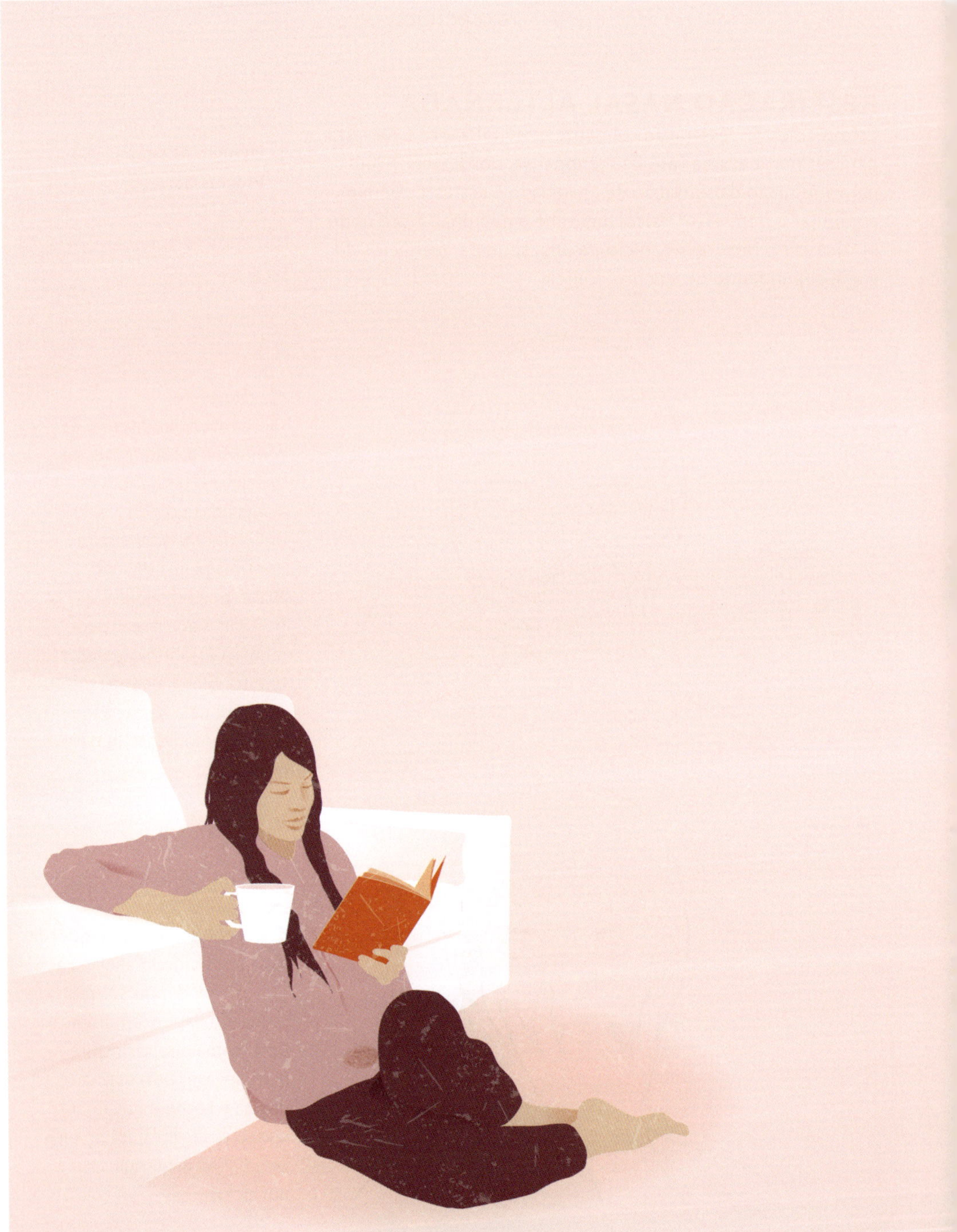

O QUE VOCÊ PRECISA SABER SOBRE A TRH

INTRODUÇÃO

Muitas mulheres têm receio de usar a terapia de reposição hormonal (TRH). No entanto, os modernos hormônios existentes atualmente, que são semelhantes aos do corpo, transformaram o papel da TRH durante a menopausa. Essa terapia não apenas ajuda a combater muitos dos sintomas como também proporciona benefícios duradouros para a estrutura óssea e especialmente para o coração.

A TRH envolve o uso de hormônios como o estrogênio, a progesterona e a testosterona para suprir o déficit na produção natural desses hormônios, uma deficiência que ocorre a partir da perimenopausa.

O hormônio que tem um papel preponderante nas mudanças decorrentes da menopausa é o estrogênio, mais especificamente o estradiol, que é a forma predominante desse hormônio produzido pelos ovários na vida adulta. Um dos principais objetivos da TRH é restaurar o nível de estrogênio a um patamar suficiente para minimizar os sintomas da menopausa. Em mulheres que têm o útero, também há necessidade da progesterona, para manutenção da saúde do endométrio (revestimento do útero) e prevenção de uma hiperplasia (espessamento), que pode ser causada pela ingestão de estrogênio isoladamente.

POR QUE FAZER REPOSIÇÃO HORMONAL?

Há dois motivos principais que justificam a TRH. Em primeiro lugar, ela é uma forma extremamente eficaz de reduzir, ou até prevenir, a intensidade de muitos sintomas – comuns, mas debilitantes –, desde os fogachos e suores noturnos até as dores nas articulações, a insônia, a confusão mental, as oscilações de humor e a ansiedade. Consulte também as páginas 14-15.

Em segundo lugar, a TRH pode proporcionar enormes benefícios à saúde, principalmente para os ossos e o coração. No longo prazo, essa terapia pode contribuir para a manutenção da densidade óssea e a redução do risco de osteoporose, além de minimizar o risco de doenças cardíacas e acidente vascular encefálico (AVE). Consulte também a página 202.

QUEM FAZ TRH?

Algumas mulheres já consideram a possibilidade de fazer TRH logo no início da perimenopausa, quando os sintomas acabaram de começar, ao passo que outras esperam até entrarem na menopausa ou até mesmo na pós-menopausa. Enquanto algumas mulheres apresentam sintomas físicos, como dores nas articulações ou problemas digestivos, há outras que sofrem com sintomas psicológicos, como humor deprimido ou ansiedade. Infelizmente, há também mulheres que enfrentam uma mistura de problemas físicos e psicológicos, que podem ser muito debilitantes. Embora sejam reconhecidos mais de 30 sintomas da menopausa, é raro que uma mulher seja acometida por todos

> "Embora você possa fazer a TRH por um curto período, visando apenas interromper os sintomas incômodos da menopausa, o ponto principal a ser observado é que essa estratégia não promoverá os benefícios preventivos de longo prazo contra a osteoporose e as doenças cardiovasculares que a TRH pode proporcionar se for seguida por vários anos ou até mais."

eles. Consulte também as páginas 14-15. Existem mulheres que, cientes dos possíveis benefícios para a saúde em geral, optam por fazer TRH mesmo na ausência de sintomas, enquanto outras buscam o tratamento só depois do aparecimento de sintomas debilitantes.

COMO TER ACESSO À TRH

Se você estiver pensando em consultar seu médico generalista, é melhor se preparar antes da consulta: use este capítulo como guia das diferentes opções de TRH disponíveis, para que você possa discutir qual tipo será mais adequado no seu caso, e por quê. Também há excelentes informações disponíveis na internet (consulte a página 219).

Embora, em virtude dos esforços de organizações como a British Menopause Society, o conhecimento e a capacitação em relação à menopausa e à TRH estejam se tornando mais comuns, tanto para médicos generalistas quanto para ginecologistas, ainda há muito a ser feito para atender à demanda cada vez maior das mulheres por aconselhamento e tratamento especializados durante a menopausa. Infelizmente, muitos médicos não estão totalmente atualizados quanto às pesquisas correntes sobre TRH, em especial no que diz respeito aos riscos e benefícios, o que pode fazer as mulheres receberem orientações incorretas. Se você achar que esse é o seu caso e sentir que não está sendo ouvida, peça uma segunda opinião ou solicite o encaminhamento para um especialista em menopausa credenciado (consulte a página 219).

Do mesmo modo, se perceber que a TRH que lhe foi prescrita não é adequada para você, busque mais orientações e procure uma TRH de tipo ou intensidade diferente, pois, em geral, os hormônios precisam ser "ajustados" ou até mesmo alterados de forma mais radical para garantir que você tenha a melhor combinação para a sua condição específica.

Seja qual for a TRH prescrita, pode demorar de quatro a seis meses para que a estratégia seja otimizada e consiga controlar os sintomas da menopausa. Com essa abordagem, deve ser possível alcançar uma melhora geral de cerca de 90 a 95% no seu bem-estar.

Antes da sua primeira consulta médica, verifique se você conhece bem o seu histórico médico e familiar, incluindo detalhes do padrão de menopausa na sua família, que pode ser um indicativo importante do seu padrão de menopausa.

OS BENEFÍCIOS DA TRH

Além de combater os sintomas incômodos da menopausa, a TRH pode mudar a vida de muitas mulheres. Ela também tem ação protetora sobre a saúde óssea e cardíaca e ajuda a aumentar a atividade física e mental, resultando em melhora da qualidade de vida e do bem-estar geral.

ALIVIA OS SINTOMAS DA MENOPAUSA

O efeito mais imediato e perceptível da TRH é a interrupção ou redução dos sintomas físicos e psicológicos da menopausa. Logo no início – e geralmente em poucas semanas –, a TRH pode aliviar os sintomas vasomotores, como fogachos e suores noturnos, beneficiando também o sono. Em poucos meses, ela pode promover benefícios evidentes para os sintomas musculoesqueléticos, como dores e rigidez nas articulações, bem como para os sintomas psicológicos, como ansiedade, oscilações de humor e depressão, que, em geral, melhoram depois de três a quatro meses do início da TRH.

PROTEGE OS OSSOS E REDUZ O RISCO DE OSTEOPOROSE

Está comprovado que fazer TRH previne e estabiliza a perda óssea que ocorre em razão da idade e do declínio de estrogênio decorrente da menopausa, mesmo quando feita em baixa dosagem. A manutenção de uma boa densidade óssea diminui o risco de osteopenia/osteoporose, bem como de fraturas.

A proteção contra a osteoporose continua mesmo após a interrupção da TRH. A osteoporose afeta uma em cada três mulheres, e as pesquisas demonstram que a perda óssea acelera nos anos que antecedem a menopausa, assim como nos primeiros dois a cinco anos imediatamente após a cessação da menstruação.

A TRH reduz o risco de fraturas na coluna e no quadril, e o estrogênio continua sendo o tratamento preferencial para prevenção da osteoporose em mulheres na menopausa, inclusive naquelas com insuficiência ovariana prematura.

Além da TRH, as mulheres devem também garantir a ingestão dietética adequada ou a suplementação de vitamina D e cálcio (páginas 141, 143 e 150-151), porque são vitais para a saúde óssea.

PROTEGE CONTRA DOENÇAS CARDIOVASCULARES

Embora existam controvérsias quanto à TRH ser boa para o coração ou potencialmente prejudicial, essa terapia, se feita idealmente dentro de 18 meses do início da menopausa, pode, na verdade, reduzir o risco de desenvolvimento de doenças cardiovasculares, inclusive angina, ataques cardíacos e AVE.

A escolha do momento é fundamental, e as evidências apontam para uma "janela de oportunidade cardiovascular", preferivelmente dentro de 10 anos do início da menopausa (quando a menstruação cessa), para alcançar o patamar ideal de redução da doença coronariana e da mortalidade por fator cardiovascular.

PODE REDUZIR OS NÍVEIS DE COLESTEROL

Pesquisas descobriram que o estrogênio consegue manter mais baixos os níveis totais de colesterol, bem como um nível saudável do colesterol HDL (lipoproteína de alta densidade), o qual ajuda a proteger contra a arteriosclerose e os problemas dela decorrentes.

AJUDA CONTRA A DOENÇA DE ALZHEIMER

Existem atualmente pesquisas contraditórias em relação à doença de Alzheimer, mas dados recentes mostram algumas evidências de que a TRH pode ajudar a reduzir o risco dessa doença e de outras formas de demência. É provável que os resultados conflitantes reflitam a importância do momento em que a TRH é iniciada, podendo haver uma correlação benéfica com o início da TRH em uma idade mais precoce.

FAVORECE A LONGEVIDADE E MELHORA A QUALIDADE DE VIDA

Diversos estudos demonstram uma redução na mortalidade por todas as causas em mulheres submetidas à TRH, em comparação com aquelas do grupo placebo e as que não receberam tratamento.

Essa maior longevidade se deve a vários fatores, incluindo a redução da morbidade decorrente de fraturas causadas pela osteoporose e de eventos cardiovasculares, mas também é importante considerar a melhora geral na qualidade de vida que a TRH pode proporcionar. Essa qualidade de vida inclui melhora dos distúrbios do sono e da insônia, dos sintomas musculoesqueléticos (como dores e rigidez nas articulações), das oscilações de humor, da depressão, da ansiedade e da função cognitiva.

Em termos da saúde em longo prazo, a TRH também contribui para o controle do peso, a preservação muscular e, possivelmente, pode ajudar a retardar o aparecimento do diabetes tipo 2. Alguns desses resultados ainda são objeto de pesquisas, mas há cada vez mais evidências que comprovam esses benefícios da TRH.

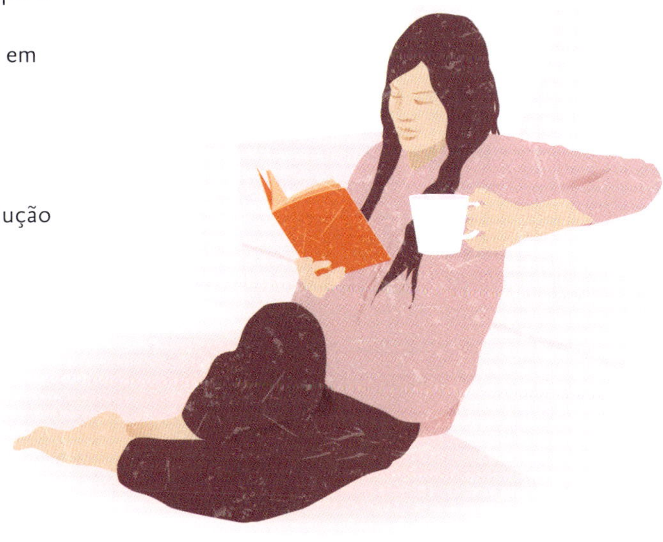

AVALIAÇÃO DOS RISCOS

Muitas mulheres ainda se preocupam com os possíveis riscos da TRH, já que eles foram muito enfatizados pela imprensa no passado. Entretanto, as pesquisas atuais mostram que a adoção das formas mais novas de TRH e o início do tratamento em uma fase mais precoce – na transição para a menopausa – podem reduzir ou eliminar esses riscos.

A maioria das bulas que acompanham as prescrições de TRH inclui uma longa lista de possíveis cuidados a serem considerados antes do início do tratamento. Infelizmente, muitas dessas informações estão desatualizadas e foram substituídas em decorrência de pesquisas mais recentes. Muitos dos riscos eram exagerados ou foram refutados e podem ter mudado em virtude da disponibilidade de versões de TRH mais novas e melhoradas. Na verdade, desde que adequadamente prescrita e monitorada, são poucas as mulheres que não devem fazer uma TRH.

Embora a TRH seja, em geral, muito segura e altamente benéfica para a maioria das mulheres, é importante que os prós e os contras do tratamento no seu caso específico sejam compreendidos, para que você possa tomar uma decisão ponderada sobre a escolha certa para suas circunstâncias.

Também é importante a consulta a um profissional de saúde que tenha recebido formação adequada sobre a menopausa e que possa orientar você sobre a melhor preparação para a sua situação particular. Há três riscos principais que devem ser considerados ao iniciar uma TRH.

RISCO DE CÂNCER DE MAMA

O risco de câncer de mama costuma ser o que mais preocupa as mulheres ao iniciar uma TRH. Esse temor é compreensível, pois houve uma ampla cobertura da mídia sobre esse risco, o que, contudo, não reflete com precisão toda a literatura existente sobre o assunto. Além disso, o câncer de mama é muito comum, sendo provável que uma em cada oito mulheres o desenvolva durante a vida, o que torna mais difícil a determinação da causa subjacente em cada caso.

Não há comprovação de que o estrogênio sozinho aumente o risco de câncer de mama. Ao contrário, um estudo de larga escala realizado nos Estados Unidos em 2002 pela Women's Health Initiative (WHI), que trouxe à tona a preocupação com o câncer, demonstrou que pode haver uma redução de até 21% no risco de câncer de mama em mulheres que usam o estrogênio sozinho.

Os dados sobre os progestogênios e o câncer de mama são, no entanto, mais contraditórios, e acredita-se que o risco real esteja no grupo de mulheres que fazem TRH combinada, ou seja, que tomam estrogênio com progesterona. Muitos estudos apontaram para um risco maior de câncer de mama em pacientes submetidas a essa estratégia, embora alguns desses estudos tenham apresentado falhas importantes, inclusive o estudo de larga escala da WHI.

Há dados expressivos, de importância fundamental, que demonstram a segurança, no que diz respeito ao câncer de mama, da progesterona micronizada idêntica à do corpo, mais nova e cada vez mais usada: um estudo europeu de grande escala não demonstrou riscos adicionais de câncer de mama nos primeiros cinco anos de tratamento em mulheres submetidas a uma TRH combinada que incluía progesterona micronizada.

RISCO DE COÁGULOS SANGUÍNEOS

O estrogênio como hormônio está associado a um risco maior de formação de coágulos sanguíneos nas veias do corpo, mais comumente nas pernas: esse risco existe também no caso do estrogênio produzido pelo próprio corpo.

As formas orais de TRH, incluindo o estrogênio, estão associadas a um aumento muito pequeno, mas definitivo, do risco de coágulos sanguíneos; contudo, tal fato não é observado com o estrogênio idêntico ao do corpo aplicado por via transdérmica, na forma de adesivos, gel ou spray, que são, portanto, uma opção mais segura.

RISCO CARDIOVASCULAR

Com a idade, aumenta o perigo de formação de coágulos sanguíneos, o que pode elevar o risco de ataques cardíacos e AVE. Outros fatores, como tabagismo, pressão arterial elevada e índice de massa corporal (IMC) alto, também aumentam o risco cardiovascular. Existem algumas evidências apontando que a TRH pode compensar esse risco, especialmente se for iniciada na época da menopausa e usada por um longo período. A introdução de mudanças saudáveis no estilo de vida, na dieta e a prática de exercícios (consulte os Capítulos 4 e 5) também pode ajudar a reduzir esse risco.

EFEITOS COLATERAIS DA TRH

A maioria dos efeitos colaterais tem gravidade e duração limitadas e tende a desaparecer com o tempo, principalmente após seis a oito semanas do início da TRH. Portanto, mesmo que você tenha efeitos colaterais iniciais, vale a pena levar adiante a TRH.

É possível que algumas mulheres apresentem mastalgia (sensibilidade nos seios), distensão abdominal, indigestão e dores de cabeça: alguns desses problemas podem estar relacionados à dose e, possivelmente, serão minimizados se a TRH for iniciada devagar, com aumento gradativo da dose.

Nos primeiros quatro a seis meses de tratamento, pode ocorrer sangramento vaginal não programado em até 40% das mulheres que têm o útero, o que não deve causar alarme na maioria dos casos. Quando o sangramento for persistente, excessivo ou inexplicável, deve-se buscar uma análise mais profunda e orientação de um especialista em menopausa.

Um número surpreendente de mulheres também é relativamente intolerante aos progestogênios e pode desenvolver sintomas semelhantes aos da tensão pré-menstrual (TPM). Felizmente, esses sintomas tendem a diminuir com o tempo.

MITOS E FATOS

Muitos dos mitos de longa data que cercam a TRH são resultantes de estudos mais antigos que foram completamente substituídos ou atualizados. É importante que você procure obter informações com um profissional de saúde capacitado, que tenha condições de lidar com quaisquer preocupações que você possa ter, e de apresentar uma perspectiva rigorosa da TRH moderna.

VOCÊ NÃO DEVE FAZER TRH ANTES DE SEUS SINTOMAS SEREM REALMENTE GRAVES

Fazer ou não uma TRH é uma decisão individual que cada mulher deve tomar por conta própria, concedendo a si mesma tempo para ponderar os riscos e benefícios específicos para ela. Algumas mulheres desejam avaliar todas as alternativas antes de iniciar uma TRH, enquanto outras optam por começar a TRH logo no início da transição da menopausa. Só você sabe qual é a opção mais adequada para o seu caso; se tiver alguma dúvida, procure a orientação de um especialista em menopausa.

VOCÊ NÃO DEVE COMBINAR A TRH COM REMÉDIOS FITOTERÁPICOS OU SUPLEMENTOS

Esse conceito não é verdadeiro e representa um dos equívocos mais comumente repetidos sobre a TRH. A combinação de TRH com qualquer um dos remédios fitoterápicos apresentados no Capítulo 2 ou os suplementos nutricionais do Capítulo 4 é perfeitamente segura.

Como a TRH e os remédios fitoterápicos operam de forma diferente no nível dos receptores, são complementares e não antagonistas.

A TRH CAUSA GANHO DE PESO

Pelo contrário, há evidências de que a TRH evita o ganho de peso. Ela pode ajudar você a preservar a massa muscular no lugar da gordura, o que é fundamental para a manutenção de uma taxa metabólica basal saudável. Ademais, essa terapia é particularmente vantajosa quando combinada com exercícios como o treinamento de força (consulte o Capítulo 5).

Algumas mulheres podem apresentar distensão abdominal e retenção de líquidos, principalmente nos primeiros estágios da TRH, mas ela, em si, não causa ganho de peso em longo prazo.

VOCÊ NÃO PRECISA DE ANTICONCEPCIONAIS SE ESTIVER FAZENDO TRH

Quando as mulheres começam a fazer a transição para a menopausa, são tentadas a acreditar que a chance de concepção é muito limitada, mas isso é incorreto. Até os 52 anos, ou até a menopausa estar formalmente confirmada, é aconselhável o uso de anticoncepcionais para evitar uma gravidez indesejada, porque a TRH não fornece uma dose de hormônios suficientemente alta, que garanta proteção contraceptiva. Se você não tiver certeza, procure a orientação de um profissional de saúde.

SE VOCÊ NÃO PODE TOMAR PÍLULA, NÃO PODE FAZER TRH

A TRH e os contraceptivos orais são tipos de tratamento muito distintos e contêm estrogênios e progestogênios diferentes, tanto em termos de formulação quanto de dosagem. As doses usadas na TRH são significativamente menores do que aquelas dos contraceptivos orais, e costumam ser mais bem toleradas. A indicação da TRH moderna também tem mostrado a tendência de substituir a prescrição de hormônios sintéticos, como os da pílula anticoncepcional, por formulações idênticas às do corpo humano.

VOCÊ SÓ DEVE FAZER TRH POR UM CURTO PERÍODO DE TEMPO

Não há evidências científicas que sustentem o ponto de vista de que a TRH deve ser feita em uma dosagem pequena e pelo menor período de tempo. Esse mito decorre de preocupações com riscos de trombose, câncer de mama e doenças cardiovasculares; porém, eles foram amplamente refutados a partir de formas mais modernas de TRH e de estudos robustos mais recentes.

A British Menopause Society afirma que não há um período de tempo definido ou uma data-limite para uma TRH, e que as mulheres devem continuar a usá-la enquanto estiverem colhendo benefícios.

A TRH ATRASA A MENOPAUSA

A TRH não altera o momento do início da menopausa. Embora possa tornar os sintomas da menopausa pouco perceptíveis, ou interrompê-los, ela não é capaz de retardar a menopausa em si, nem de alterar o momento certo. Infelizmente, algumas mulheres continuam a apresentar sintomas quando interrompem a TRH. Apesar de os sintomas que reaparecem nesse momento serem, em geral, de curta duração, há mulheres que continuam a senti-los por muitos anos após a interrupção da TRH, e é provável que essa característica seja hereditária.

VOCÊ NÃO PODE FAZER TRH NA PÓS-MENOPAUSA

Estudos sobre diversas formas de TRH demonstraram que existe uma janela de tempo segura para o início da terapia, uma janela de até 10 anos após a entrada na menopausa. Há também estudos mostrando que, para obter o máximo benefício em termos de proteção contra doenças cardiovasculares, o ideal é iniciar a TRH até cinco anos após o começo da menopausa.

Ocorre um debate permanente sobre os riscos e benefícios de um início tardio da TRH – por exemplo, 10 anos ou mais após a entrada na menopausa –, mas muitas mulheres podem continuar a obter benefícios sintomáticos, mesmo nesse estágio avançado.

A TRH CAUSA EFEITOS COLATERAIS TERRÍVEIS

Embora algumas mulheres apresentem efeitos colaterais como sensibilidade nos seios e distensão abdominal, eles geralmente ocorrem logo no início da terapia e tendem a diminuir após as primeiras seis semanas (página 205). Se os efeitos colaterais forem persistentes, é provável que o tipo ou a dosagem da TRH não sejam adequados para você, e nesse caso é aconselhável conversar com seu médico.

DIFERENTES TIPOS DE TRH

Existem três hormônios principais usados na TRH: estrogênio, progesterona e testosterona. Cada um deles pode ser administrado em diferentes formatos, principalmente por via transdérmica (através da pele) ou oral. A moderna tendência de uso de hormônios idênticos aos do corpo é comumente associada à via transdérmica.

Uma das primeiras formas de estrogênio usada na TRH era o estrogênio equino conjugado, uma mistura de diferentes tipos de estrogênio produzidos a partir da urina de éguas prenhes. Com o passar dos anos, surgiram preocupações quanto à eficácia dos estrogênios equinos quando administrados a mulheres na menopausa, além de questões éticas relacionadas ao bem-estar animal. Portanto, atualmente é raro o uso de uma TRH nesses moldes. Elas foram substituídas por formas muito mais eficazes e seguras de terapia hormonal.

É comum a confusão em relação à diferença entre hormônios bioidênticos e hormônios idênticos aos do corpo: as formas de TRH bioidêntica combinada não são regulamentadas e só estão disponíveis no setor privado, enquanto a TRH idêntica ao corpo é totalmente regulamentada e, em geral, está disponível no setor privado e no sistema público de saúde. Consulte também a página 212.

DE QUE TIPO DE TRH EU PRECISO?

O tipo de TRH de que você precisa depende principalmente do fato de você ter passado ou não por uma histerectomia, ou seja, de seu útero ter sido removido ou não (consulte o quadro ao lado). Os sintomas da menopausa que você está sentindo também são determinantes para a definição da dose mais adequada de hormônios e da necessidade de inclusão de hormônios adicionais, como a testosterona.

ESTROGÊNIO

O estrogênio pode ser ministrado por diferentes vias e em diversas dosagens. A variedade mais eficaz do hormônio é o estradiol, que está disponível na forma de adesivo cutâneo, gel, spray, implante ou comprimidos para tratamento sistêmico.

“ ”

Para que você possa obter o máximo em termos de benefícios para a saúde, é importante estar bem informada e encontrar o tipo de TRH que melhor se adéqua ao seu caso específico.

TRH SIMPLES OU COMBINADA

SIMPLES – SÓ ESTROGÊNIO

Essa forma é para mulheres que passaram por uma histerectomia. A TRH baseada apenas em estrogênio pode ser prescrita sozinha, porque não há necessidade de progesterona para proteger o revestimento uterino. Em geral, ela é prescrita junto com a testosterona, pois os níveis de testosterona diminuem muito nas mulheres submetidas à histerectomia.

COMBINADA – ESTROGÊNIO E PROGESTERONA

Estrogênio com progesterona é prescrito para mulheres que têm o útero, porque o estrogênio ajuda a amenizar os sintomas da menopausa, enquanto a progesterona protege o revestimento uterino contra o espessamento decorrente do aumento dos níveis de estrogênio.

Quando há necessidade de uso do estrogênio local, ele pode ser administrado por via vaginal na forma de pessário, anel ou creme. Consulte também a página 210.

- A forma ideal de administração do **estradiol idêntico ao do corpo** é a via transdérmica e não a via oral, porque permite uma absorção mais eficiente com impacto reduzido sobre as funções corporais, como o metabolismo do fígado – assim podem ser obtidos grandes benefícios, com eliminação do risco potencial de aumento da pressão arterial ou de coágulos sanguíneos associados ao estrogênio oral.
- Geralmente os **adesivos de estrogênio** são aplicados na parte inferior do corpo, de preferência no abdome, e trocados uma ou duas vezes por semana.
- O **estrogênio em gel** é aplicado diariamente na parte interna da coxa, enquanto a mais nova forma de estrogênio transdérmico, o spray, é aplicado diariamente na parte interna do antebraço. Um dos principais benefícios das formas transdérmicas de estrogênio é a facilidade com que a dose pode ser modificada para se adequar a cada pessoa, em contraste marcante com os comprimidos. Consulte também a página 211.
- Os **comprimidos de estrogênio** são considerados um pouco ultrapassados na tendência atual e, sem dúvida, foram substituídos pelas opções mais modernas e seguras de TRH transdérmica. Os comprimidos orais de hormônio têm uma variedade mais limitada de dosagens, e as opções combinadas, que incluem estrogênio e progesterona, podem ser relativamente restritas, pois é difícil alterar as doses relativas de cada hormônio individualmente. No entanto, algumas mulheres consideram que os comprimidos são mais fáceis de tomar do que as opções transdérmicas, e é provável que eles continuem sendo usados em um futuro próximo.

- Os **implantes de estradiol** são uma forma testada e comprovada de TRH e estão disponíveis há mais de 50 anos; contudo, passaram a ser menos usados em decorrência do aperfeiçoamento dos hormônios transdérmicos. Um dos principais benefícios é a dose mais alta de estrogênio fornecida pelo implante, que dura até seis meses.

  O implante é injetado sob a pele do abdome ou das nádegas com anestesia local, e geralmente é recomendado para mulheres que já experimentaram outras formas de estrogênio, sem sucesso. Dada a possibilidade de liberação de níveis excessivamente altos de estrogênio, os implantes precisam ser monitorados com atenção e devem ser introduzidos por um especialista.
- O **estrogênio local** pode ser administrado através da vagina na forma de pessário, anel ou creme. O principal benefício dessa via é o fato de a transferência sistêmica dos tecidos vaginais para a corrente sanguínea ser desprezível, e o efeito do hormônio ser produzido apenas na vagina, na bexiga, na uretra e em outros tecidos locais.

Embora o estrogênio local seja uma forma mais branda de TRH, ele pode ser extremamente benéfico para sintomas como secura e desconforto vaginal, e também problemas na bexiga, como cistite recorrente, urgência e frequência da urinação, porém não trata o espectro mais amplo de sintomas. Em razão da ausência de absorção sistêmica da TRH local, ela é, em geral, considerada segura, mesmo para mulheres que tiveram problemas como câncer de mama.

PROGESTERONA

A maior parte dos tipos de progesterona usados na TRH é ministrada por via oral, embora existam adesivos transdérmicos – uma combinação contendo estrogênio e progestogênio – que liberam o hormônio através da pele.

A progesterona é necessária para mulheres que têm o útero e visa evitar o espessamento indevido ou a hiperplasia do endométrio quando estimulado pelo estrogênio. No entanto, as formas vaginais locais de estrogênio contêm doses muito menores desse hormônio do que as alternativas sistêmicas, o que significa que não há necessidade do uso concomitante da progesterona, mesmo em quem tem o útero.

A maioria dos progestogênios é ingerida por via oral e, historicamente, tem sido de natureza sintética, implicando maior probabilidade de estarem associados a efeitos colaterais sintomáticos e metabólicos. Os progestogênios sintéticos, mais fortes, podem produzir uma ampla gama de efeitos colaterais, inclusive sintomas do tipo TPM, como dores de cabeça, oscilações de humor e irritabilidade.

- A **progesterona micronizada** é uma forma mais recente de progesterona e é um hormônio idêntico ao do corpo, obtido a partir do inhame. Acredita-se que essa forma de progesterona seja mais bem tolerada do ponto de vista sintomático do que as versões sintéticas, com menos efeitos colaterais, além do benefício de favorecer o sono profundo não REM quando tomada à noite, ajudando assim a melhorar a qualidade do sono, que é um dos principais problemas da menopausa.

AS PRINCIPAIS FORMAS DE TRH

ADESIVO CUTÂNEO DE ESTROGÊNIO

Esse método vem sendo usado com muito sucesso há décadas e é fácil de aplicar. A via de administração não está associada a um risco maior de coágulos sanguíneos ou pressão arterial alta.

ESTROGÊNIO EM GEL

Contém estradiol, que também está presente no adesivo cutâneo e no spray. Embora seja fácil alterar a dose, algumas mulheres consideram o gel difícil de aplicar adequadamente, e a adesão ao tratamento pode ser prejudicada.

ESTROGÊNIO EM SPRAY

Essa é a mais nova forma de estrogênio transdérmico e, provavelmente, a que oferece maior simplicidade de aplicação. É fácil variar a dose e o produto seca em 20 a 30 segundos.

ESTROGÊNIO ORAL EM COMPRIMIDOS

Essa é uma das formas mais antigas de TRH. Embora bem tolerado, sabe-se que o estrogênio oral está associado a um aumento do risco de pressão arterial alta e de coágulos sanguíneos.

ESTROGÊNIO LOCAL VIA VAGINAL

Destina-se a mulheres afetadas principalmente por sintomas locais, como secura e desconforto vaginais ou dor durante o sexo. A dosagem é menor do que a de outras formas de TRH e não há absorção sistêmica.

IMPLANTE DE ESTROGÊNIO

Essa forma particular de estrogênio é inserida sob a pele. A dose de estrogênio liberada pode ser maior do que a de qualquer outra via de TRH. O tratamento deve ser administrado por um especialista.

PROGESTERONA EM COMPRIMIDOS

A progesterona micronizada é a mais nova forma desse hormônio. Ela é idêntica à do corpo e é considerada mais segura e mais bem tolerada do que as alternativas sintéticas.

DIU DE PROGESTERONA

O DIU Mirena é amplamente utilizado. Apesar de conter um progestogênio sintético, ele é bem tolerado e é a única forma de TRH licenciada também para contracepção.

TESTOSTERONA

Pode ser usada como parte de um regime combinado de TRH para sintomas persistentes, como fadiga, humor deprimido e baixa libido. O uso deve ser cuidadosamente monitorado para evitar efeitos colaterais.

TRH IDÊNTICA AO CORPO *VERSUS* BIOIDÊNTICA

TRH IDÊNTICA AO CORPO

A TRH idêntica ao corpo é uma forma totalmente regulamentada de TRH e, em geral, está disponível tanto no setor privado quanto no sistema público de saúde. O termo "idêntica ao corpo" descreve a característica desses hormônios, que, uma vez circulando na corrente sanguínea, são indistinguíveis dos hormônios produzidos naturalmente pelo corpo antes da menopausa.

TRH BIOIDÊNTICA

A TRH bioidêntica é formulada a partir de hormônios compostos que não são regulamentados pela Medicines Health Regulatory Authority (equivalente à Anvisa). Autoridades como a British Menopause Society, entre outras, desaconselham o uso desse tipo de TRH porque há preocupações quanto à segurança e outros problemas.

Também há indícios de que a progesterona micronizada seja mais segura do que as versões sintéticas no que diz respeito ao câncer de mama: um estudo europeu de larga escala concluiu que a TRH combinada – incluindo a progesterona micronizada – não aumentou o risco de câncer de mama quando a duração do tratamento foi de cinco anos ou menos; e, embora os dados sobre tratamentos com duração superior a cinco anos sejam mais escassos, os riscos incrementais parecem ser extremamente pequenos. Essa conclusão contrasta com o risco adicional de câncer de mama apresentado no caso dos regimes de TRH que envolvem determinados progestogênios sintéticos. O aumento excessivo do risco de câncer de mama é descrito nas orientações do National Institute for Health and Care Excellence (NICE), do Reino Unido.

- O **DIU de progestogênio** (Mirena) usa um progestogênio sintético chamado levonorgestrel: apesar de essa forma de progesterona não ser idêntica à do corpo, acredita-se que a quantidade de progestogênio que passa do DIU através da parede uterina para a corrente sanguínea sistêmica seja quase insignificante após os primeiros seis meses de uso. Isso significa que o Mirena não só proporciona excelente controle do sangramento quando usado na TRH como também é mais seguro do que os progestogênios sintéticos orais.

TESTOSTERONA

A testosterona não é uma parte essencial da TRH para todas as mulheres, porque o ovário continua a produzir baixos níveis do hormônio mesmo após a menopausa. No entanto, ela pode proporcionar uma melhora significativa no humor, nos níveis de energia, no sono, na resistência ao exercício e na libido.

A principal forma de administração da testosterona é o gel transdérmico, mas ela também é oferecida na forma de implante. Existem géis mais novos, como o Androfeme, que são formulados especificamente para mulheres e não para homens.

USANDO A TRH EM UM CONTEXTO HOLÍSTICO

A TRH é um elemento de uma metodologia holística que você pode adotar para melhorar os sintomas da menopausa e otimizar sua saúde e bem-estar. Quando combinada com uma boa nutrição, exercícios, práticas de bem-estar mental, remédios fitoterápicos e aromaterapia, a TRH pode ajudar durante toda a transição da menopausa e pós-menopausa.

Muitas mulheres que apresentam sintomas da menopausa já avaliaram sua dieta e seu regime de exercícios, se submeteram a tratamento para problemas de bem-estar mental ou experimentaram remédios fitoterápicos. É comum elas não conseguirem ter controle total sobre os sintomas da menopausa, mesmo que dediquem o máximo esforço buscando levar um estilo de vida o mais saudável possível.

Se o seu padrão de sono estiver comprometido ou se você estiver enfrentando problemas de ansiedade ou ondas de calor debilitantes, é possível que não consiga resolver esses problemas sem a ajuda de uma TRH capaz de aumentar os níveis de estrogênio.

Se você não estiver se sentindo bem porque vem sofrendo com os sintomas da menopausa há muito tempo – talvez sem dormir há anos, ou acometida por confusão mental e estressada por não ter um bom desempenho no trabalho, ou ainda sem energia para se exercitar –, a TRH pode ajudar a mudar esse estado de coisas. Sem ajuda você provavelmente terá dificuldade para se desvencilhar da rotina, então a TRH pode ser o recurso capaz de contribuir para colocar sua vida de volta nos trilhos. À medida que sua saúde melhora, você pode descobrir que finalmente tem energia para se exercitar mais ou para explorar maneiras conscientes de se livrar do estresse. É possível que, conseguindo dormir melhor, o desejo por alimentos não saudáveis diminua e você tenha condições de se concentrar em uma dieta mais saudável e nutritiva. Às vezes a simples mudança de um aspecto importante de sua vida pode produzir um efeito em cascata que reflete em outras áreas.

A TRH pode ser usada em conjunto com todas as abordagens tratadas neste livro. Na verdade, o máximo de benefícios para a saúde será obtido com o uso da TRH concomitantemente com a avaliação e a alteração de sua dieta, o aprimoramento de seu regime de exercícios e a incorporação de treinos regulares com pesos, assim como a adoção de práticas comprovadas de bem-estar mental.

Além disso, para melhorar os sintomas persistentes ou para manter a saúde e o bem-estar geral, existe a possibilidade de usar remédios fitoterápicos e aromaterapia.

Uma abordagem holística tem condições de incrementar os benefícios da TRH, e todas as metodologias inter-relacionadas funcionam sinergicamente quando combinadas, ajudando você a manter um nível ideal de saúde e felicidade ao longo da jornada da menopausa.

BIBLIOGRAFIA

Embora tenham sido feitos todos os esforços para garantir que os materiais deste livro sejam o mais precisos possível, a editora pede desculpas por quaisquer erros ou omissões e ficaria grata em ser notificada sobre quaisquer correções. Todos os *links* foram verificados em setembro de 2020.

CAPÍTULO 1: MENOPAUSA NATURAL

British Menopause Society, www.thebms.org.uk

J. Murphy, "Ten post-menopause benefits to look forward to", *SAGA* [online], outubro/2015, acessado em julho/2020. www.saga.co.uk/magazine/health-wellbeing/wellbeing/10-post-menopause-positives

K. Abernethy, *Menopause: A Practical Guide to Understanding and Dealing with the Menopause,* Souvenir Press, 2018.

L. Earle, *The Good Menopause Guide*, Orion, 2018.

L. Newson, *Menopause*, Haynes, 2019.

M. Mathews, *The New Hot*, Vermilion, 2020.

Menopause Matters, www.menopausematters.co.uk

National Institute for Health and Care Excellence, "Menopause: diagnosis and management of menopause", *NICE* [online], acessado em julho/2020. www.nice.org.uk/guidance/ng23/documents/menopause-final-scope2

NHS, "Menopause", *NHS* [online], última revisão de agosto/2018, acessado em julho/2020. www.nhs.uk/conditions/menopause

R. Leonard, *Menopause: The Answers*, Orion, 2017.

CAPÍTULO 2: REMÉDIOS FITOTERÁPICOS

A. Ralph and G. Webley, "A prospective audit of pragmatic herbal treatment of women experiencing menopausal symptoms using measure yourself medical outcome profile (MYMOP2) questionnaires", *Journal of Herbal Medicine* 17–18, setembro-dezembro/2019, 100286 DOI: 10.1016/j.hermed.2019.100286

A. Ralph and M. Tassell, *Native Healers: Foundations In Western Herbal Medicine*, Aeon, 2020.

H. Brice-Ytsma and A. McDermott, *Herbal Medicine in Treating Gynaecological Conditions*, Aeon, 2019.

J. Green et al., "Treatment of menopausal symptoms by qualified herbal practitioners: A prospective, randomized controlled trial", *Fam Pract* 24, no. 5 (2007), pp468–474. DOI: 10.1093/fampra/cmm048

K. Bone and S. Mills, *Principles and Practice of Phytotherapy: Modern Herbal Medicine*, 2.ed., Elsevier Churchill Livingstone, 2013.

S. Mills and K. Bone, *The Essential Guide to Herbal Safety*, Elsevier Churchill Livingstone, 2005.

036 Benefícios dos remédios fitoterápicos

G. B. Dudhatra et al., "A Comprehensive Review on Pharmacotherapeutics of Herbal Bioenhancers", *Scientific World Journal* 2012, (2012), 637953. DOI: 10.1100/2012/637953

037 Uma abordagem fitoterápica

B. L Fiebich et al., "Pharmacological studies in an herbal drug combination of St. John's Wort (Hypericum perforatum) and passion flower (Passiflora incarnata): in vitro and in vivo evidence of synergy between Hypericum and Passiflora in antidepressant pharmacological models", *Fitoterapia* 82, no.3 (2010), pp474–480. DOI: 10.1016/j.fitote.2010.12.006

P. J. Nathan, "Hypericum perforatum (St John's Wort): a non-selective reuptake inhibitor? A review of the recent advances in its pharmacology", *J Psychopharmacol* 15, no. 1 (2001), pp47–54.

038 Remédios fitoterápicos *versus* medicamentos

H. Wagner and G. Ulrich-Merzenich, "Synergy research: approaching a new generation of phytopharmaceuticals. *Phytomedicine* 16, no. 2–3 (2009), pp97–110. DOI: 10.1016/j.phymed.2008.12.018

J. Gertsch, "Botanical drugs, synergy, and network pharmacology: forth and back to intelligent mixtures", *Planta Med* 77, no. 11 (2011), pp1086–98. DOI: 10.1055/s-0030-1270904

M. Wink, "Evolutionary advantage and molecular modes of action of multi-component mixtures used in phytomedicine", *Curr Drug Metab* 9, no. 10 (2008), 996–1009. DOI: 10.2174/138920008786927794

045 Erva-cidreira

A. Shakeri et al., "Melissa officinalis L. – A review of its traditional uses, phytochemistry and pharmacology", *J Ethnopharmacol* 2016, no. 118 (2016), pp204–228. DOI: 10.1016/j.jep.2016.05.010

H. Haybar et al., "The effects of Melissa officinalis supplementation on depression, anxiety, stress, and sleep disorder in patients with chronic stable angina", *Clin Nutr ESPEN*. no.26 (2018), pp47–52. DOI: 10.1016/j.clnesp.2018.04.015

M. Ranjbar et al., "Effects of Herbal combination (Melissa officinalis L. and Nepeta menthoides Boiss. & Buhse) on insomnia severity, anxiety and depression in insomniacs: Randomized placebo controlled trial", *Integr Med Res* 7, no. 4 (2018), pp328–332. DOI: 10.1016/j.imr.2018.08.001

047 Lavanda

F. Algieri et al., "Anti-inflammatory activity of hydroalcoholic extracts of Lavandula dentata L. and Lavandula stoechas L", *J Ethnopharmacol* 22, no. 190 (2016), pp142–158. DOI: 10.1016/j.jep.2016.05.063

M. Nikfarjam et al., "Comparison of Effect of Lavandula officinalis and Venlafaxine in Treating Depression: A Double Blind Clinical Trial", *J Clin Diagn Res* 11, no. 7 (2017), KC01–KC04. DOI: 10.7860/JCDR/2017/20657.10233

M. Soheili and M. Salami, "Lavandula angustifolia biological characteristics: An in vitro study", *J Cell Physiol* 234, no. 9 (2019). DOI: 10.1002/jcp.28311

S. L. Chen and C. H. Chen, "Effects of Lavender Tea on Fatigue, Depression, and Maternal-Infant Attachment in

Sleep-Disturbed Postnatal Women", *Worldviews Evid Based Nurs* 12 no. 6 (2015), pp370–379. DOI: 10.1111/wvn.12122

S. M. Hosseini et al., "The effect of aqueous extract of Lavandula officinalis to reduce cholesterol, triglyceride and other lipid metabolites on female BALB/c mice", *Clin Investig Arterioscler* 32, no. 3 (2020), pp111–116. DOI: 10.1016/j.arteri.2020.01.001

048 Erva-de-são-joão

C. Stevinson and E. Ernst, "A pilot study of Hypericum perforatum for the treatment of premenstrual syndrome", *BJOG* 107, no. 7 (2000), pp870–876. DOI: 10.1111/j.1471-0528.2000.tb11085.x

M. D. van Die et al., "Effects of a combination of Hypericum perforatum and Vitex agnus-castus on PMS-like symptoms in late-perimenopausal women: findings from a subpopulation analysis", *J Altern Complement Med* 15, no. 9 (2009), pp1045–1048. DOI: 10.1089/acm.2008.0539

S. Canning et al., "The efficacy of Hypericum perforatum (St John's wort) for the treatment of pre-menstrual syndrome: a randomised, double-blind placebo-controlled trial", *CNS Drugs* 24, no. 3 (2010), pp207–25. DOI: 10.2165/11530120-000000000-00000

V. Briese et al., "Black cohosh with or without St. John's wort for symptom-specific climacteric treatment--results of a large-scale, controlled, observational study", *Maturitas* 57, no. 4 (2007), pp405–414. DOI: 10.1016/j.maturitas.2007.04.008

049 Camomila-dos-alemães

A. Ralph and G. Webley, "A prospective audit of pragmatic herbal treatment of women experiencing menopausal symptoms using measure yourself medical outcome profile (MYMOP2) questionnaires", *Journal of Herbal Medicine* 17–18, September–December 2019, 100286. DOI: 10.1016/j.hermed.2019.100286

A. Ralph and M. Tassell, *Native Healers: Foundations In Western Herbal Medicine*, Aeon, 2020.

D. L. McKay and J. B. Blumberg, "A review of the bioactivity and potential health benefits of chamomile tea (Matricaria recutita L.)", *Phytother Res* 20, no. 7 (2006), pp519–530. DOI: 10.1002/ptr.1900

K. Bone and S. Mills, *Principles and Practice of Phytotherapy: Modern Herbal Medicine*, 2.ed., Elsevier Churchill Livingstone, 2013.

S. Mills and K. Bone, *The Essential Guide to Herbal Safety*, Elsevier Churchill Livingstone, 2005.

S. Miraj and S. Alesaeidi, "A systematic review study of therapeutic effects of Matricaria recutita chamomile (chamomile)", *Electron Physician* 8, no. 9 (2016), pp3024–3031. DOI: 10.19082/3024

051 Escutelária

R. Awad et al., "Phytochemical and biological analysis of Skullcap (Scutellaria lateriflora L.): A medicinal plant with anxiolytic properties", *Phytomedicine* 10, no. 8 (2003), pp640–649. DOI: 10.1078/0944-7113-00374

R. Upton and R. H. DAyu, "Skullcap Scutellaria lateriflora L.: An American nervine", *Journal of Herbal Medicine* 2, no. 3 (2012), pp76–96. DOI: 10.1016/j.hermed.2012.06.004

053 Valeriana

B. M. Dietz, "Valerian extract and valerenic acid are partial agonists of the 5-HT5a receptor in vitro", *Brain Res Mol Brain Res* 138, no. 2 (2005), pp191–197. DOI: 10.1016/j.molbrainres.2005.04.009

E. Jenabi et al., "The effect of Valerian on the severity and frequency of hot flashes: a triple-blind randomised clinical trial", *Women and Health Journal* 58, no. 3 (2018), pp297–304. DOI: 10.1080/03630242.2017.1296058

P. Mirabi and F. Mojab, "The effects of valerian root on hot flashes in menopausal women", *Iran J Pharm Res* 12, no. 1, pp217–222. DOI: 10.22037/IJPR.2013.1258

054 Palha de aveia

K. A. Reynertson et al., "Anti-inflammatory activities of colloidal oatmeal (Avena sativa) contribute to the effectiveness of oats in treatment of itch associated with dry, irritated skin", *J Drugs Dermatol* 14, no. 1 (2015), pp43–48. https://pubmed.ncbi.nlm.nih.gov/25607907/

R. Singh et al., "Avena sativa (Oat), a potential neutraceutical and therapeutic agent: an overview", *Crit Rev Food Sci Nutr* 53, no. 2 (2013), pp126–144. DOI: 10.1080/10408398.2010.526725

055 Alecrim

J. R. de Oliveira et al., "Rosmarinus officinalis L. (rosemary) as therapeutic and prophylactic agent", *J Biomed Sci* 26, no. 1 (2019), Article 5. DOI: 10.1186/s12929-019-0499-8

056 Alcaçuz

C. C. Wang et al., "A randomized double-blind, multiple dose escalation study of a Chinese herbal medicine preparation for moderate to severe menopausal symptoms and quality of life in postmenopausal women", *Menopause* 20, no. 2 (2013), pp223–31. DOI: 10.1097/gme.0b013e318267f64e

L. Menati et al, "Evaluation of contextual and demographic factors on Liquorice effects on reducing hot flashes in postmenopausal women", *Health Care Women Int* 35, no. 1 (2014), pp87–99. DOI: 10.1080/07399332.2013.770001

P. Asgari et al., "A Clinical Study of the Effect of Glycyrrhiza glabra plant and exercise on the quality of life of menopausal women", *Chron Dis J* 3, no. 2 (2015), pp79–86. DOI: 10.22122/cdj.v3i2.155

059 Calêndula

A. Ralph and G. Webley, "A prospective audit of pragmatic herbal treatment of women experiencing menopausal symptoms using measure yourself medical outcome profile (MYMOP2) questionnaires", *Journal of Herbal Medicine* 17–18, September–December 2019, 100286 DOI: 10.1016/j.hermed.2019.100286

A. Ralph and M. Tassell, *Native Healers: Foundations In Western Herbal Medicine*, Aeon, 2020.

British Herbal Medicine Association's Scientific Committee, *British Herbal Pharmacopoeia 1983*, British Herbal Medicine Association (2015), pp44–45.

M. Lievre et al., "Controlled study of three ointments for the local management of 2nd and 3rd degree burns", *Clin Trials Meta-Analysis* 28, (1992), pp9–12. https://eurekamag.com/research/008/387/008387217.php

S. Mills and K. Bone, *The Essential Guide to Herbal Safety*, Elsevier Churchill Livingstone, 2005.

060 Árvore-da-castidade

H. Brice-Ytsma and A. McDermott, *Herbal Medicine in Treating Gynaecological Conditions*, Aeon Books, 2019.

R. Schellenberg et al., "Dose dependent efficacy of the *Vitex agnus* castus extract Ze 440 in patients suffering from premenstrual syndrome", *Phytomedicine* 19, no. 14 (2012), pp1325–1331. DOI: 10.1016/j.phymed.2012.08.006

S. Mills and K. Bone, *The Essential Guide to Herbal Safety*, Elsevier Churchill Livingstone, 2005.

W. Wuttke et al., "Chaste tree (*Vitex agnus-castus*) – Pharmacology and clinical indications", *Phytomedicine* 10, no. 4 (2003), pp348–357. DOI: 10.1078/094471103322004866

061 Cimicífuga

R. Osmers et al., "Efficacy and safety of isopropanolic black cohosh extract for climacteric symptoms" *Obstet Gynecol* 105, no. 5 pt. 1 (2005), pp1074–1083. DOI: 10.1097/01.AOG.0000158865.98070.89

R. Uebelhack et al., "Black cohosh and St. John's wort for climacteric complaints: a randomized trial", *Obstet Gynecol* 107, no. 2 pt. 1 (2006), pp247–255. DOI: 10.1097/01.AOG.0000196504.49378.83

X. Ruan et al., "Benefit-risk profile of black cohosh (isopropanolic Cimicifuga racemosa extract) with and without St John's wort in breast cancer patients", *Climacteric* 22, no. 4 (2019), pp339–347. DOI: 10.1080/13697137.2018.1551346

062 Sálvia

M. Miroddi et al., "Systematic Review of Clinical Trials Assessing Pharmacological Properties of Salvia Species on Memory, Cognitive Impairment and Alzheimer's Disease", *CNS Neurosci Ther* 20, no. 6 (2014), pp485–95. DOI: 10.1111/cns.12270

M. Moss et al., "Aromas of salvia species enhance everyday prospective memory performance in healthy young adults", *Adv Chem Eng Sci* 4, (2014), pp339–346. DOI: 10.4236/aces.2014.43037

S. Akhondzadeh et al., "Salvia officinalis extract in the treatment of patients with mild to moderate Alzheimer's disease: a double blind, randomized and placebo-controlled trial", *J Clin Pharm Ther* 28, no. 1 (2003), pp53–59. DOI: 10.1046/j.1365-2710.2003.00463.x

S. K. Rad et al., "The effect of Salvia officinalis tablet on hot flashes, night sweating and estradiol hormone in post-menopausal women", *International Journal of Medical Research and Health Sciences* 5, no. 8 (2016), pp257–263. https://www.ijmrhs.com/medical-research/the-effect-of-salvia-officinalis-tablet-on-hot-flashes-night-sweating-and-estradiol-hormone-in-postmenopausal-women.pdf

064 Trevo-vermelho

C. Atkinson et al., "Red clover derived isoflavones and mammographic breast density: a double blind, randomized, placebo-controlled trial", *Breast Cancer Res* 6, no. 3 (2004), R170–179. DOI: 10.1186/bcr773

G. E. Hale et al., "A double-blind randomized study on the effects of red clover isoflavones on the endometrium", *Menopause* 8, no. 5 (2001), pp338–346. DOI: 10.1097/00042192-200109000-00008

H. Fritz et al., "Soy, red clover and isoflavones and breast cancer: A systematic review", *PLoS One* 8, no. 11 (2013), e81968. DOI: 10.1371/journal.pone.0081968

T. J. Powles et al., "Red clover isoflavones are safe and well tolerated in women with a family history of breast cancer", *Menopause Int* 14, no. 1 (2008), pp6–12. DOI: 10.1258/mi.2007.007033

065 Maca peruana

C. M. Dording et al., "A Double-Blind Placebo-Controlled Trial of Maca Root as Treatment for Antidepressant-Induced Sexual Dysfunction in Women", *Evidence-Based Complementary and Alternative Medicine* (2015), 949036. DOI: 10.1155/2015/949036

068 Óleos essenciais e aromaterapia

F. Darsareh et al., "Effect of aromatherapy massage on menopausal symptoms: a randomized placebo-controlled clinical trial", *Menopause* 19, no. 9 (2012), pp995–999. DOI: 10.1097/gme.0b013e318248ea16

S. Taavoni et al., "The effect of aromatherapy massage on the psychological symptoms of postmenopausal Iranian women", *Complement Ther Med* 21, no. 3 (2013), pp158–163. DOI: 10.1016/j.ctim.2013.03.007

069 Sálvia esclareia

P. Holmes, *Aromatica: A Clinical Guide to Essential Oil Therapeutics. Principles and Profiles*, Singing Dragon, 2016

W. Tarumi and K. Shinohara, "The Effects of Essential Oil on Salivary Oxytocin Concentration in Postmenopausal Women", *J Altern Complement Med* 26, no. 3 (2020), pp226–230. DOI: 10.1089/acm.2019.0361

072 Erva-doce

F. Rahimikian et al., "Effect of Foeniculum vulgare Mill. (fennel) on menopausal symptoms in postmenopausal women: a randomized, triple-blind, placebo-controlled trial", *Menopause* 24, no. 9 (2017), pp1017–1021. DOI: 10.1097/GME.0000000000000881

M. Albert-Puleo, "Fennel and anise as estrogenic agents", *J Ethnopharmacol* 2, no. 4 (1980), pp337–344. DOI: 10.1016/s0378-8741(80)81015-4

M. Ghazanfarpour et al., "Effect of Foeniculum vulgare (fennel) on symptoms of depression and anxiety in postmenopausal women: a double-blind randomised controlled trial", *J Obstet Gynaecol* 38, no. 1 (2018), pp121–126. DOI: 10.1080/01443615.2017.1342229

074 Bergamota

X. Han et al., "Bergamot (Citrus bergamia) Essential Oil Inhalation Improves Positive Feelings in the Waiting Room of a Mental Health Treatment Center: A Pilot Study", *Phytother Res* 31, no. 5 (2017), pp812–816. DOI: 10.1002/ptr.5806.

075 Cipreste

S. Battagia, *The Complete Guide to Aromatherapy*, 2.ed., The International Centre of Aromatherapy, 2003.

077 Rosa

K. Shinohara, "Effects of essential oil exposure on salivary estrogen concentration in perimenopausal women", *Neuro Endocrinol Lett* 37, no. 8 (2017), pp567–572. https://pubmed.ncbi.nlm.nih.gov/28326753/

CAPÍTULO 3: SAÚDE MENTAL

083 Entendendo a ansiedade

ComRes, "BBC Radio Sheffield – Menopause Research", *ComRes* [online], dezembro 2017, acessado em julho/2020. https://2sjjwunnql41ia7ki31qqub1-wpengine.netdna-ssl.com/wp-content/uploads/2018/01/J303687_BBC-Sheffield_Menopause-Survey_Tables.21.12.17.pdf

084 Relacionamentos pessoais

British Menopause Society, A woman's relationship with the menopause is complicated...", *BMS* [online], outubro 2017, acessado em julho/2020. https://thebms.org.uk/wp-content/uploads/2016/04/BMS-Infographic-10-October2017-01C.pdf

084 Relacionamentos no trabalho

Chartered Institute of Personnel and Development, "Majority of working women experiencing the menopause say it has a negative impact on them at work", *CIPD* [online], março 2019, acessado em julho/2020. https://www.cipd.co.uk/about/media/press/menopause-at-work

TERAPIA COGNITIVO--COMPORTAMENTAL (TCC)

M. S. Hunter and M. Smith, *Living Well with the Menopause*, Robinson UK, 2021.

M. S. Hunter and M. Smith, *Managing hot flushes and night sweats: A cognitive behavioural self-help guide to the menopause*, 2.ed., Routledge, 2020.

M. S. Hunter and M. Smith in collaboration with the British Menopause Society, "Cognitive Behaviour Therapy (CBT) for Menopausal Symptoms", *Women's Health Concern*, 2017.

CAPÍTULO 4: ALIMENTAÇÃO

British Nutrition Foundation, www.nutrition.org.uk

L. Newson, *Menopause*, J H Haynes & Co Ltd, 2019.

M. Glenville, *Natural Solutions to Menopause*, Rodale, 2013.

P. Holford, *New Optimum Nutrition Bible*, Crossing Press, 2005.

122-31 Introdução à alimentação

A. Brończyk-Puzoń et al., "Guidelines for dietary management of menopausal women with simple obesity", *Prz Menopauzalny* 14, no. 1 (2015), pp48–52. DOI: 10.5114/pm.2015.48678

A. Valdes et al., "Role of the gut microbiota in nutrition and health", *BMJ* 2018;361:k2179. DOI: 10.1136/bmj.k2179

British Nutrition Foundation, Menopause, *BNF* [online], última revisão de novembro/2016, acessado em julho/2020. https://www.nutrition.org.uk/healthyliving/lifestages/menopause.html

British Nutrition Foundation, "Nutrition Requirements", *BNF* [online], revisado em agosto/2019, acessado em julho/2020. https://www.nutrition.org.uk/attachments/article/907/Nutrition%20Requirements_Revised%20August%202019.pdf

British Nutrition Foundation, "Plant--based diets", *BNF* [online], 2019, acessado em julho/2020. https://www.nutrition.org.uk/healthyliving/helpingyoueatwell/plant-based-diets.html

British Nutrition Foundation, "Women: Top tips for women's health", *BNF* [online], última revisão de dezembro/2016, acessado em julho/2020.

www.nutrition.org.uk/healthyliving/lifestages/women.html

J. L. Slavin and B. Lloyd, "Health benefits of fruits and vegetables", *Advances In Nutrition* 3, no. 4 (2012), pp506–516. DOI: 10.3945/an.112.002154

NHS, "Sugar: The Facts (Eat well)", *NHS* [online], última revisão de julho/2020, acessado em julho/2020. https://www.nhs.uk/live-well/eat-well/how-does-sugar-in-our-diet-affect-our-health/

Nutrition Science Team, Public Health England, "Government Dietary Recommendations: Government recommendations for energy and nutrients for males and females aged 1–18 years and 19+ years", *PHE* [online], agosto/2016, acessado em julho/2020. https://asssets.publishing.service.gov.uk/goverment/uploads/system/uploads/attachments_data/file/618167/goverment_dietary_recommendations.pdf

Physicians Committee for Responsible Medicine, "A Natural Approach to Menopause", *PCRM* [online], acessado em julho/2020. https://www.pcrm.org/good-nutrition/nutrition-information/a-natural-approach-to-menopause

S. A. Lanham-New, "Fruit and Vegetables: The Unexpected Natural Answer to the Question of Osteoporosis Prevention?", *Am J Clin Nutr* 83, no. 6 (2006), pp1254–1255. DOI: 10.1093/ajcn/83.6.1254

S. Lecomte et al., "Phytochemicals Targeting Estrogen Receptors: Beneficial Rather Than Adverse Effects?", *Int J Mol Sci* 18, no. 7 (2017), pp1381. DOI: 10.3390/ijms18071381

132 Gorduras boas

H. Iso et al., "Intake of Fish and Omega 3 Fatty Acids and Risk of Stroke in Women", *JAMA* 285, no. 3 (2001), pp304–312. DOI: 10.1001/jama.285.3.304

T. L. Psota et al., "Dietary Omega 3 Fatty Acid Intake and Cardiovascular Risk", *Am J Cardio* 98, no. 4A (2006), pp3i–18i. DOI: 10.1016/j.amjcard.2005.12.022

135 Proteínas

M. P. Lejeune et al., "Additional protein intake limits weight regain after weight loss in humans", *Br J Nutr* 93 , no. 2 (2005), pp281–289. DOI: 10.1079/bjn20041305

136 Carboidratos

NHS, "The truth about carbs: Healthy weight", *NHS* [online], January 2020, accessed July 2020. https://www.nhs.uk/live-well/healthy-weight/why-we-need-to-eat-carbs/

137 Água

The United States Geological Survey, "The Water in You: Water and the Human Body", *USGS* [online], acessado em julho/2020. https://www.usgs.gov/special-topic/water-science-school/science/water-you-water-and-human-body?qt-science_center_objects=0#qt-science_center_objects

141 Vitamina D

Cancer Research UK, "Sun and Vitamin D", *CRUK* [online], última revisão em abril/2019, acessado em julho/2020. https://www.cancerresearchuk.org/about-cancer/causes-of-cancer/sun-uv-and-cancer/sun-and-vitamin-d

National Institute for Health and Care Excellence, "Vitamin D deficiency in adults: treatment and prevention", *NICE* [online], setembro/2018, acessado em julho/2020. https://cks.nice.org.uk/vitamin-d-deficiency-in-adults-treatment-and-prevention

National Institute of Health USA, "Vitamin D Fact Sheet for Health Professionals", *NIH* [online], março/2020, acessado em julho/2020. https://ods.od.nih.gov/factsheets/VitaminD-HealthProfessional/

NHS, "The new guidelines on vitamin D – What you need to know", *NHS* [online], julho/2016, acessado em julho/2020. https://www.nhs.uk/news/food-and-diet/the-new-guidelines-on-vitamin-d-what-you-need-to-know/

143 Cálcio

S. A. Lanham-New, "Fruit and Vegetables: The Unexpected Natural Answer to the Question of Osteoporosis Prevention?", *Am J Clin Nutr* 83, no. 6 (2006), pp1254–1255. DOI: 10.1093/ajcn/83.6.1254

144 Magnésio

J. J. DiNicolantonio et al., "Subclinical magnesium deficiency: A principal driver of cardiovascular disease and a public health crisis", *Open Heart* 5, no. 1 (2018), e000668. DOI: 10.1136/openhrt-2017-000668

149 Fitoestrogênios

C. J. Haggans et al., "Effect of Flaxseed Consumption on Urinary Estrogen Metabolites in Post-Menopausal Women", *Nutr Canc* 33, no. 2 (1999), pp188–195. DOI: 10.1207/S15327914NC330211

C. Nagata et al., "Soy Product Intake and Hot Flashes in Japanese Women: Results from a Community-based Prospective Study", *Am J Epidem* 153, no. 8 (2001), pp790–793. DOI: 10.1093/aje/153.8.790

H. Adlercreutz et al., "Dietary phyto-estrogens and the menopause in Japan", *Lancet* 16, no. 339;8803 (1992), pp1233. DOI: 10.1016/0140-6736(92)91174-7

N. Guha et al., "Soy isoflavones and the risk of cancer recurrence in a cohort of breast cancer survivors: the life after cancer epidemiology study", *Breast cancer Res Treat* 118, no. 2 (2009), pp395–405. DOI: 10.1007/s10549-009-0321-5

O. H. Franco et al., "Higher dietary intake of ligands is associated with better cognitive performance in postmenopausal women", *J Nutr* 135, no. 5 (2005), pp1190–1195. DOI: 10.1093/jn/135.5.1190

S. Rice and S. A. Whitehead, "Phytoestrogens and breast cancer – promoters or protectors?", Vol 13: Issue 4, Dec 2006. *Endocrinology* 13, no. 4 (2006), pp995–1015. DOI: 10.1677/erc.1.01159

150-1 Suplementos

NHS, Vitamins and Minerals, *NHS* [online], última revisão de agosto/2020, acessado em julho/2020. https://www.nhs.uk/conditions/vitamins-and-minerals/

Nutrition Science Team, Public Health England, "Government Dietary Recommendations: Government recommendations for energy and nutrients for males and females aged 1–18 years and 19+ years", *PHE* [online], agosto/2016, acessado em julho/2020. https://asssets.publishing.service.gov.uk/goverment/uploads/system/uploads/attachments_data/file/618167/goverment_dietary_recommendations.pdf

A. Ferrari, "Soy extract phytoestrogens with high dose isoflavones for menopausal symptoms", *J Obstet Gynaecol Res* 35, no. 6 (2009), pp1083–1090. DOI: 10.1111/j.1447-0756.2009.01058.x

British Nutrition Foundation, "Fact Sheet – Food Supplements", *BNF* [online], última revisão de agosto/2019, acessado em julho/2020. https://www.nutrition.org.uk/attachments/article/1259/BNF%20Food%20supplements%20factsheet.pdf

S. Sahni et al., "Protective Effect of Total Supplemental Vitamin C Intake on the Risk of Hip Fracture: A 17-year Follow-up from the Framingham Osteoporosis Study", *Osteoporosis Int* 20, no. 11 (2009), pp1853–1861. DOI: 10.1007/s00198-009-0897-y

CAPÍTULO 5: EXERCÍCIOS

154-85 Introdução e treinos

B. Contreras and G. Cordoza, *Glute Lab: The Art and Science of Strength and Physique Training*, Victory Belt Publishing, 2019.

B. Schoenfeld, *Look Great at any Age*, Prentice Hall Press, 2003.

D. Segev et al., "Physical Activity – Does it Really Increase Bone Density in Postmenopausal Women?", *Curr Aging Sci* 11, no. 1 (2018), pp4–9. DOI: 10.2174/1874609810666170918170744

G. Slater, *Foundations of General Population Programme Design*, Lift the Bar Education.

J. Comas, "Top 12 Things Every Woman Should Know About Strength Training", *Girls Gone Strong* [online], accessed July 2020. https://www.girlsgonestrong.com/blog/articles/every-woman-should-know-about-strength-training/

M. L. Maltais et al., "Changes in Muscle Mass and Strength after Menopause", *J Musculoskelet Neuronal Interact* 9, no. 4 (2009), pp186–197. https://pubmed.ncbi.nlm.nih.gov/19949277/

N. Mishra et al., "Exercise Beyond Menopause: Do's and Don'ts", *J Midlife Health* 2, no. 2 (2011), pp51–56. DOI: 10.4103/0976-7800.92524

R. Lukas, "Is exercise an effective therapy for menopause and hot flashes?", *Menopause* 23, no. 7 (2016), pp701–703.

R. Zhao et al., "The Effects of Differing Resistance Training Modes on the Preservation of Bone Mineral Density in Postmenopausal Women: A Meta-Analysis", *Osteoporos Int* 26, no. 5 (2015), pp1605–1618. DOI: 10.1155/2018/4840531

Y. Lin and S. Lee, "Cardiovascular Bene-fits of Exercise in Postmenopausal Hypertension", *Int J Mol Sci* 19, no. 9 (2018), p2523. DOI: 10.3390/ijms19092523

186-197 Yoga

A. Swanson, *Science of Yoga: Understand the Anatomy and Physiology to Perfect your Practice*, DK, 2019.

H. D. Coulter, *Anatomy of Hatha Yoga: A Manual for Students, Teachers, and Practitioners*, Body and Breath, 2010.

H Cramer et al., "Effectiveness of Yoga for Menopausal Symptoms: A Systematic Review and Meta-Analysis of Randomized Controlled Trials", *Evid Based Complement Alternat Med* 2012, 2012:863905. DOI: 10.1155/2012/863905

N. Vaze and S. Joshi, "Yoga and menopausal transition", *J Midlife Health* 1, no. 2 (2010), pp56–58. http://www.jmidlifehealth.org/text.asp?2010/1/2/56/76212

S. Parkes, *The Manual of Yoga Anatomy: Step-by-step guidance and anatomical analysis of 30 asanas*, Quad Books, 2017.

CAPÍTULO 6: O QUE VOCÊ PRECISA SABER SOBRE A TRH

National Institute for Health and Care Excellence, "Menopause: diagnosis and management of menopause", *NICE* [online], novembro/2015, dezembro/2019, acessado em julho/2020. https://www.nice.org.uk/guidance/ng23/resources/menopause-diagnosis-and-management-pdf-1837330217413

H. Hamoda et al., "The British Menopause Society and Women's Health Concern 2020: Recommendations on Hormone Replacement Therapy in Menopausal Women", *Post-reproductive Health*, 2020.

202 Densidade óssea/osteoporose

L. Zhu et al., "Effect of hormone therapy on the risk of bone fractures: a systematic review and meta-analysis of randomized controlled trials", *Menopause* 234, no. 4 (2016), pp461–70. DOI: 10.1097/GME.0000000000000519

Y. Bagger et al., "Two to three years of hormone replacement treatment in healthy women have long-term preventive effects on bone mass and osteoporotic fractures: the PERF study", *Bone* 34, no. 4 (2004),pp728–731. DOI: 10.1016/j.bone.2003.12.021

202-3 Doenças cardiovasculares/colesterol

H. M. P. Boardman et al., "Hormone Therapy for Preventing Cardiovascular

Disease in Post-Menopausal Women", *Cochrane Database Syst Rev* 3, (2015), CD002229. DOI: 10.1002/14651858.CD002229.pub4

J. E. Manson and S. S. Bassuk, "Invited commentary: hormone therapy and risk of coronary heart disease why renew the focus on the early years of menopause?", *Am J Epidemiol* 166, no. 5 (2007), pp511–517. DOI: 10.1093/aje/kwm213

J. Stevenson, "Coronary Heart Disease in Menopause Management: The Swinging Pendulum of HRT", *Atherosclerosis* 207, no. 2 (2009), pp336–340. DOI: 10.1016/j.atherosclerosis.2009.05.033R. L. Prentice et al., "Combined analysis of Women's Health Initiative observational and clinical trial data on postmenopausal hormone treatment and cardiovascular disease", *Am J Epidemiol* 163, no. 7 (2006), pp589–599. DOI: 10.1093/aje/kwj079

203 Doença de Alzheimer

C. E. Gleason et al., "Effects of Hormone Therapy on Cognition and Mood in Recently Postmenopausal Women: Findings from the Randomized, Controlled KEEPS-Cognitive and Affective Study", *PLOS Medicine* 12, (2015), E1001833. DOI: 10.1371/journal.pmed.1001833

D. Kuh et al., "Age at menopause and lifetime cognition: Findings from a British birth cohort study", *Neurology* 90, no. 19 (2018), E1673–E1681. DOI: 10.1212/WNL.0000000000005486

J. M. Matyi et al., "Lifetime estrogen exposure and cognition in late life: the Cache County Study", *Menopause* 26, no. 12 (2019), pp1366–1374.DOI: 10.1212/wnl.48.6.1517

203 Longevidade

J. E. Manson et al., "Menopausal Hormone Therapy and Long-term All-Cause and Cause-Specific Mortality", *JAMA* 318, no. 10 (2017), pp927–938. DOI: 10.1001/jama.2017.11217

S. R. Salpeter et al., "Bayesian Meta-analysis of Hormone Therapy and Mortality in Younger Post-menopausal Women", *Am J Med* 122, no. 11 (2009), pp1016–1022. DOI: 10.1016/j.amjmed.2009.05.021

204 Câncer de mama

A. Fournier et al., "Unequal Risks for Breast Cancer Associated with Different Hormone Replacement Therapies: Results from the E3N Cohort Study", *Breast Cancer Res Treat* 107, no. 1 (2008), pp103–111. DOI: 10.1007/s10549-007-9523-x

Chlebowski et al., "Association of Menopausal Hormone Therapy with Breast Cancer Incidence and Mortality During Long-term Follow Up of the WHI Randomised Clinical Trials", *JAMA* 324, no. 4 (2020), pp369–380. DOI: 10.1001/jama.2020.9482

J. Rossouw et al., "Risks and benefits of oestrogen plus progestin in healthy postmenopausal women: principal results From the Women's Health Initiative randomized controlled trial", *JAMA* 288, no. 3 (2002), pp321–333. DOI: 10.1001/jama.288.3.321

J. E. Manson, "The Women's Health Initiative trials of menopausal hormone therapy: lessons learned" *Menopause* 27, no. 8 (2020), pp918–928. DOI: 10.1097/GME.0000000000001553

205 Coágulos sanguíneos

P. Scarabin et al., "Differential association of oral and transdermal oestrogen-replacement therapy with venous thromboembolism risk", *Lancet* 362, no. 9382 (2003), pp428–432. DOI: 10.1016/S0140-6736(03)14066-4

RECURSOS

REMÉDIOS FITOTERÁPICOS

A Associação Brasileira de Fitoterapia (ABFIT) é uma entidade civil, sem fins lucrativos, dedicada ao estudo de plantas medicinais (https://abfit.org.br/). Ela atua na promoção de cursos e eventos, bem como no intercâmbio entre profissionais e instituições ligados à área de plantas medicinais, e na proposição de políticas e estratégias para a área.

TERAPIA COGNITIVO-COMPORTAMENTAL (TCC)

Uma entidade correspondente ao Women's Health Concern, no tocante à promoção da saúde da mulher é a Comissão Intersetorial de Saúde da Mulher (CISMU), ligada ao Conselho Nacional de Saúde, órgão do Ministério da Saúde (https://conselho.saude.gov.br/).

A Associação Brasileira de Psicoterapia Cognitiva (ABPC), atua na promoção de cursos, eventos e divulgação da TCC (http://abpcbrasil.com.br/).

O SUS disponibiliza TCC, entre outras formas de terapia psicológica, nos CAPS (Centro de Atenção Psicossocial) e nas Unidades Básicas de Saúde (UBS), para tratamento de ansiedade e depressão, para pessoas com problemas de estresse, dificuldade para dormir, ansiedade ou humor deprimido.

Para encontrar um terapeuta particular credenciado em TCC, entre em contato com a Associação Brasileira de Psicoterapia Cognitiva (ABPC), cujo website (http://abpcbrasil.com.br/) disponibiliza a busca de profissionais de TCC por região do país.

ALIMENTAÇÃO

Para informações sobre a ingestão diária recomendada das principais vitaminas e minerais, consulte o Guia Alimentar para a População Brasileira, publicação do Ministério da Saúde, disponível em https://www.gov.br/saude/pt-br/assuntos/saude-brasil/publicacoes-para-promocao-a-saude/guia_alimentar_populacao_brasileira_2ed.pdf/

TERAPIA DE REPOSIÇÃO HORMONAL (TRH)

A Sociedade Brasileira de Andropausa e Menopausa (SBAM), https://www.sbam.esp.br/, é uma sociedade civil cujo objetivo é a integração e capacitação de médicos e outros profissionais de saúde com vistas ao trabalho baseado em uma abordagem terapêutica multidisciplinar para a menopausa.

Existe também a Associação Brasileira de Climatério (https://sobrac.org.br/), uma associação sem fins lucrativos que visa a promoção da saúde da mulher na menopausa, com trabalho multidisciplinar para assistência à mulher no climatério.

ÍNDICE REMISSIVO

ISENÇÃO DE RESPONSABILIDADE

Nem a editora nem a autora têm a intenção de prestar consultoria ou serviços profissionais aos leitores. As ideias, os procedimentos e as sugestões apresentados neste livro não pretendem substituir a consulta com seu médico. Todas as questões relacionadas à sua saúde requerem supervisão médica. Nem a autora nem a editora poderão ser responsabilizadas por qualquer tipo de perda ou dano supostamente decorrente de qualquer informação ou sugestão contida neste livro.

UMA OBSERVAÇÃO SOBRE IDENTIDADES DE GÊNERO

A DK reconhece todas as identidades de gênero e também que o sexo atribuído a alguém no nascimento, sexo este que tem como base os órgãos sexuais dessa pessoa, pode não estar alinhado com sua identidade de gênero. As pessoas podem se identificar como pertencentes a qualquer gênero ou ainda como sem gênero (incluindo, mas não se limitando a, o de uma mulher cis ou trans, de um homem cis ou trans, ou de uma pessoa não binária).

À medida que a linguagem de gênero e seu uso em nossa sociedade evoluem, as comunidades científicas e médicas continuam a reavaliar suas próprias expressões. A maioria dos estudos mencionados neste livro usa a palavra "mulheres" para descrever pessoas cujo sexo foi designado como feminino no nascimento, e "homens" para descrever pessoas cujo sexo foi designado como masculino no nascimento.

SOBRE OS AUTORES

Anne Henderson – Mestre em obstetrícia e ginecologia pelo Royal College of Obstetricians & Gynaecologists (RCOG) (editora e consultora de TRH) é ginecologista e especialista em menopausa, credenciada pela British Menopause Society (BMS), com mais de trinta anos de experiência em menopausa. Ela dirige clínicas nos setores privado e no NHS. Para suas pacientes na menopausa, defende o tratamento holístico, incluindo as terapias complementares, além de orientação nutricional e de saúde. Anne estudou medicina na Cambridge University e atualmente dirige uma movimentada clínica de saúde feminina, a Amara Clinic, em Kent. www.gynae-expert.co.uk

Anita Ralph, MSc (medicina fitoterápica) – membro do National Institute of Medical Herbalist (NIMH) e do College of Professional Practices in Phytotherapy (CPP). Ela é consultora de fitoterapia médica e cofundadora da primeira clínica de ginecologia integrada no Reino Unido. Anita é palestrante e autora de um curso básico e de um livro didático sobre fitoterapia. www.medicinetreeherbs.co.uk

Louise Robinson (óleos essenciais) é terapeuta com formação em aromaterapia, massagem e reflexologia. Ela dirige uma próspera clínica de terapia e trabalha junto ao NHS. Louise é entusiasta dos tratamentos terapêuticos holísticos para ajudar seus pacientes. www.louiserobinson.co.uk

Diane Danzebrink (bem-estar mental) é conselheira e especialista em menopausa. Ela trabalha em clínica particular e é idealizadora da organização sem fins lucrativos Menopause Support, menopausesupport.co.uk, e da campanha #MakeMenopauseMatter. www.dianedanzebrink.com

Dra. Myra Hunter (TCC) é professora emérita de psicologia clínica da saúde no Institute of Psychiatry, Psychology and Neuroscience do King's College London. Ela desenvolveu intervenções cognitivo-comportamentais eficazes contra os sintomas da menopausa.

Sabrina Zeif (nutrição) é uma guru da alimentação para a meia-idade. Ela oferece estímulo alimentar para a meia-idade, a menopausa e pós-menopausa. Terapeuta nutricional, *chef* de cozinha, fundadora da entidade The Menopause *Chef* e embaixadora da Real Food Campaign, Sabrina encara a alimentação e a nutrição da mesma forma que encara a vida: celebre e saboreie! www.midlifefoodguru.com

Paul Harter (exercícios) é sócio aposentado de um escritório de advocacia. Aos 60 anos, ele se tornou *personal trainer* e nutricionista certificado. Paul fundou a Goal Master, uma destacada empresa, com sede em Londres, que oferece treinamento em *fitness*, nutrição e estilo de vida para pessoas atarefadas. www.goalmasterfitness.com

Don Graham (exercícios) é chefe de treinamento da Goal Master e participante ativo da comunidade de *fitness* baseada em evidências. Ele se especializou em ajudar profissionais a desenvolverem estilos de vida sustentáveis, com foco na saúde.

Lauren Halsey (exercícios) é treinadora sênior da Goal Master. Ela é *personal trainer*, instrutora de yoga e especialista em mobilidade. Lauren é especialista no treinamento de mulheres em sua jornada da menopausa.

Rebecca Dunsmoor-Su – Médica, Mestre em Epidemiologia Clínica, Profissional em menopausa com certificação em âmbito nacional (consultora de TRH nos Estados Unidos) é médica especialista em menopausa, certificada pela NAMS, e Diretora médica para menopausa no Swedish Medical Centre/ Providence Health System em Seattle, WA, EUA. Ela também é a diretora médica do Gennev.com, um importante recurso clínico online para mulheres na meia-idade e na menopausa.

AGRADECIMENTOS

Da Anne Henderson: agradeço a todos os experientes colaboradores e à equipe da DK que participaram da elaboração deste livro, em especial Claire Wedderburn-Maxwell e Dawn Henderson, bem como à incrivelmente talentosa equipe de *design* que produziu o maravilhoso projeto gráfico.
Da Editora DK: agradecemos a Jane Ellis pela revisão; a Hilary Bird pela criação do índice remissivo; e a Tom Morse pelo suporte técnico.